乡村医生
在岗培训教材

XIANGCUN YISHENG
ZAIGANG PEIXUN JIAOCAI

江西省乡村医生培训教材编写组 编写

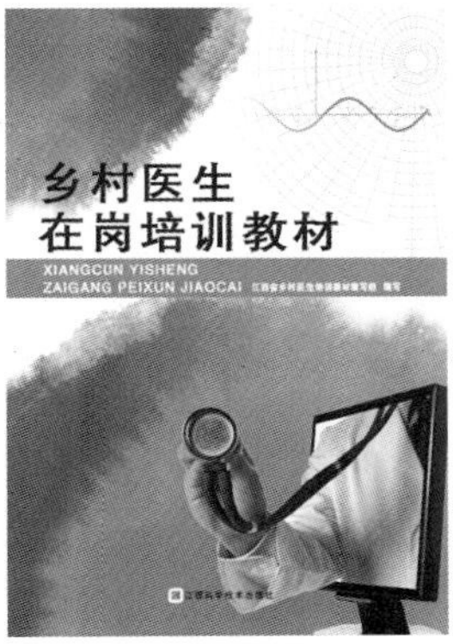

参编人员：（按姓氏笔画顺序排列）
刘诗佚（江西护理职业技术学院）
李凤阳（江西护理职业技术学院）
陈宪生（江西省精神病院）
周小军（南昌大学）
晏志勇（江西护理职业技术学院）
康明非（江西省中医院）
黄学莲（江西省传染病院）
程慧健（江西省疾病控制中心）
潘欢弘（江西省疾病控制中心）
统稿：刘诗佚、晏志勇

江西科学技术出版社

目 录

第一章　基本药物制度处方管理和抗菌药物应用

第一节　基本药物制度和新农合政策

基本药物是指适应基本医疗卫生需求、剂型适宜、价格合理、能够保障供应、公众可公平获得的药品。政府举办的基层医疗卫生机构全部配备和使用基本药物以及其他各类医疗机构也都必须按规定使用基本药物。

国家基本药物制度是对基本药物的遴选、生产、流通、使用、定价、报销、监测评价等环节实施有效管理的制度，与公共卫生、医疗服务、医疗保障体系相衔接。

一、国家基本药物制度

(一)国家基本药物制度的发展及宗旨

1. 国家基本药物制度的发展。建立国家基本药物制度，是得到世界卫生组织大力支持和积极推动的。20 世纪 70 年代世界卫生组织提出了基本药物的理念。并以此制定了基本药物示范目录，同时制定了药物标准治疗指南和处方集，促进了基本药物的公平可及，安全使用。国际上基本药物制度已经历了 30 多年发展，研究表明，在世界卫生组织 193 个成员国中，已经有 156 个国家或地区有了“基本药物目录”。就连世界上医疗服务最为“市场”化的美国，也同样有“国家医疗药物目录”。

1979 年 4 月，我国政府积极响应并参与世界卫生组织基本药物行动计划，在卫生部、原国家医药管理总局的组织下，成立了“国家基本药物遴选小组”，开始着手国家基本药物的制定工作。

1991 年 9 月，我国被指定为基本药物行动委员会西太区代表，任期从 1992 年 1 月至 1994 年 12 月。

1992 年，为配合公费医疗保障制度改革，我国成立了由卫生部、财政部、原国家医药管理局、国家中医药管理局、解放军总后卫生部领导组成的“国家基本药物领导小组”，组织领导国家基本药物遴选和推行工作。1992 年 2 月，卫生部发布《制定国家基本药物工作方案》(卫药发 1992 第 11 号)，明确国家基本药物系指从我国目前临床应用的各类药物中经过科学评价遴选出的、在同类药品中具有代表性的药品，其特点是疗效肯定、不良反应小、质量稳定、价格合理、使用方便等;列入基本药物的品种,国家要按需求保证生产和供应,并在此范围内制定公费医疗报销药品目录;要求国家基本药物应包括预防、诊断、治疗各类疾病的药物,品种数约占现有上市品种数的40%~50%,随着药物的发展和防病治病的需要,不断补充和修订。同时,确立了“临床必需、安全有效、使用方便、价格合理、中西药并重”的遴选原则。

1997年,中共中央《关于卫生改革与发展的决定》提出“国家建立基本药物制度”。

2007年,党的十七大报告提出“建立国家基本药物制度,保证群众基本用药”的要求。

2009年8月,正式启动国家基本药物制度,卫生部先后印发了《关于建立国家基本药物制度的实施意见》、《国家基本药物目录(2009版)》、《国家基本药物目录管理办法(暂行)》、《国家基本药物临床应用指南》、《国家基本药物处方集》等有关文件,相关部门出台了国家基本药物定价、报销、采购、质量监管以及基层医疗卫生机构补偿、化解债务、乡村医生队伍建设等配套文件,国家基本药物制度相关政策逐步充实完善,有力地推进了国家基本药物制度的顶层设计和在基层医疗卫生机构的稳步实施。

我国2009年颁布的《国家基本药物目录》分两部分,共307个品种,其中,化学药品和生物制品205个品种,中成药102个品种。2011年,江西省在基本药物制度实施两年后,为满足全省人民群众医疗卫生需求,又增补了226个剂型适宜、价格合理、能够保障供应、公众可公平获得的药品,其中化学药品和生物制品135个品种,中成药91个品种。

2009年每个省(自治区、直辖市)在30%的政府办城市社区卫生服务机构和30%的县(基层医疗卫生机构)实施基本药物制度。

2011年,初步建立国家基本药物制度;全国31个省(自治区、直辖市)和新疆生产建设兵团均实现了在所有政府办基层医疗卫生机构配备使用基本药物,并实行零差率销售,国家基本药物制度初步建立。

2020年,全面实施规范的、覆盖城乡的国家基本药物制度。

依据《国家基本药物目录管理办法(暂行)》规定,三年调整一次基本药物目录,按照2011年度医改工作提出的研究完善《国家基本药物目录》的工作要求,继续调研各地基本药物使用情况,汇总分析各地增补药品情况,注重与现有相关药品报销目录与临床应用相衔接,并突出重大疾病和慢性病基层防治的需要,按照目录调整总的原则,坚持防治必需、安全有效、使用方便、价格合理、中西药并重。在规定的时限内完成《国家基本药物目录》调整工作。

2. 国家基本药物制度的宗旨。国家基本药物制度是指对基本药物的遴选、生产、流通、使用、定价、报销、监测评价等环节实施有效管理的制度,与公共卫生、医疗服务、医疗保障体系相衔接。这是维护人民群众健康、保障公众基本用药权益的一项重要的国家医药卫生政策。这项宗旨的基本思路是从我国基本国情出发，坚持“保基本，广覆盖，可持续”的原则，立足于切实减轻人民群众基本用药负担，着力构建各环节配套衔接、有效运转的合理机制，有序推进基本药物制度建设。基本药物制度的实施有利于保障基本药物的安全有效和合理使用，把全面实施国家基本药物制度作为实现人人享有基本医疗卫生服务的重要举措，强化政府责任和投入，健全制度体系，完善政策措施，加强监督管理，改革医疗机构“以药养医”机制，满足群众基本卫生需求，保障人民基本健康权益。同时，有利于促进药品生产流通资源的进一步优化整合，缓解“看病难、看病贵”，减轻群众看病负担，维护人民健康，体现社会公平，推动医药卫生事业健康发展。

（二）建立和实施国家基本药物制度的关键问题

1. 建立并完善与国家基本药物制度相关的配套政策。目前，国家已出台的相关配套政策有：《关于建立国家基本药物制度的实施意见》、《国家基本药物目录管理办法（暂行）》、《国家基本药物质量监督管理规定》、《国家基本医疗保险、工伤保险和生育保险药品目录》、《国家基本药物临床应用指南》、《国家基本药物处方集》等规范性文件和书籍。

正在制定的配套政策有：《国家基本药物采购配送指导意见》、《医疗机构基本药物配备使用规定》，要确保财政补偿足额。

基本药物制度的建立，标志着基层医疗机构公益性质的回归，在很大程度上意味着“以药养医”局面的终结。

2. 基本药物制度实施的前提。基本药物制度实施的前提是：建立补偿机制，补偿问题的关键在于如何落实。

落实补偿需采取的措施：

（1）科学预算总体资金需求，真实、准确编制好预算，并纳入各级财政预算。

（2）强化预算执行，要按实际执行情况拨款，保证资金按时足额拨付到位。

（3）加强资金拨付后的跟踪管理，加强跟踪审计、延伸审计，规范资金的合理使用与管理。

3. 加大医保资金补偿力度。药品实行零差率销售后，医保资金的压力相应减轻，并且医保统筹标准还会不断提高，医保部门应提高参保人员在基层医疗卫生机构就医费用的报销比例，提高对基层医疗卫生机构的补偿标准，增加基层医疗卫生机构的收入来源。

4. 提高和调动基层医务人员的积极性。实施基本结构制度的目的不仅仅局限于降低药品的价格，基层医务人员合理配备，规范使用基本药物才是让老百姓真正受益的关键所在。

医务人员在推进基本结构制度实施中起主体作用，所以要从以下几方面抓好医生队伍的稳定性：

（1）医务人员要学习和熟练医改政策，让广大基层医务人员了解基本药物制度，积极参与改革。

（2）要充分考虑岗位设置，根据基层医疗卫生机构特定的服务功能（即基本医疗，预防保健，健康管理），应实行因事设岗，因岗择人，因需定编定员。

（3）保障基层医务人员合理的收入不降低，一般工资不低于当地事业单位的平均工资水平。

5. 加强培训，规范用药。卫生行政部门要组织基层医务人员按照《国家基本药物临床应用指南》、《国家基本药物处方集》和实施国家基本药物制度有关政策进行培训，深刻领会实施国家基本药物制度的意义与目的，要组织基层医务人员认真学习《国家基本药物目录》，了解和掌握目录内药品的治疗原理和使用要求，防止盲目用药。2011年10月起，江西省卫生厅就举办了全省基层卫生人员国家基本药物合理应用培训，计划通过长达一年的集中学习、网络学习、专家处方点评等培训方法，提高全省基层医院医生和药学人员安全、有效、合理、经济、适当地使用国家基本药物的技术水平。

6. 加强对基本药物制度的宣传。实施国家基本药物制度是一项全新的工作，要大力宣传实施国家基本药物制度的重大意义，使广大群众和医务人员充分认识到国家实施基本药物制度的最终目的，让广大群众和医务人员了解国家基本药物制度的基本内容和有关要求，调动各方面的积极性，争取全社会的理解、配合与支持，从根本上改变广大群众和医务人员的用药习惯与认识，使医疗机构愿意配、医务人员愿意开、就诊人员愿意用，真正成为看病首选药物，逐步改变"以药养医"、药价虚高、滥用药物等现象，切实减轻群众基本用药负担，有效缓解看病难、看病贵问题，维护人民健康权益。要营造良好的社会氛围，确保基本药物制度顺利实施。

（三）基本药物制度的政策框架

药物是特殊商品，具有公共产品特征，不能完全靠市场机制调控，应坚持政府为主导，运用法律、经济、行政和信息等手段进行规范管理。建立国家基本药物制度，在涉及基本药物目录制定、生产供应、采购配送、合理使用、价格管理、支付报销、质量安全等多个环节，围绕实现基本药物供应安全、有效、公平、廉价的目标，确立了以下7个基本政策框架：

1. 建立规范、科学的基本药物目录遴选和调整机制。这是建立国家基本药物制度的第一步。按照安全有效、价格适当、使用方便、中西医并重等原则，合理确定我国基本药物品种和数量，包括临床基本用药、疫苗、血液制品等，并建立动态管理机制，不断优化基本药物品种与结构。

2. 建立基本药物生产供应保障机制。这是建立国家基本药物制度的核心。由政府组织对基本药物实行招标定点生产、集中采购、直接配送，减少中间环节；对生产和流通环节合理确定利润水平，支持用量小的特殊用药、急救用药生产；完善药品储备制度。

3. 建立医疗卫生机构基本药物使用制度。城市社区卫生服务机构、乡镇卫生院和村卫生室等基层医疗卫生机构应全部使用基本药物，其他各类医疗机构要明确使用基本药物的比例。

4. 完善基本药物价格形成机制。试行基本药物外包装标示价格制度，开展价格监测工作，建立合理的基本药物价格与配送费率形成机制，调整不合理价格。

5. 完善基本药物的支付报销机制。公共卫生服务和应急救助中使用的基本药物主要由政府支付，基本医疗服务中使用的基本药物由政府、社会和居民三方合理分担费用，基本药物全部纳入基本医疗保障体系药物报销目录，报销比例应高于非基本药物。

6. 加强基本药物的安全质量监管。健全基本药物生产企业质量监管评价体系，加强基本药物使用和药品不良反应监测，建立药品安全预警机制和应急处置机制。

7. 建立基本药物监测信息系统和绩效评估制度。建立覆盖基本药物生产、流通、使用和支付报销全过程的信息监测网络管理系统。

国家基本药物制度是国家药品政策的核心。建立基本药物制度，不仅有利于优化医药资源合理配置，也有利于克服医药资源浪费和短缺现象。建立基本药物制度，要与深化医药卫生体制改革同步推进，要与完善公共卫生、医疗服务、医疗保障体系和公立医院改革统一规划，密切配合。

（四）基本药物制度与基本医疗卫生制度的关系

基本药物制度是城乡居民基本医疗卫生制度的重要组成部分。建设覆盖城乡居民的公共卫生服务体系、医疗服务体系、医疗保障体系、药品供应保障体系，形成四位一体的基本医疗卫生制度，是我国医药卫生事业的发展方向。建立完善基本药物的供应保障体系，对保证基本药物的规范合理使用，提高基本医疗卫生服务可及性，有效减轻居民就医费用负担，切实缓解“看病难、看病贵”问题起着不可忽略的作用。四大体系相辅相成，配套建设，协调发展。形成多元办医格局，人人享有基本医疗卫生服务，基本适应人民群众多层次的医疗卫生需求，人民群众健康水平进一步提高。实现到2020年基本建立覆盖城乡居民的基本医疗卫生制度。

为了保证国家基本药物制度的实施，《关于建立国家基本药物制度的实施意见》中指出，政府举办的基层医疗卫生机构将全部配备和使用基本药物，其他各类医疗机构也都必须按规定使用基本药物。政府举办的医疗卫生机构使用的基本药物，由省级人民政府指定以政府为主导的药品集中采购相关机构，按照《招标投标法》和《政府采购法》的有关规定，实行省级集中网上公开招标采购。由招标选择的药品生产企业、具有现代物流能力的药品经营企业或具备条件的其他企业统一配送。药品配送费用经招标确定。其他医疗机构和零售药店基本药物采购方式由各地确定。

（五）江西省建立实施国家基本药物制度的主要实践

江西省委、省政府对全省建立实施国家基本药物制度极为重视，2009 年制定的《江西省基层医疗卫生机构全面实施国家基本药物制度方案（试行）》中，对江西省建立实施国家基本药物制度进行了全面部署。

1. 统一配备使用基本药物。政府举办的基层医疗机构和纳入实施基本药物制度范围内其他基层医疗机构，全部配备使用国家基本药物。医疗机构应根据核定的诊疗科目、服务功能和基本诊疗路径，合理配备使用基本药物。医疗机构要认真执行《国家基本药物临床应用指南》和《国家基本药物处方集》，加强合理用药管理和医师基本药物合理使用的培训，使广大医务人员形成科学规范的用药观念，有效地服务患者，同时引导广大群众建立良好的用药习惯。

2. 严格执行“非目录药品”使用规定。在建立国家基本药物制度初期，政府举办的基层医疗卫生机构和纳入实施基本药物制度范围内的其他基层医疗机构，可以配备使用经省政府批准的国家基本药物目录之外的药品（以下简称“非目录药品”），但应严格控制品种和金额数。一般乡镇卫生院和社区卫生服务中心，“非目录药品”的品种、数量和销售额不应超过药品总数和总销售额的 20%；乡镇中心卫生院和规模较大的社区卫生服务中心，“非目录药品”品种数量和销售金额不应超过药品总数和总销售额的 30%。

“非目录药品”遴选原则按江西省人民政府办公厅《关于印发江西省建立国家基本药物制度实施方案（暂行）的通知》的有关规定执行。“非目录药品”应执行招标采购、统一配送、零差率销售、医保补偿等国家基本药物制度相关政策和规定。

3. 统一实行零差率销售。实施基本药物制度的基层医疗机构要严格执行药品零差率销售政策，并进行价格公示，接受群众监督。属于国家基本药物目录中的麻醉药品、精神药品等特殊管理药品和计划生育药具、免疫规划疫苗以及免费治疗的传染病用药，仍按国家有关政策规定执行。中药饮片暂按国务院有关部门关于中药饮片定价、采购、配送、使用和基本医疗保险给付等政策规定执行。

4. 统一网上集中招标采购。

5. 规范基本药物的配送。

6. 严格基本药物采购付款制度。

7. 严格诚信记录和市场退出机制。

8. 实行基本医疗保险优惠政策。《国家基本药物目录》内的治疗性药品，已全部列入《国家基本医疗保险、工伤保险和生育保险药品目录》甲类药品。基层医疗卫生机构使用的基本药物（含经江西省人民政府批准的国家基本药物目录之外的药品），统一按照《国家基本医疗保险、工伤保险和生育保险药品目录》中的甲类药品报销比例报销，较乙类药品提高报销比例15个百分点（参保人员在基层定点医疗机构使用国家基本药物，其报销比例在原定比非基本药物报销比例高10%的基础上再提高5%，由医疗基金补偿，最高比例控制在95%以内）。

将药事服务费纳入基本医疗保险基金支付范围。

新型农村合作医疗对在实行基本药物制度的乡镇卫生院住院参合农民，按其住院医疗费用中基本药物（含经省政府批准的国家基本药物目录之外的药品）使用总额的15%逐月补偿，参合农民在基层定点医疗机构住院治疗，其报销比例在原定非基本药物报销比例高10%的基础上再提高5%，最高比例控制在95%以内，其他仍按原规定执行。

9. 完善基层医疗卫生机构补偿机制。

10. 完善基层医疗卫生机构人事分配制度。

11. 落实绩效考核和激励机制。

12. 转变基层医疗机构运行机制。

13. 加强基本药物质量安全监管。

二、新农合政策

新型农村合作医疗（以下简称新农合），是指由政府组织、引导、支持，农民自愿参加，个人、集体和政府多方筹资，以大病统筹为主的农民医疗互助共济制度。新农合是党中央、国务院为解决农村居民看病就医问题而建立的一项基本医疗保险制度，是落实科学发展观、构建社会主义和谐社会的重要举措。新农合在保障农民获得基本卫生服务、缓解农民因病致贫和因病返贫方面发挥了重要的作用，受到广大农民群众的欢迎。

（一）新农合政策及发展概述

1. 新农合政策。新农合一般以县为单位进行统筹，管理形式为县办县管。省和设区市政府成立由卫生、财政、农业、民政、审计、扶贫、药监等部门组成的农村合作医疗领导小组，及时研究农村合作医疗实施过程中出现的重大问题，提出解决的办法。省和设区市卫生行政部门内部设立专门的农村合作医疗管理机构，其主要职责是在同级政府领导小组的领导下，负责农村合作医疗的组织实施和日常管理的工作。县级政府成立农村合作医疗管理委员会，负责有关组织、协调、管理和指导工作。委员会下设经办机构，挂靠在县级卫生行政部门，负责辖区内农村合作医疗的宣传培训、资金使用和管理等具体业务工作。

农村合作医疗实行农民个人缴费、集体扶持、政府适当支持和社会多方筹资相结合的筹资机制。省市财政补助经费根据各县（市）参加农村合作医疗的农民人数，待县、市级政府补助资金和农民缴纳资金足额到位后，一次性下达到有关县（市）财政部门，由县（市）财政部门将补助资金一次性划拨到县（市）农村合作医疗基金专用账户。农村合作医疗基金是农民自愿缴纳、集体扶持、政府资助的民办公助社会性资金，必须专户储存、专款专用，要按照以收定支、收支平衡和公开、公平、公正的原则进行管理，不得挤占挪用。农村合作医疗基金由县（市）农村合作医疗管理委员会及其经办机构进行管理。经办机构应在管理委员会认定的国有商业银行设立专用账户，确保基金的安全和完整。县级管理委员会建立农村合作医疗基金管理的规章制度，明确报销程序、审核权限等，经办机构对派出机构或委托机构农村合作医疗基金的使用及时进行审查、核算。

2. 发展概述。国家高度重视新农合制度建设，不断加大政府投入，8 年来共进行了 5 次提标。人均筹资标准由 2004 年的 30 元提高到 2011 年的 240 元。2011 年，全国参加新农合人数为 8.32 亿，参合率超过 97%，全年受益 13.15 亿人次。经过 8 年试点，江西新农合工作呈现出覆盖面广、参合率高、受益农民多等新特点。过去的 2011 年，在省委、省政府的正确领导和有关部门的大力支持下，新农合各项工作取得了明显成效，实现了新的跨越，新农合运行机制日趋完善，保障能力逐步提高，越来越多的农民享受到实实在在的好处。2011 年江西新农合开展在有农业人口的县区实现了全覆盖，参合人数达 3238.76 万，占全省总人口的 70% 以上。江西的年度筹资总额由 2004 年的 0.9 亿元提高到 2011 年的 75 亿元左右。截至 2011 年 12 月 31 日，全省共实施各类补偿 24776758 人次，其中门诊补偿 21321999 人次，住院补偿 3112005 人次，住院分娩定额补偿 211232 人次，特殊病种大额门诊 131522 人次。全省新农合政策范围内住院费用报销比例为 70.02%（不含二次补偿）。年内累计补偿 5 万元共 588 人，3 万元以上共 3585 人，万元以上共 50012 人，5000 元以上共 158060 人。

《2012 年全省农村卫生工作要点》指出：新农合参合率巩固在 95% 以上，各地应不断优化统筹补偿方案，适当提高省市级定点医疗机构和县外非定点医疗机构住院补偿比例，住院补偿封顶线提高到年人均不低于 6 万元，县外住院实行保底补偿，确保政策范围内住院报销比例达到 75%。全面开展门诊统筹工作，新农合补偿模式由“门诊家庭账户补偿 + 住院可报费用按比例补偿 + 门诊大病（慢性病）补偿”，过渡到“门诊统筹 + 住院可报费用按比例补偿 + 门诊大病（慢性病）补偿”模式。2012 年，全省所有实施新农合制度的县（市、区，含独立统筹开发区）实行门诊统筹乡镇数不少于 50%。推进新农合住院费用结算方式改革，由当前的按医疗服务项目按比例报销逐步过渡到按病种付费、按单元(床日)付费。2012 年 6 月底前,每个设区市均有不少于 20% 的县(市、区)启动县、乡两级定点医疗机构按床日付费试点;12 月底前,每个设区市均有不少于 50% 的县(市、区)启动县、乡两级定点医疗机构按床日付费试点。加强新农合基金的监管,提高基金使用率,确保统筹基金累计结余不超过当年筹集统筹基金总额的 25%,其中,当年统筹基金结余一般应不超过当年筹集的统筹基金总额的 15%。在全省统一使用《江西省新型农村合作医疗基本用药目录》,认真落实国家基本药物制度,提高国家基本药物报销比例。强化定点医疗机构准入和退出机制,严格定点医疗机构监督和考核,规范医疗服务行为,有效控制医疗费用。严肃查处"骗套取"新农合基金、分解病例、过度检查治疗、乱收费等违法违规行为。扩大重大疾病保障试点,已参加新农合的农村五保户、低保户等尿毒症需维持性血透的困难患者,实施免费血透救治;提高妇女宫颈癌、乳腺癌、重型精神疾病在省、市级定点医疗机构住院补偿比例。全面实行省内定点医疗机构即时结报("直补")。

(二)新农合门诊统筹

为确保完成"新农合统筹地区普遍开展门诊统筹"的医改目标任务,巩固和完善江西新型农村合作医疗制度,引导参合农民有病早治,不断提高受益水平,2012 年全省新农合补偿模式由"门诊家庭账户补偿 + 住院可报费用按比例补偿 + 门诊大病(慢性病)补偿",过渡到"门诊统筹 + 住院可报费用按比例补偿 + 门诊大病(慢性病)补偿"模式。在 2011 年开展门诊统筹的基础上,2012 年全省所有实施新农合制度的县(市、区,含独立统筹开发区)实行门诊统筹乡镇数不少于 50%;2013 年全省乡、村两级医疗机构均实行门诊统筹,不再设立家庭账户。

1. 门诊统筹的目的及意义。门诊统筹主要对参合农民小伤小病的普通门诊医疗费用给予补偿,引导参合农民病后及时就医,进一步扩大受益面,做到以收定支,保障适度,收支平衡。门诊统筹基金实行全县统一管理,以乡镇为单位总额预算控制,不再将预算定额分解到村。对医疗机构实行"总额控制、包干使用、超支自负",对病人实行"按比例补偿,以户为单位全年封顶"的管理办法。门诊统筹以乡、村两级定点医疗机构的门诊服务为主体,按照合理布局的要求确定门诊统筹定点医疗机构,乡镇卫生院、符合条件的村卫生室应当纳入门诊统筹定点范围。参合农民在本乡镇内可自主选择乡、村级门诊统筹定点医疗机构就诊,方便群众就医。参合农民在定点医疗机构门诊就诊时,由定点医疗机构直接减免门诊补偿费用,定点医疗机构定期与经办机构进行结算。在保证有效监管的前提下,尽量简化审核报销和结算程序。

2. 门诊统筹基金的分配与使用。各级财政对参合农民的补助资金和农民参合自缴费用全部计入统筹基金。门诊统筹基金从当年筹集的统筹基金划分出来,用于参合农民普通门诊医疗费用的补偿。年度安排的人均门诊统筹基金预算不低于当年农民个人缴费标准，门诊统筹基金总额不高于当年新农合筹资总额的30%。

门诊统筹基金只能用于参合农民普通门诊医疗费用的补偿。门诊统筹基金结余不能用于冲抵下一年度农民个人参合缴费，不得向参合农民返还现金。上年度实施门诊家庭账户的地区，账户内基金仍有结余的，可结转下年由家庭成员共同使用，冲抵门诊个人自付费用。家庭账户已转为门诊统筹的地区，家庭账户余额须在一定期限内全部使用完。

门诊统筹基金年度有结余的，与住院统筹基金调剂使用。门诊统筹基金出现透支时，由各门诊定点医疗机构来分担透支资金，具体分担办法由各统筹地区确定。分担比例可参照各机构年门诊补偿人次、次均费用、补偿金额以及日常抽查、监管评分等因素来制定，参合农民不承担基金透支风险，不得以任何理由停止参合农民门诊费用补偿兑付。

3. 门诊医疗费用的补偿。参合农民需凭新农合证（卡）和身份证（或户口簿）到定点医疗机构就诊，定点医疗机构接诊时要认真审核病人的证件，核实病人是否参合。

（1）补偿范围：参合农民因病到门诊就诊，可获得门诊检查、治疗、药品等费用的补偿。实行国家基本药物制度的乡村医疗机构，省物价局、卫生厅、财政厅等按国家规定将参合农民门诊挂号费、诊查费、注射费（含静脉输液费，不含药品费）以及药事服务成本合并为一般诊疗费并制定收费标准后，采用门诊总额预付的方式，纳入新农合门诊统筹补偿范围。

出现下列情况时，门诊统筹不予补偿：一是国家基本药物和新农合基本用药目录外的药品费用，二是按规定统筹基金不予支付的诊疗项目，三是与疾病无关的检查费、药品费、治疗费，四是经调查核实属骗取基金行为的医疗费用等。

（2）补偿标准：

①以乡镇为单位总额预算控制，定点医疗机构包干使用、超支不补。各县（市、区）根据各乡镇参合人数、年均门诊人次数、次均门诊费用水平，考虑不同医疗机构服务能力的差异导致门诊病人流向的变化，以及外出务工、就学等因素，分别测算各乡镇门诊统筹补偿费用年度控制总额。

②补偿比例和封顶线。2012年起，全省门诊统筹补偿方案逐步统一，乡、村两级定点医疗机构实行同一补偿比例，即参合农民在乡、村两级定点医疗机构的单次门诊费用补偿比例统一提高到65%，各统筹地区可根据情况上下浮动5%。门诊统筹补偿不设起付线。为防范门诊统筹基金透支风险，实行以户为单位全年封顶，整户封顶线根据户内参合人数计算，人均补偿限额不低于当年农民个人缴费标准的1.2倍，家庭成员共享。整户达到封顶额后，门诊就诊费用全额自付。

（3）补偿程序：

①统筹地区县级经办机构应统一制作门诊登记本、门诊统筹补偿登记表、新农合

门诊专用双联处方和专用三联收据(或门诊补偿结算单)。门诊统筹补偿登记表应包括流水编号,新农合证号,户主和患者姓名,住址,就诊日期,初步诊断,门诊总费用,补偿金额,领款人签名的患者联系电话等内容。参合农民门诊就医发生的医疗费用,由定点医疗机构按补偿标准直接减免补偿费用,并由定点医疗机构经办人员在新农合证(卡)上进行登记,同时填写门诊统筹补偿登记表,由参合农民签字认可。

②定点医疗机构定期与新农合经办机构结算,每月核拨一次。向新农合经办机构申报资金时,须提供门诊统筹补偿登记表、双联处方(结算联)、收据(或门诊补偿结算单)等材料。

4. 门诊统筹定点资格确定。

(1)乡、村级医疗机构门诊统筹定点资格确定,按《江西省新型农村合作医疗定点医疗机构管理办法(修订稿)》(赣卫农卫字[2011]13号)规定执行。

(2)村卫生室定点资格管理:原则上每个行政村定点一所村卫生室。村卫生室申请门诊统筹定点医疗机构应当符合以下条件:

①取得《医疗机构执业许可证》。

②医务人员具有相应的执业资格。

③房屋和诊疗设施达到村卫生室基本标准。

④看病、收费有登记,门诊诊疗信息记录规范。

⑤实行一体化管理制度并达到相应的要求。

⑥认真执行国家药价政策,药品采购、保管、使用符合相关要求。

⑦按规定要求建立门诊管理信息系统,并与新农合管理信息系统实时联接。

(3)门诊服务协议管理:县级新农合经办机构应与定点医疗机构签订门诊服务协议,将门诊统筹政策要求、管理措施、服务质量、费用控制、考核办法、奖惩机制等纳入门诊服务协议,明确相应的权利、责任和义务。

5. 门诊统筹费用控制。控制各级定点医疗机构的次均门诊费用。县级经办机构要对区域内乡村医疗机构的门诊情况进行基线调查,全面掌握乡村两级医疗机构各自的门诊费用水平,确定各级定点医疗机构的门诊口服药治疗、注射治疗、输液治疗的合理比例,分别设定单次费用最高限额,并将费用控制指标纳入门诊服务协议。单次门诊费用超过最高限额时,超出部分由医疗机构承担,新农合基金和患者均不予支付。

严格控制目录外用药及诊疗项目。村级门诊统筹定点医疗机构不得使用国家基本药物目录外的药品,对使用目录外的药品、超出门诊报销范围的服务项目以及违规收费造成的不合理费用,基金不予支付。

统一常用药品限价。各地要通过药品集中招标采购、统一配送等方式严格限制常用基本药品价格,强化监管处罚措施,保障基本用药的可及性、安全性和有效性,减轻参合农民基本药物费用负担。药品价格不执行统一限价而造成的不合理费用,基金不予支付。建立药品出入库对账制度，严格执行月度盘点对账。禁止新农合门诊统筹定点医疗机构私自进药。

6. 门诊统筹的监督管理。

(1)加强组织领导：乡(镇)政府要加强对新农合门诊统筹工作的领导与管理，成立分管乡(镇)长为组长，农医所经办人员、卫生院经办人员、村卫生室负责人、村委会主任和农民代表等为成员的新农合监管小组，负责本乡(镇)新农合工作的日常监管。县(市、区)新农合管理委员会要对乡(镇)新农合工作专门进行年度考评，对管理好且门诊统筹基金未透支的乡(镇)给予适当奖励。

(2)完善公示和费用审核：定点医疗机构应将门诊统筹补偿方案要点、门诊补偿项目及收费标准、门诊基本药物目录及价格、新农合经办机构投诉举报电话等信息公开张贴，定期将农民获得门诊补偿情况进行公示。

(3)严格监督检查：定点医疗机构资格有效期为二年，实行动态管理。县级卫生行政部门和经办机构要精心按照《江西省新型农村合作医疗定点医疗机构年度考核办法(试行)》(赣卫农卫字[2011]19号)要求，制定乡、村级定点医疗机构年度考核办法，并强化检查考核。对日常监管或考核时发现的过度检查、过度治疗、不合理用药、不合理收费和以欺诈、伪造证明材料或者其他手段骗取新农合基金的违法违规行为，按有关规定严肃查处。

(4)强化参合农民持证(卡)就医意识：对将本人证(卡)借给他人使用等其他违反新农合管理规定、套取新农合基金的，所发生的门诊医药费用不予报销，并按新农合实施办法有关规定给予中止其当年的门诊、住院补偿等处罚措施。

(5)加快信息化建设：各县(市、区)要加快县级新农合信息系统建设，积极推行新农合"一卡通"，逐步取代纸质新农合证，达到农民持卡在省、市、县、乡、村五级医疗机构就医和结算的目标。加快利用村卫生室信息化建设项目资金，同步建立村级定点医疗机构门诊管理信息系统(具有门诊收费管理、药品入出库管理等功能)，并与县级新农合信息管理系统实时联接，实现网上审核和实时监控。同时，做好新农合"一卡通"与健康档案、公共卫生、医院管理等信息系统的整合与衔接，使之成为涵盖农村居民参合、就医、结算、预防保健、健康信息的综合健康"一卡通"。

(6)加强管理经办能力建设：着力加强乡镇农医所人员队伍建设，配备专职人员，有效落实对乡村医疗机构门诊统筹监管任务。建立管理经办制约机制。

7. 一般诊疗费收费及支付标准。将实施基本药物制度的乡村医疗机构现有的门诊挂号费、门诊诊查费、注射费(含肌肉注射、静脉注射、皮下输液、静脉输液、小儿头皮静脉输液)以及药事服务成本合并为一般诊疗费。一般诊疗费按次(指一次医嘱)收取，乡镇卫生院和社区卫生服务中心每次10元，一体化管理的村卫生室和社区卫生服务站每次6元，不再执行合并的原项目收费标准。

新农合门诊统筹定点的乡镇卫生院和社区卫生服务中心，一般诊疗费每次新农合支付8元，患者个人自付2元；新农合门诊统筹定点的一体化管理的村卫生室和社区卫生服务站，一般诊疗费每次新农合支付5元，患者个人自付1元。一般诊疗费按参合农民年人均门诊2.0～2.5次和新农合支付标准核算年度总额，采用门诊总额预付的方式，经新农合经办机构考核后，与门诊医药费用的报销部分一起按月支付给门诊统筹乡、村级定点医疗机构。

参合农民在实施国家基本药物制度的乡镇卫生院等基层医疗卫生机构住院，药事服务费按参合农民使用基本药物总量的15%，通过购买服务转换机制，继续由新农合基金补偿。

8. 乡村医生的职责与队伍建设。乡村医生是为农村居民提供基本医疗卫生服务的重要力量。随着农村经济体制改革和医药卫生体制改革工作的深入推进，乡村医生队伍发展遇到了新情况、新问题。加强乡村医生队伍建设，可进一步筑牢农村医疗卫生服务"网底"，切实加强农村三级卫生服务网络建设，保障广大农村居民基本医疗和公共卫生服务的公平性和可及性。

按照保基本、强基层、建机制的要求，全面加强乡村医生队伍建设。明确乡村医生职责，改善执业场所，实现村卫生室和乡村医生全覆盖；合理规划配置乡村卫生资源，逐步实现乡村卫生服务一体化管理；将村卫生室纳入国家基本药物制度和新农合门诊统筹实施范围，完善乡村医生补偿、养老政策，健全培养培训制度，规范执业行为，强化管理指导，提高乡村医生服务水平，为农村居民提供安全有效、方便价廉的基本医疗卫生服务。

乡村医生（包括在村卫生室执业的执业医师、执业助理医师，下同）主要为农村居民提供公共卫生和基本医疗服务，包括在乡镇卫生院和专业公共卫生机构的指导下，按照服务标准和规范开展基本公共卫生服务；协助专业公共卫生机构落实重大公共卫生服务项目，按规定及时报告传染病疫情和中毒事件，处置突发公共卫生事件等；使用适宜药物、适宜技术和中医药方法为农村居民提供常见病、多发病的一般诊治和应急出诊服务，将超出诊治能力的患者及时转诊到乡镇卫生院及县级医疗机构；受卫生行政部门委托填写统计报表，保管有关资料，开展宣传教育和协助新农合筹资等工作。

9. 落实新农合门诊统筹和基本药物制度。

(1)卫生室实行新农合门诊统筹：凡符合条件的村卫生室均纳入新农合定点医疗机构管理，并将村卫生室收取的一般诊疗费和使用的基本药物纳入新农合支付范围，支付比例不低于在乡镇卫生院就医的支付比例。卫生行政部门和新农合经办管理机构要加强对乡村医生、村卫生室医疗费用和服务行为的监管，在积极推进新农合门诊统筹的同时，要加快新农合支付方式改革，实行按人头支付、总额预付等多种支付方式，引导和促进乡村医生和村卫生室转变服务行为，提高服务质量。要加强对新农合支付村卫生室诊疗和药品费用的监管，严肃查处和坚决打击伪造病历、分解处方、重复收费、虚开单据等骗取套取新农合资金的违纪违法行为。

(2)卫生室实施国家基本药物制度：每个行政村必须选择1个村卫生室实施国家基本药物制度，执行国家基本药物制度的各项政策，实行基本药物集中采购、配备、使用和零差率销售。在村卫生室执业的乡村医生要全部使用基本药物，基本药物由乡镇卫生院负责供应。

第二节 处方管理办法

处方是指由注册的执业医师和执业助理医师（简称医师）在诊疗活动中为患者开具的，由取得药学专业技术职称任职资格的药学专业技术人员（简称药师）审核、调配、核对，并作为患者用药凭证的医疗文书。处方包括医疗机构病区用药医嘱单。处方具有法律、技术、经济三方面的意义。处方由卫生部统一规定，处方格式由省级卫生行政部门统一制定，处方由医疗机构按照规定的标准和格式印制。

一、开具处方应遵循的原则

医师开具处方和药师调配处方应当遵循安全、有效、经济的原则。处方药应当凭医师处方销售、调剂、使用。

（一）处方权限的规定

1. 经注册的执业医师在执业地点取得相应的处方权。经注册的执业助理医师开具的处方，应当经所在执业地点执业医师签名或加盖专用签章后方可有效。

2. 经注册的执业助理医师在乡、镇、村的医疗机构独立从事一般的执业活动，可以在注册的执业地点取得相应的处方权。

3. 试用期人员开具处方，应当经所在医疗机构有处方权的执业医师审核、签名或加盖专用签章后方可有效。

4. 执业医师经考核合格后，取得麻醉药品和第一类精神药品的处方权。药师经考核合格后，取得麻醉药品和第一类精神药品调剂资格。

医师取得麻醉药品和第一类精神药品处方权后，方可在本机构开具麻醉药品和第一类精神药品处方，但不得为自己开具该类药品处方。药师取得麻醉药品和第一类精神药品调剂资格后，方可在本机构调剂麻醉药品和第一类精神药品。

医师应当在注册的医疗机构签名留样或者专用签章备案（送交药剂科备案）后，方可开具处方。

（二）处方开具的规定

1. 根据医疗、预防、保健需要，按照诊疗规范、药品说明书中的药品适应证、药理作用、用法、用量、禁忌、不良反应和注意事项等开具处方。

开具医疗用毒性药品、放射性药品的处方，应当严格遵守有关法律、法规和规章的规定。

2. 开具处方应当使用药品通用名称、新活性化合物的专利药品名称和复方制剂药品名称。

开具院内制剂处方时，应当使用经省级卫生行政部门审核、药品监督管理部门批准的名称。

可以使用由卫生部公布的药品习惯名称开具处方。

3. 医师应当按照卫生部制定的麻醉药品和精神药品临床应用指导原则开具麻醉药品、第一类精神药品处方。

（三）处方书写规则

1. 患者一般情况、临床诊断填写清晰、完整，并与病历记载相一致。

2. 每张处方限于一名患者的用药。

3. 字迹清楚，不得涂改。如需修改，应当在修改处签名并注明修改日期。

4. 药品名称应当使用规范的中文名称书写，没有中文名称的可以使用规范的英文名称书写；医疗机构或者医师、药师不得自行编制药品缩写名称或者使用代号；书写药品名称、剂量、规格、用法、用量要准确规范，药品用法可用规范的中文、英文、拉丁文或者缩写体书写，但不得使用“遵医嘱”、“自用”等含糊不清的字句。

5. 患者年龄应当填写实足年龄，新生儿、婴幼儿写日龄、月龄，必要时要注明体重。

6. 西药和中成药可以分别开具处方，也可以开具一张处方，中药饮片应当单独开具处方。

7. 开具西药、中成药处方，每一种药品应当另起一行，每张处方不得超过 5 种药品。

8. 中药饮片处方的书写，一般应当按照“君、臣、佐、使”的顺序排列；调剂、煎煮的特殊要求注明在药品右上方，并加括号，如：布包、先煎、后下等；对饮片的产地、炮制有特殊要求的，应当在药品名称之前写明。

9. 药品的用法用量应当按照药品说明书规定的常规用法用量使用，特殊情况需要超剂量使用时，应当注明原因并再次签名。

10. 除特殊情况外，应当注明临床诊断。

11. 开具处方后的空白处画一斜线以示处方完毕。

12. 药品剂量与数量要求一律用阿拉伯数字书写。

剂量应当使用公制单位:重量以克(g)、毫克(mg)、微克(μg)、纳克(ng)为单位。容量以升(L)、毫升(ml)为单位。国际单位(IU)、单位(U)。中药饮片以克(g)为单位。

片剂、丸剂、胶囊剂、颗粒剂分别以片、丸、粒、袋为单位。溶液剂以支、瓶为单位,软膏及霜剂以支、盒为单位。注射剂以支、瓶为单位,应注明含量。中药饮片以剂为单位。

二、普通处方与麻醉、精神药品处方的开具

(一)处方一般用量

1. 一般处方不得超过7日用量。

2. 急诊处方一般不得超过3日用量。

3. 处方用量延长规定:对于某些慢性病、老年病或特殊情况,处方用量可适当延长,但医师必须注明理由。

4. 特殊管理药品处方:麻醉药品、精神药品、医疗用毒性药品、放射性药品的处方用量应当严格执行国家有关规定。

(二)不同情况及剂型的麻醉药品和精神药品处方的用法和用量

1. 门(急)诊一般患者。麻醉药品注射剂每张处方为一次常用量,控缓释制剂不得超过7日量,其他剂型不得超过3日量。第一类精神药品同麻醉药品(哌醋甲酯用于治疗儿童多动症不得超过15日常用量)。第二类精神药品一般不超过7日常用量,延长使用需要注明理由。

2. 门(急)诊癌症疼痛和中、重度慢性疼痛患者。麻醉药品和第一类精神药品注射剂每张处方不超过3日常用量,控缓释制剂每张处方不得超过15日常用量,其他剂型每张处方不得超过7日常用量。

3. 住院患者。麻醉药品和第一类精神药品处方逐日开具,为1日常用量。

4. 特别需要加强管制的麻醉药品。盐酸二氢埃托啡为一次常用量,二级以上医院内使用;盐酸哌替啶为一次常用量,医疗机构使用。

(三)利用计算机开具、传递处方和调剂处方的要求

1. 医师利用计算机开具普通处方时,需同时打印纸质处方。

2. 其格式与手写处方一致,打印的处方经签名后方可有效。

3. 药学专业技术人员核发药品时,必须核对打印处方无误后发给药品,并将打印处方收存备查。

三、《处方管理办法》主要内容及特点

(一)处方组成

1. 处方组成。处方由前记、正文、后记三部分组成。

前记:包含医疗机构名称,费别,患者姓名、年龄、性别,门诊或住院病历号,科别或病区和床位号,临床诊断,开具日期。

正文:以 Rp 或 R(请取)标示,分列药品名称、剂型、规格、数量和用法。

后记:处方医生签名或签章,审核、调配、核对、发药药师签名或签章,药品金额。

2. 处方颜色。普通处方笺白色,儿科处方笺淡绿色,急诊处方笺淡黄色,麻醉药品和第一类精神药品处方笺淡红色,第二类精神药品处方笺白色。其标注在右上角(儿科、急诊、麻、精一、精二)。

(二)处方的有效期

1. 处方为开具当日有效。

2. 特殊情况下需延长有效期的,由开具处方的医师注明有效期限,但有效期最长不得超过 3 天。

(三)处方调剂

1. 处方调剂资格:

(1)取得药学专业技术职务任职资格的人员方可从事处方调剂工作。

(2)药师在执业的医疗机构取得处方调剂资格。药师签名或者专用签章式样应当在本机构留样备查。

(3)具有药师以上专业技术职务任职资格的人员,负责处方审核、评估、核对、发药以及安全用药指导;药士从事处方调配工作。

药师应当凭医师处方调剂处方药品,非经医师处方不得调剂。

2. 处方审查:

(1) 药师应当认真逐项检查处方前记、正文和后记书写是否清晰、完整,并确认处方的合法性。

(2) 药师应当对处方用药适宜性进行审核,审核内容包括:规定必须做皮试的药品,处方医师是否注明过敏试验及结果的判定;处方用药与临床诊断的相符性;剂量、用法的正确性;选用剂型与给药途径的合理性;是否有重复给药现象;是否有潜在临床意义的药物相互作用和配伍禁忌;其他用药不适宜情况。

(3)药师对于不规范处方或者不能判定其合法性的处方不得调剂。药师经处方审核后,认为存在用药不适宜时,应当告知处方医师,请其确认或者重新开具处方。

药师发现严重不合理用药或者用药错误,应当拒绝调剂,及时告知处方医师,并应当记录,按照有关规定报告。

3. 调配处方和发药:

(1)调配处方。处方审查合格后应及时调配。按照操作规程准确调配药品,正确书写药袋或粘贴标签,注明患者姓名和药品名称、用法、用量。

药师调剂处方时必须做到"四查十对":查处方,对科别、姓名、年龄;查药品,对药名、剂型、规格、数量;查配伍禁忌,对药品性状、用法用量;查用药合理性,对临床诊断。

(2)发药及用药指导。发出的药品应注明患者姓名和药品名称、用法用量。发药时呼叫患者姓名,确认无误方可发给。向患者交付药品时,按照药品说明书或者处方用法,进行用药交待与指导,包括每种药品的用法、用量、注意事项等。

(3)药师在完成处方调剂后,应当在处方上签名或者加盖专用签章。

(四)处方的保存

处方由调剂处方药品的医疗机构妥善保存。普通处方、急诊处方、儿科处方保存期限为1年,医疗用毒性药品、第二类精神药品处方保存期限为2年,麻醉药品和第一类精神药品处方保存期限为3年。处方保存期满后,经医疗机构主要负责人批准、登记备案,方可销毁。

(五)监督管理

1. 建立处方点评制度,填写处方评价表,对处方实施动态监测及超常预警,登记并通报不合理处方,对不合理用药及时予以干预。

2. 对出现超常处方3次以上且无正当理由的医师提出警告,限制其处方权;限制处方权后,仍连续2次以上出现超常处方且无正当理由的,取消其处方权。

3. 未取得处方权的人员及被取消处方权的医师不得开具处方。未取得麻醉药品和第一类精神药品处方资格的医师不得开具麻醉药品和第一类精神药品处方。

4. 除治疗需要外,医师不得开具麻醉药品、精神药品、医疗用毒性药品和放射性药品处方。

5. 未取得药学专业技术职务任职资格的人员,不得从事处方调剂工作。

6. 根据麻醉药品和精神药品处方开具情况,按照麻醉药品和精神药品品种、规格对其消耗量进行专册登记,登记内容包括发药日期、患者姓名、用药数量。专册保存期限为3年。

四、法律责任

1. 使用未取得任职资格的人员从事处方调剂工作的处罚。县级以上卫生行政部门,责令限期改正,并可处5000元以下罚款;情节严重的,吊销《医疗机构执业许可证》。

2. 药师未按照规定调剂处方药品的处罚。情节严重的，由县级以上卫生行政部门责令改正、通报批评，给予警告。并由所在医疗机构或者其上级单位给予纪律处分。

3. 未按照规定保管麻醉药品和精神药品处方及未按规定进行专册登记的处罚。由设区的市级卫生行政部门责令限期改正，给予警告；逾期不改正的，处以5000元以上1万元以下罚款；情节严重的，吊销其印鉴卡；对直接负责的主管人员和其他直接责任人员，依法给予降级、撤职、开除的处分。

4. 药师未按照规定调剂麻醉药品、精神药品处方的处罚。按照《麻醉药品和精神药品管理条例》第七十三条的规定给予处罚（即：情节严重的，吊销其执业证书）。

五、特殊药品的管理

特殊药品是特殊管理的药品，包括麻醉药品、精神药品、医疗用毒性药品、放射性药品、药品类易制毒化学品和药品类运动兴奋剂。

麻醉药品、精神药品具有依赖性潜力；药品类易制毒化学品可用于制造毒品；药品类运动兴奋剂是体育活动中的违禁药品；医疗用毒性药品毒性剧烈，治疗剂量与中毒剂量相近；放射性药品含有放射性核素。因此，必须对这六大类药品实施特殊管理。

（一）特殊药品的概念

1. 麻醉药品。是指连续使用易产生身体依赖性、能成瘾癖的药品。包括阿片类、可卡因类、大麻类等，例如哌替啶、布桂嗪、芬太尼、瑞芬太尼、舒芬太尼和可待因等。麻醉药品的目录是指国家食品药品监督管理局、中华人民共和国公安部和中华人民共和国卫生部联合发布《关于公布麻醉药品和精神药品品种目录（2007年版）》（国食药监字[2007]633号），自2008年1月1日起施行。麻醉药品品种有123种，其中我国生产和使用的品种有25种。

2. 精神药品。是指直接作用于中枢神经系统，使之兴奋或抑制，连续使用能产生依赖性的药品。包括兴奋剂、致幻剂和镇静催眠剂等。例如氯胺酮、哌醋甲酯，地西泮、咪达唑仑和苯巴比妥等等。分为第一类精神药品和第二类精神药品。精神药品的目录是指2007年版的精神药品目录，品种有132种，其中第一类精神药品有53种，第二类精神药品有79种。我国生产及使用的第一类精神药品品种有7种，第二类精神药品有33种。

3. 医疗用毒性药品。简称“毒性药品”，系指毒性剧烈、治疗量与中毒剂量相近，使用不当会致中毒或死亡的药品。例如斑蝥、雄黄、士的宁和三氧化二砷等等。医疗用毒性药品的目录是根据《医疗用毒性药品管理办法》（中华人民共和国国务院第23号令）规定，目前我国毒性药品的管理品种中有毒性中药28种（指原药材及其饮片），毒性西药13种。目录中的毒性药品品种一般不包括其制剂,其单方制剂在一些地方有规定的按地方规定办理。

4. 放射性药品。是指用于临床诊断或者治疗的放射性核素或其标记药物。放射性药品含有的放射性核素能放射出射线。

5. 其他特殊药品。是指易用来制毒化学品和药品类运动兴奋剂的药品。

(二)特殊药品的标识和相关的法律法规

1. 标识。麻醉药品和精神药品的标签应当印有国务院药品监督管理部门规定的标志,例如:

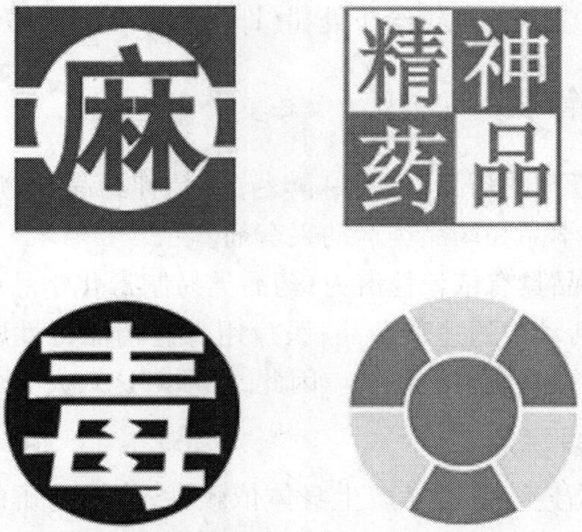

2. 我国麻醉药品和精神药品管理的法律法规及有关规定:

《药品管理法》(2001年);

《处方管理办法》(卫生部令第53号);

《麻醉药品和精神药品管理条例》(2005年国务院令第442号);

《医疗机构麻醉药品、第一类精神药品管理规定》(卫医发[2005]438号);

《麻醉药品、第一类精神药品购用印鉴卡管理规定》(卫医发[2005]421号);

《麻醉药品和精神药品品种目录(2007年版)》(国食药监安[2006]633号);

《麻醉药品临床应用指导原则》(卫医发[2007]38号);

《精神药品临床应用指导原则》(卫医发[2007]39号)。

(三)调剂与使用

1. 门诊、急诊、住院等药房可以设置"特殊药品"调配基数,但调配基数不得超过本机构规定的数量。

2. 门诊药房应当固定发药窗口,有明显标识并有专人负责药品调配。

3. 开具麻醉药品和精神药品使用专用处方,并在病历中记载。

第三节　抗菌药物和激素合理应用

一、抗菌药物的基本概念

抗菌药物是临床上应用范围最广、用量最多的一类药物。随着抗菌药物的广泛使用,耐药菌株增加,新的抗菌药物不断应用于临床,在面对各种感染性疾病时,如何在众多的抗菌药物中合理地选择并正确地应用已经成为每一个临床医生经常需要面对的问题。

1. 抗菌药物的概念。抗菌药物是指能抑制或杀灭细菌,用于预防和治疗细菌感染的药物,有些抗菌药物也可用于寄生虫感染。广义的细菌还包括放线菌、衣原体、支原体、立克次体和螺旋体。

2. 抗菌药物根据其来源大致分为以下三类:

(1)抗生素(antibiotics)。由微生物在生长繁殖过程中产生的抑制或杀灭其他微生物的化学物质,如青霉素、红霉素、四环素及链霉素等。

(2)对抗生素化学结构进行改造后获得的新化合物,称半合成抗生素,如氨苄西林、多西环素及克林霉素等。

(3)人工合成抗菌药,如磺胺类、氟喹诺酮类及硝基呋喃类等。

3. 抗菌药物的研究内容。

抗菌药物是研究药物与病原菌微生物及机体三者之间的相互关系。见图 1-1。

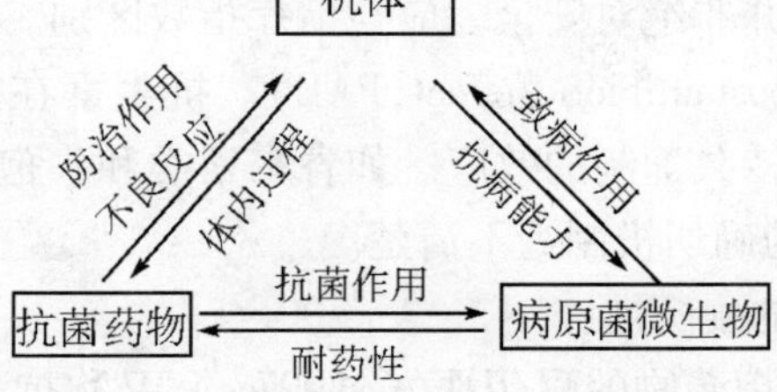

图 1-1　机体、抗菌药物及病原微生物的相互作用关系

病原菌是致病的关键因素,但不能决定疾病发展的全过程,因为机体的防御机能、免疫状态等对疾病的发生、发展及转归亦具有重要作用。抗菌药物的作用是帮助机体阻止疾病的发展,促进机体的康复,以达到最终消灭病原菌、保护机体、恢复健康的目的。

4. 抗菌药物常用术语:

(1)抗菌药物(antibacterial drugs)。是指对病原菌具有抑制或杀灭作用,主要用于防治细菌性感染疾病的一类药物。

(2)化学治疗(chemotherapy)。是指细菌、真菌、病毒、寄生虫以及恶性肿瘤细胞所致疾病的药物治疗过程,简称化疗。

(3)化学治疗药物(chemotherapeutic drugs)。是指用于治疗细菌、真菌、病毒、寄生虫和恶性肿瘤细胞所致疾病的药物,简称化疗药。包括抗(细)菌药、抗真菌药、抗病毒药、抗寄生虫药和抗恶性肿瘤药。

(4)抗菌谱(antibacterial spectrum)。是指药物的抗菌范围,可分为:

① 窄谱(narrow spectrum)。仅对单一菌种或单一菌属有抗菌作用,如青霉素、红霉素、氨基苷类等。

② 广谱(broad spectrum)。对多数革兰阳性、革兰阴性细菌有抗菌作用,还对某些衣原体、支原体、立克次体、螺旋体及原虫等也有抑制作用,如四环素类、氯霉素等。

(5)抗菌活性(antibacterial activity)。抗菌药抑制或杀灭细菌的能力。

① 抑菌药(bacteriostatic drugs)。能抑制细菌生长繁殖的药物,如大环内酯类等。评价指标:最低抑菌浓度(minimal inhibitory concentration,MIC),指能够抑制培养基中细菌生长的最低浓度。

②杀菌药(bacteriocidal drugs)。能杀灭细菌的药物,如 b - 内酰胺类抗生素等。评价指标:最低杀菌浓度(minimal bactericidal concentration,MBC),指能够杀灭培养基中细菌的最低浓度,其值越小则抗菌活性越强。

(6)化疗指数(chemotherapeutic index,CI)。动物半数致死量(LD50)和治疗感染动物的半数有效量(ED50)的比值,即 CI = LD50/ED50。意义:是评价化疗药安全性的指标。化疗指数越大,表明疗效越高,毒性越低,用药越安全。

注意:化疗指数越大并非绝对安全。应与治疗指数区别。

(7)抗生素后效应(postantibiotic effect,PAE)。抗生素在撤药后其浓度低于最低抑菌浓度时,细菌仍受到持久抑制的效应。如青霉素类和头孢菌素类抗菌药的抗生素后效应十分明显。PAE 的确切机制尚不清楚。

5. 细菌对抗菌药物的耐药性:

(1)概念。细菌对抗菌药物的耐药性(resistance),又称抗药性。

①固有耐药性(intrinsic resistance)。是由细菌染色体基因决定而代代相传的耐药,如肠道杆菌对青霉素的耐药。

②获得耐药性(acquired resistance)。是细菌与药物反复接触后对药物的敏感性降低或消失,大多由质粒介导其耐药性,但亦可由染色体介导。而前者更具临床意义,如金葡菌对青霉素的耐药。

注意:耐药性是病原体、肿瘤细胞对药物的敏感性降低。耐受性是人体对药物的敏感性降低。

(2)耐药性产生的机制:

①产生灭活酶。如β-内酰胺酶水解酶,可将青霉素类和头孢菌素类药物分子结构中的β-内酰胺环打开使药物失效,如乙酰化酶、磷酸化酶、核苷化酶等合成酶(钝化酶)可将相应的化学基团结合到药物分子上使药物灭活。

②改变药物作用的靶位。一是耐药的细菌可改变靶蛋白结构使药物不能与靶蛋白结合。如细菌对利福霉素的耐药;二是增加靶蛋白的数量。如金葡菌对甲氧西林耐药;三是生成新的对抗生素亲和力低的耐药靶蛋白。甲氧西林耐药金葡菌对b-内酰胺类抗生素产生的耐药。

③降低细胞膜的通透性。细菌外膜结构改变,孔蛋白构型改变或缺失,导致药物不易渗透至菌体内,如细菌对b-内酰胺类抗生素、四环素、氯霉素等的耐药机制。

④主动转运泵作用。有些耐药的细菌具有主动转运泵,可将进入细菌体内的药物泵出体外,这是获得性耐药的重要机制之一。

⑤细菌改变代谢途径。如细菌对磺胺药的耐药,通过产生大量的对氨苯甲酸(PABA),或直接利用叶酸生成二氢叶酸。

6. 抗菌药物的作用机制。细菌维持其生长繁殖,有赖于其结构完整和代谢功能正常。

(1) 抑制细胞壁黏肽的合成。细胞壁黏肽合成分为三个阶段。一是胞浆内阶段:合成黏肽的前体物质——乙酰胞壁酸五肽,磷霉素、环丝氨酸作用于该环节,阻碍了N-乙酰胞壁酸五肽的合成。二是胞浆膜阶段:合成黏附单体——直链十肽细胞膜合成十肽聚合物。万古霉素、杆菌肽作用于该环节。三是胞浆膜外阶段:在转肽酶的作用下,将黏肽单体交叉联结。青霉素及头孢菌素等b-内酰胺类作用于该环节。

(2)增加胞质膜的通透性:

①多肽类——增加细菌胞浆膜的通透性,如多黏菌素B、多黏菌素E。

②多烯类——增加真菌胞浆膜的通透性,如制霉菌素、二性霉素B。

(3)抑制生命物质的合成:

① 抑制核酸的合成。喹诺酮类——抑制细菌DNA回旋酶,利福平——抑制依赖DNA的RNA多聚酶。

② 抑制叶酸的合成。磺胺——抑制二氢叶酸,甲氧苄啶——抑制二氢叶酸还原酶。

③ 抑制蛋白质的合成。

药物作用靶点:作用于细菌核糖体30S亚基的药物有氨基苷类、四环素类;作用于细菌核糖体50S亚基的药物有氯霉素、大环内酯类、林可霉素类。

药物作用环节:氨基苷类抑制蛋白质合成的全过程。

四环素类阻止氨基酸 tRNA 进入 A 位,抑制肽链的延长。氯霉素、大环内酯类及林可霉素类抑制肽酰基转移酶和移位酶活性,阻止肽链的延长。

二、抗菌药物临床应用基本原则

抗菌药物的应用涉及临床各科,正确合理应用抗菌药物是提高疗效、降低不良反应发生率以及减少或减缓细菌耐药性发生的关键。抗菌药物临床应用是否正确、合理,基于以下两方面:一是有无指征应用抗菌药物,二是选用的品种及给药方案是否正确、合理。

(一)抗菌药物治疗性应用的基本原则

1. 诊断为细菌性感染者,方有指征应用抗菌药物。根据患者的症状、体征及血、尿常规等实验室检查结果,初步诊断为细菌性感染者以及经病原检查确诊为细菌性感染者方有指征应用抗菌药物;由真菌、结核分枝杆菌、非结核分枝杆菌、支原体、衣原体、螺旋体、立克次体及部分原虫等病原微生物所致的感染,亦有指征应用抗菌药物。缺乏细菌及上述病原微生物感染的证据,诊断不能成立者以及病毒性感染者,均无指征应用抗菌药物。

2. 尽早查明感染病原,根据病原种类及细菌药物敏感试验结果选用抗菌药物。药物品种的选用原则上应根据病原菌种类及病原菌对抗菌药物敏感或耐药,即细菌药物敏感试验的结果而定。

危重患者在未获知病原菌及药敏结果前,可根据患者的发病情况、发病场所、原发病灶、基础疾病等推断最可能的病原菌,并结合当地细菌耐药状况先给予抗菌药物经验治疗,获知细菌培养及药敏结果后,对疗效不佳的患者调整给药方案。

3. 按照药物的抗菌作用特点及其体内过程特点选择用药。各种抗菌药物的药效学(抗菌谱和抗菌活性)和人体药代动力学(吸收、分布、代谢和排出过程)特点不同,因此各有不同的临床适应症,应按临床适应症正确选用抗菌药物。

4. 抗菌药物治疗方案应综合患者病情、病原菌种类及抗菌药物特点制定。根据病原菌、感染部位、感染严重程度和患者的生理、病理情况制定抗菌药物治疗方案。在制定治疗方案时应遵循下列原则:

(1)品种选择。根据病原菌种类及药敏结果选用抗菌药物。

(2)给药剂量。按各种抗菌药物的治疗剂量范围给药。治疗重症感染(如败血症、感染性心内膜炎等)和抗菌药物不易达到部位的感染(如中枢神经系统感染等),抗菌药物剂量宜较大(治疗剂量范围高限);而治疗单纯性下尿路感染时,由于多数药物尿药浓度远高于血药浓度,则可应用较小剂量(治疗剂量范围低限)。

(3)给药途径:

①轻症感染可接受口服给药者，应选用口服吸收完全的抗菌药物，不必采用静脉或肌肉注射给药。重症感染、全身性感染患者初始治疗应予静脉给药，以确保药效；病情好转能口服时，应及早转为口服给药。

②抗菌药物的局部应用宜尽量避免。抗菌药物的局部应用只限于少数情况，例如全身给药后在感染部位难以达到治疗浓度时可加用局部给药作为辅助治疗，以及眼科感染的局部用药等。某些皮肤表层及口腔、阴道等黏膜表面的感染可采用局部应用或外用。局部用药宜采用刺激性小、不易吸收、不易导致耐药性和不易致过敏反应的抗菌剂，青霉素类、头孢菌素类等易产生过敏反应的药物不可局部应用。氨基糖苷类等耳毒性药不可局部滴耳。

(4)给药次数。根据药代动力学和药效学相结合的原则给药。青霉素类、头孢菌素类和其他 β 内酰胺类、红霉素、克林霉素等半衰期短者，应一日多次给药。氟喹诺酮类、氨基糖苷类等可一日给药一次（重症感染者例外）。

(5)疗程。抗菌药物疗程因感染不同而异，一般宜用至体温正常、症状消退后 72 ~96 小时。但是，败血症、感染性心内膜炎、化脓性脑膜炎、伤寒、布鲁菌病、骨髓炎、溶血性链球菌咽炎和扁桃体炎、深部真菌病、结核病等需较长的疗程方能彻底治愈，并防止复发。

(6)抗菌药物的联合应用要有明确指征。单一药物可有效治疗的感染，不需联合用药，仅在下列情况时有指征联合用药。

①病因未明的严重感染，包括免疫缺陷者的严重感染。

②单一抗菌药物不能控制的严重感染。

③单一抗菌药物不能有效控制的混合感染。

④长期用药致病菌有产生耐药性可能。

⑤联合用药时应将毒性大的抗菌药物剂量减少。

(二)抗菌药物预防性应用的基本原则

1. 内科及儿科预防用药：

(1)用于预防一种或两种特定病原菌入侵体内引起的感染，可能有效；如果目的在于防止任何细菌入侵，则往往无效。

(2)预防在一段时间内发生的感染，可能有效；长期预防用药，常不能达到目的。

(3) 患者原发疾病可以治愈或缓解者，预防用药可能有效；原发疾病不能治愈或缓解者（如免疫缺陷者），预防用药应尽量不用或少用。

(4)通常不宜常规预防性应用抗菌药物的情况：普通感冒、麻疹、水痘等病毒性疾病、昏迷、休克、中毒、心力衰竭、肿瘤、应用肾上腺皮质激素等患者。

2. 外科手术预防用药：

(1)外科手术预防用药的目的。预防手术后切口感染,以及清洁－污染或污染手术后手术部位感染及术后可能发生的全身性感染。

(2)外科手术预防用药基本原则。根据手术野有否污染或污染可能,决定是否预防用抗菌药物。

(三)抗菌药物在特殊病理、生理状况患者中应用的基本原则

1. 肾功能减退患者抗菌药物的应用:

(1)基本原则:

①尽量避免使用肾毒性抗菌药物,确有应用指征时,必须调整给药方案。

②根据感染的严重程度、病原菌种类及药敏试验结果等,选用无肾毒性或肾毒性低的抗菌药物。

③根据患者肾功能减退程度以及抗菌药物在人体内排出途径,调整给药剂量及方法。

(2)抗菌药物的选用及给药方案调整:

①主要由肝胆系统排泄或由肝脏代谢,或经肾脏和肝胆系统同时排出的抗菌药物用于肾功能减退者,维持原治疗量或剂量略减。

②主要经肾排泄,药物本身并无肾毒性,或仅有轻度肾毒性的抗菌药物,肾功能减退者可应用,但剂量需适当调整。

③肾毒性抗菌药物避免用于肾功能减退者,如确有指征使用该类药物时,应个体化给药;也可按照肾功能减退程度(以内生肌酐清除率为准)减量给药,疗程中须严密监测患者的肾功能。

2. 肝功能减退患者抗菌药物的应用:

(1)主要由肝脏清除的药物,肝功能减退时清除明显减少,如无明显毒性反应发生,仍可正常应用,但须谨慎,必要时减量给药,治疗过程中须严密监测肝功能。红霉素等大环内酯类(不包括酯化物)、林可霉素、克林霉素属此类。

(2)药物主要经肝脏或有相当量经肝脏清除或代谢,肝功能减退时清除减少,并可导致毒性反应的发生,肝功能减退患者应避免使用此类药物。氯霉素、利福平、红霉素酯化物等属此类。

(3)药物经肝、肾两途径清除,肝功能减退者药物清除减少,血药浓度升高,同时有肾功能减退的患者血药浓度升高尤为明显,但药物本身的毒性不大。在使用此类药物时须减量应用。青霉素类、头孢菌素类均属此种情况。

(4)药物主要由肾排泄的,肝功能减退者不需调整剂量。氨基糖苷类抗生素属此类。

3. 老年患者抗菌药物的应用:

(1)老年人肾功能呈生理性减退,按一般常用量接受主要经肾排出的抗菌药物时,容易有药物不良反应的发生。因此,老年患者,尤其是高龄患者,应按轻度肾功能减退情况减量给药,可用正常治疗量的1/2~2/3。

(2)老年患者宜选用毒性低并具杀菌作用的抗菌药物。青霉素类、头孢菌素类等β内酰胺类为常用药物,毒性大的氨基糖苷类、万古霉素、去甲万古霉素等药物应尽可能避免应用。

4. 新生儿患者抗菌药物的应用:

(1)新生儿期肝、肾均未发育成熟,肝酶的分泌不足或缺乏,肾清除功能较差,因此感染时应避免应用毒性大的抗菌药物,包括主要经肾排泄的氨基糖苷类、万古霉素、去甲万古霉素等,以及主要经肝代谢的氯霉素。

(2)新生儿期避免应用或禁用可能发生严重不良反应的抗菌药物。可影响新生儿生长发育的四环素类、喹诺酮类禁用,可导致脑性核黄疸及溶血性贫血的磺胺类药和呋喃类药避免应用。

(3)新生儿期由于肾功能尚不完善,主要经肾排出的青霉素类、头孢菌素类等β内酰胺类药物需减量应用,以防止药物在体内蓄积导致严重中枢神经系统毒性反应的发生。

(4)新生儿的体重和组织器官日益成熟,因此使用抗菌药物时应按日龄调整给药方案。

5. 小儿患者抗菌药物的应用:

(1)氨基糖苷类抗生素有明显耳、肾毒性,小儿患者应尽量避免应用。临床有明确应用指征且又无其他毒性低的抗菌药物可供选用时,方可选用该类药物。

(2)万古霉素和去甲万古霉素也有一定肾、耳毒性,小儿患者仅在有明确指征时方可选用。在治疗过程中应严密观察不良反应,并应进行血药浓度监测,个体化给药。

(3)四环素类抗生素可导致牙齿黄染及牙釉质发育不良。不可用于8岁以下小儿。

(4)喹诺酮类抗菌药由于对骨骼发育可能产生不良影响(软骨病),禁用于18岁以下未成年人。

6. 妊娠期和哺乳期患者抗菌药物的应用:

(1)妊娠期患者抗菌药物的应用,须考虑药物对母体和胎儿两方面的影响。

①对胎儿有致畸或明显毒性作用者,如四环素类、喹诺酮类等,妊娠期应避免应用。

②对母体和胎儿均有毒性作用者,如氨基糖苷类、万古霉素、去甲万古霉素等,妊娠期应避免应用。如果确有应用指征时,则须在血药浓度监测下使用,以保证用药安全有效。

③药毒性低，对胎儿及母体均无明显影响，也无致畸作用者，妊娠期感染时可选用。青霉素类、头孢菌素类等β内酰胺类和磷霉素等均属此种情况。

(2)哺乳期患者抗菌药物的应用。哺乳期患者接受抗菌药物后，药物可自乳汁分泌。无论乳汁中药物浓度如何，均存在对乳儿潜在的影响，并可能出现不良反应，如氨基糖苷类抗生素可导致乳儿听力减退，氯霉素可致乳儿骨髓抑制，磺胺甲噁唑等可致核黄疸、溶血性贫血，四环素类可致乳齿黄染，青霉素类可致过敏反应等。因此，治疗哺乳期患者时应避免选用氨基糖苷类、喹诺酮类、四环素类、氯霉素、磺胺药等。哺乳期患者应用任何抗菌药物时，均宜暂停哺乳。

(四)抗菌药物案例分析

案例一

【诊断】性别：男。年龄：10岁。流行性腮腺炎

【治疗】

处方：注射用重组人干扰素 a－1b(运德素) 100MU×10支

用法：1支，肌肉注射，1次/日

氯化钠注射液(生理盐水) 0.9%10ml×10支

用法：1支，肌肉注射，2次/日

头孢克肟胶囊 50mg×10粒×2盒

用法：1粒，口服，2次/日

清热散结胶囊 0.25g×48粒×1盒

用法：3粒，口服，3次/日

【案例分析】流行性腮腺炎是由腮腺炎病毒侵犯腮腺引起的急性呼吸道传染病。为病毒性感染，头孢克肟胶囊使用无指征。

案例二

【诊断】性别：女。年龄：48岁。蜂窝织炎

【治疗】

处方：盐酸左氧氟沙星注射液 0.1g×2ml×16支

用法：0.4g，静脉输液，1次/日

氯化钠注射液 0.9% 250ml×4瓶

用法：250ml，静脉输液，1次/日

【案例分析】抗菌药选用不当。蜂窝织炎主要由溶血性链球菌引起，首选青霉素。本处方进行药敏实验情况下，选用盐酸左氧氟沙星注射液违反卫生部38号文件原则的相关规定。

案例三

【诊断】性别:女。年龄:30 岁。中耳炎

【治疗】

处方:氯化钠注射液 0.9% 250ml×4 瓶

用法:250ml,静脉输液,1 次/日

注射用头孢唑林钠 1g×16 瓶

用法:4g,静脉输液,1 次/日

【案例分析】

1. 给药频次不适宜:时间依赖性抗生素应一日多次给药。头孢唑林钠半衰期 t1/2 较短为 1.5~2 小时,建议分 2~4 次/日给药。

2. 溶媒选用欠妥:为了最好地达到血药浓度,青霉素及头孢菌素等半衰期较短的药物一般选用 100ml 溶媒为宜。

案例四

【诊断】性别:男。年龄:23 岁。急性支气管炎

【治疗】

处方:头孢地尼分散片 50mg×6 片×2 盒

用法:50mg,口服,2 次/日

【案例分析】头孢地尼分散片成人服用的常规剂量为 100mg/次,3 次/日。本处方以 50mg/次,2 次/日,给药方案欠合理。低剂量使用抗生素不仅不能很好达到血药浓度,反而容易耐药。

案例五

【诊断】性别:女。年龄:21 岁。尿路感染

【治疗】

处方:盐酸多西环素片(强力霉素) 0.1g×40 片

用法:2 片,口服,2 次/日

盐酸莫西沙星片 0.4g×3 片×2 盒

用法:1 片,口服,1 次/日

【案例分析】联合用药不适宜。尿路感染分为单纯性尿路感染(80%致病菌为大肠埃希杆菌)和复杂性尿路感染(多为大肠埃希杆菌,也可为肠球菌属、铜绿假单胞菌、变形杆菌等)。本处方选用盐酸莫西沙星片可以覆盖致病菌。多西环素主要用于立克次体、支原体、衣原体、螺旋体等。故本处方无须联合使用两种抗生素。

案例六

【诊断】性别:女。年龄:45 岁。支原体感染

【治疗】

处方:罗红霉素胶囊 0.15g×12 粒×2 盒

用法:2 粒,口服,3 次/日

【案例分析】用法用量不适宜:罗红霉素胶囊常规用法用量为 1 粒、口服、2 次/日(或全天一次性服用 0.3g),本处方日剂量达 0.9g,将可能增加肝功能损害等不良反应的发生率。

案例七

【诊断】性别:女。年龄:32 岁。肺部感染

【治疗】

处方:盐酸安妥沙星片 0.1g×6 片×2 盒

用法:2 片,口服,1 次/日

复方磷酸可待因溶液 150ml×2 瓶

用法:10ml,口服,3 次

盐酸左氧氟沙星片(乐朗)0.5g×7 片×2 盒

用法:1 片,口服,1 次/日

【案例分析】重复用药。安妥沙星为第四代氟喹诺酮,左氧氟沙星为第三代氟喹诺酮,不需同时使用两种。

案例八

【诊断】性别:女。年龄:41 岁。入院时间:5 月 3 日。病态窦房结综合症

【治疗】

实验室检查:T:36.3℃,5 月 3 日 血常规示:WBC 3.5×10^9/L　EU% 49.2%

嗜酸性粒细胞 0.04×10^9/L↓　嗜中性粒细胞 1.7×10^9/L↓

用药情况:

药名	用量	用法	用药时间
注射用替考拉宁 NS100ml	0.4g	ivgtt,bid	5.4~5.6

【案例分析】

用法用量不当:1. 负荷量为 1 次 400mg,每 12 小时 1 次,维持量为一次 200mg,每日 1 次;

2. 替考拉宁为"特殊使用"类别管理药品。医师在临床使用"特殊使用"抗菌药物时要严格掌握适应证,药师要严格审核处方。紧急情况下未经会诊同意或需越级使用的,处方量不得超过 1 日用量。

案例九

【诊断】性别:女。年龄:27 岁。入院时间:2011 年 5 月 6 日。十二指肠乳头癌

【治疗】

手术日期:5 月 10 日

手术名称:胰十二指肠切除术

用药前检查:T: 37℃ (5 月 11 日)

血常规:

WBC:3.3×10^9/L GR%:58.2% (5 月 7 日)

WBC:11.9×10^9/L GR%:93% (5 月 12 日)

WBC:6.5×10^9/L GR%:84.5% (5 月 14 日)

用药情况:

药名	用量	用法	用药时间
头孢哌酮钠 NS100ml	2.0g	术前 30min	5 月 11 日
头孢哌酮钠 NS100ml	2.0g	ivgtt,bid	5 月 10 日 ~5 月 18 日
甲硝唑注射液 100ml	0.5g	ivgtt,bid	5 月 10 日 ~5 月 18 日

【案例分析】根据卫生部 38 号文件规定,胃十二指肠手术预防用抗菌药物为第一、二代头孢,选药欠妥。

案例十

【诊断】性别:男。年龄:35 岁。入院时间:2011 年 8 月 8 日 ~2011 年 8 月 16 日。无食物及药物过敏史,左胫骨平台骨折

【治疗】

用药前检查(8 月 8 日):WBC:7.1×10^9, NEUT%:69.9%

手术名称:行左胫骨平台骨折切开复位内固定术

手术时间:8 月 9 日

术中出血少,未输血

注射用头孢西丁钠(+NS100ml)　4.0g　ivgtt　即刻　8 月 9 日术前 30 分钟静滴

注射用头孢西丁钠(+NS100ml)　4.0g　ivgtt　bid　8 月 9 日 ~8 月 15 日

【案例分析】注射用头孢西丁钠预防用药时间过长、用量过大。注射用头孢西丁钠常用量为一次 1 ~2g,每 6 ~8 小时一次。

三、激素的合理应用

激素(hormones)是由内分泌腺(如垂体、肾上腺、胰岛、甲状腺、性腺)或内分泌细胞所合成和释放的高效能生理调节物质。它们被释放入血并传送到靶组织和靶器官,引起特异的生物学反应。它们的主要作用是与神经系统共同调节机体的功能,以维持机体与内外环境的统一。

激素类药物分为以下七类:肾上腺皮质激素类药、胰岛素及降血糖药、甲状腺激素

与抗甲状腺药、垂体激素和下丘脑释放激素、性激素及作用于女性生殖系统的药物、作用于男性生殖系统的药物、影响其他代谢的药物。

(一)肾上腺皮质激素类药

肾上腺皮质激素简称皮质激素,是肾上腺皮质所合成分泌的激素的总称,属甾体类化合物,但通常不包括性激素。大体分为:糖皮质激素类药物、盐皮质激素类药物、促肾上腺皮质激素、皮质激素抑制剂。

1. 糖皮质激素类:

(1)糖皮质激素类药物临床应用指导原则。为加强糖皮质激素类药物的临床应用管理,促进临床合理用药,保障医疗质量和医疗安全,卫生部于 2011 年 2 月 16 日颁发了《糖皮质激素类药物临床应用指导原则》,明确了该类药物临床合理应用的原则、临床应用管理要求、适用范围和用药注意事项以及其在不同疾病中的治疗原则,要求严格掌握治疗的适应证并合理制定治疗方案,并严格限制没有明确适应证的使用。

糖皮质激素类药物主要用于抗炎、抗病毒、抗休克和免疫抑制治疗,在各科多种疾病的诊治上广泛应用,但临床不合理应用非常突出。

《糖皮质激素类药物临床应用指导原则》指出,糖皮质激素类药物在临床上未严格按照适应证给药的情况较为普遍。如单纯以退热和止痛为目的,特别是在感染性疾病中以退热和止痛为目的使用,均属未严格按照适应证给药。尽管糖皮质激素有抑制自身免疫的药理作用,但并不适用于所有自身免疫病治疗,比如慢性淋巴细胞浸润性甲状腺炎(桥本病)、I 型糖尿病、寻常型银屑病等。

《糖皮质激素类药物临床应用指导原则》要求,合理应用糖皮质激素应综合患者病情及药物特点,选用适当的品种、剂量、疗程和给药途径等。应监测糖皮质激素的不良反应,注意停药反应和反跳现象。孕妇应慎用糖皮质激素,大剂量使用糖皮质激素者不宜怀孕。对糖皮质激素类药物过敏,有严重精神病史,癫痫、骨折、严重高血压和糖尿病等患者,要尽量避免使用糖皮质激素。

《糖皮质激素类药物临床应用指导原则》还对糖皮质激素的临床应用管理提出了相关要求:冲击疗法(疗程少于 5 天,适用于危重症病人的抢救)需具有主治医师以上者决定;长程糖皮质激素治疗方案,需由相应学科主治医师以上者制定;先天性肾上腺皮质增生症的长程治疗方案制定,需三级医院内分泌专业主治医师以上者决定;紧急情况下,临床医师可以高于上述权限使用糖皮质激素,但仅限于 3 天内用量,并严格记录救治过程。

(2)主要药物。地塞米松、可的松、泼尼松、氢化可的松、倍他米松、甲泼尼龙等。

(3)药理作用。具有抗炎作用、免疫抑制与抗过敏作用、抗休克作用、允许作用、升高血糖作用、加速蛋白质分解代谢,抑制蛋白质合成作用、促进皮下脂肪分解,重新分布，形成向心性肥胖作用等。

(4) 临床应用。主要治疗严重急性感染、预防某些炎症的后遗症、自身免疫性疾病、器官移植排斥反应和过敏性疾病、感染中毒性休克等，急性或慢性肾上腺皮质功能减退症、脑垂体功能减退症和肾上腺次全切术后的替代疗法等。

(5) 不良反应。长期大剂量应用会引起医源性肾上腺皮质功能亢进症，其他如诱发或加重感染、诱发或加剧胃或十二指肠溃疡、引起高血压和动脉粥样硬化以及骨质疏松、肌肉萎缩、伤口愈合迟缓等。停药反应：医源性肾上腺皮质功能不全，反跳现象。

2. 盐皮质激素类。主要药物：去氧皮质酮、醛固酮。

作用机制：促进肾远曲小管和集合管对 Na^+ 的主动重收，伴有 Cl^- 和水的重吸收，同时使 K^+ 和 H^+ 排出增加，即具有留 Na^+ 排 K^+，潴留水钠的作用。

临床作用：主要治疗慢性肾上腺皮质功能减退症。

不良反应：水、钠潴留，高血压，心脏扩大和低钾血症等。

3. 促肾上腺皮质激素。促进肾上腺皮质束状带增生肥大，促进肾上腺皮质激素分泌（主要促进糖皮质激素分泌），还可使氢化可的松合成酶活性增强，从而产生与糖皮质激素相似的功效。其功效的产生需依赖肾上腺皮质功能的完好性，靠间接发挥作用，显效较慢，不宜用于急救。主要用于长期皮质激素类药物治疗后的撤停，或用于诊断垂体前叶肾上腺皮质功能水平。

4. 皮质激素抑制剂。糖皮质激素抑制剂主要用于治疗肾上腺皮质功能亢进综合征，常见的有氨鲁米特、酮康唑。

(1) 氨鲁米特。抑制所有具有激素活性类固醇的合成，加速某些类固醇的消除，可有效减少肾上腺肿瘤和 ACTH 过度分泌时氢化可的松的增多。其临床作用主要是与酮康唑等合用治疗 ACTH 过度分泌诱发的肾上腺皮质功能亢进综合征。所出现的不良反应为嗜睡、乏力、头晕等中枢神经抑郁症状。

(2) 酮康唑。对人体类固醇合成的抑制作用仅在高剂量时出现，表现为非选择性地抑制肾上腺和性腺中类固醇的合成。其临床作用主要用于治疗肾上腺皮质功能亢进综合征和前列腺癌。所出现的不良反应为胃肠道不良反应及肝功能损伤。

(二) 胰岛素及降血糖药

糖尿病的发病率呈逐渐增长势头，已成为最常见的慢性病之一。合理控制血糖，有效预防和治疗糖尿病并发症，是目前治疗糖尿病的基本原则。Ⅰ型糖尿病的常规治疗为定期注射胰岛素，Ⅱ型糖尿病通常采用口服降血糖药物治疗，但仍有 20% ~30% 的患者需用胰岛素治疗。

1. 胰岛素。主要药物：赖脯胰岛素、门冬胰岛素、低精蛋白锌胰岛素、精蛋白锌胰岛素、甘精胰岛素。

药理作用:加速葡萄糖的转动与组织摄取,促进葡萄糖的酵解和氧化,促进糖原合成和储存,抑制糖原分解和糖异生而降低血糖;抑制脂肪分解,促进脂肪合成;促进蛋白质合成,促进生长发育等。

临床应用:是Ⅰ型糖尿病的最重要治疗药物,也是口服降血糖药不能控制的Ⅱ型糖尿病以及发生各种并发症糖尿病的重要治疗药物。

不良反应:低血糖反应、过敏反应,胰岛素抵抗及皮下注射局部易致皮下脂肪萎缩等。

2. 口服降糖药。使用较胰岛素方便,但作用慢而弱,主要用于轻、中度Ⅱ型糖尿病的治疗,尚不能完全替代胰岛素,根据药物的化学结构和基本作用方式,可分为促胰岛素分泌剂、双胍类、噻唑烷二酮类、α-葡萄糖苷酶抑制剂、醛糖还原酶抑制剂。

(1)促胰岛素分泌剂:

①磺酰脲类。主要药物:格列本脲、格列吡嗪、格列齐特、格列波脲、格列喹酮、格列美脲。

药理作用:对正常人与胰岛功能尚存的糖尿病患者均具有降血糖作用,但胰岛中至少存在30%正常β细胞是其产生作用的必要条件。最主要的降血糖作用机制为激活胰岛β细胞膜上碘酰脲受体,引起ATP敏感的K^+通道关闭,触发胰岛素的释放。

临床作用:用于治疗控制饮食无效的脂胰岛功能尚存的Ⅱ型糖尿病人;也可与胰岛素配伍,用于治疗对胰岛素耐受的患者。

不良反应:低血糖反应、胃肠道反应、过敏性皮疹、嗜睡、眩晕、神经痛以及体重增加等。

②非磺酰脲类。主要药物:瑞格列奈、那格列奈。

药理作用:降血糖作用机制与磺酰脲类相似,通过促进胰岛素分泌而起作用。作用迅速而短暂。

临床作用:用于控制Ⅱ型糖尿病的餐后高血糖。

(2)双胍类。主要药物为二甲双胍。

药理作用:可能通过抑制肠壁细胞吸收葡萄糖、增加骨肌和周围组织对葡萄糖的摄取和利用(无氧酵解)、抑制肝糖原异生、提高靶组织对胰岛素的敏感性、抑制胰高血糖素的释放等环节而发挥降低血糖的作用。不增加患者体重,且能够显著降低糖尿病相关的血管并发症发生的危险。

临床作用:主要用于肥胖性Ⅱ型糖尿病的治疗。

不良反应:最严重的不良反应为诱发乙酸酸中毒,其他尚有食欲下降、恶心、低血糖等不良反应,发生率较磺酰脲类高。

(3)噻唑烷二酮类。主要药物:罗格列酮、吡格列酮、环格列酮。

作用机制:竞争性激活核内过氧化物酶增殖体受体(PPAR),调节胰岛素反应性基因的转录。改善胰岛素抵抗、降低高血糖、改善脂肪代谢紊乱、防治Ⅱ型糖尿病血管并发症、改善胰岛β细胞功能等作用。

临床作用:用于治疗胰岛素抵抗和Ⅱ型糖尿病。

不良反应:低血糖反应发生率低。常见的不良反应为体重增加和水肿。其他可见嗜睡、肌肉和骨骼疼痛、头痛等不良反应。

(4)α-葡萄糖苷酶抑制剂。可在小肠上皮刷状缘竞争性抑制叶葡萄糖苷酶,从而抑制寡糖分解为单糖,减少淀粉、糊精和双糖在小肠中吸收,控制餐后血糖的升高。临床上通常与口服降血糖药或胰岛素合用治疗糖尿病。可出现肠道多气、腹痛、腹泻等不良反应。主要药物有阿卡波糖、伏格列波糖、米格列醇。

(5)醛糖还原酶抑制剂。主要药物依帕司他,能抑制醛糖还原酶,改善机体聚醇代谢通路异常,从而发挥预防和延缓糖尿病并发症的作用。是可供临床选用的口服降血糖药。

3. 新型降血糖药物。主要药物依克那肽。作用机制和药理作用是结合并激活GLP-1受体,具有与GIP-1相似的生物学作用,但不易被DPP-4降解。其临床作用治疗Ⅱ型糖尿病,注射给药。所产生不良反应为恶心、腹泻、呕吐以及低血糖反应。

(三)甲状腺激素与抗甲状腺药

1. 甲状腺激素。甲状腺激素是指由甲状腺所分泌的激素。它是维持机体正常代谢,促进生长发育所必需的激素。主要有:T4,即四碘甲状腺原氨酸(甲状腺素);T3,即三碘甲状腺原氨酸。

药理作用:调控生长发育,促进代谢和增加产热,提高基础代谢率,提高交感-肾上腺系统感受性。

临床应用:呆小病、黏液性水肿、单纯性甲状腺肿、不典型或亚临床型甲状腺功能减退症、T3抑制实验。

不良反应:心悸、手颤、多汗、失眠、神经过敏,会发生呕吐、腹泻、发热、脉快而不规则,心脏病患者可发生心绞痛或心肌梗死。

2. 抗甲状腺激素。甲状腺功能亢进,简称甲亢,是由多种原因引起的甲状腺功能增强,甲状腺激素分泌过多所产生的一种机体神经、循环及消化等多系统的高代谢症候群。治疗甲亢的药物称为抗甲状腺药,临床上常用药以硫脲类化合物为主。其他治疗药物还包括碘化物、放射性碘以及β肾上腺素受体阻断药等。

(四)促肾上腺皮质激素释放激素

主要药理作用为刺激肾上腺皮质增生、肾上腺皮质激素的合成和分泌,临床作用于活动性风湿病、红斑性狼疮等胶原性疾患。与排钾利尿药、水杨酸类药物相互作用。糖尿病患者使用时可增加降血压药用量。

(五)激素类药物案例分析

案例一

【病因】女性,61岁,肥胖。既往糖尿病10余年,目前服用二甲双胍50mg bid,达美康60mg qd,拜唐苹50mg tid,空腹血糖9~10mmol/L,糖化血红蛋白11.2%。如何处理?

【诊断】正常空腹血糖的范围为3.15~6.19mmol/L,餐后血糖2小时血糖<7.8 mmol/L,当空腹血糖≥7.0mmol/L,餐后2小时血糖≥11.1mmol/L为糖尿病。糖化血红蛋白是指人体内血红蛋白的糖化比例,正常值为4%~6%。

【治疗】患者既往服用多种降血糖药物,但空腹血糖及糖化血红蛋白仍偏高,因此考虑选用胰岛素治疗(如:诺和锐30R笔芯 用法:早上12U,晚上8U)。若单用胰岛素注射液降糖效果不理想,并考虑到患者有肥胖症状,则可在注射胰岛素的同时服用二甲双胍(格华止1片qd)。

案例二

【病因】某女,82岁。既往糖尿病20余年,目前空腹血糖8mmol/L左右,糖化血红蛋白11.2%,有糖尿病视网膜病变和糖尿病肾病及周围神经病变。

【治疗】患者年龄大,糖尿病病史长,且空腹血糖及糖化血红蛋白高,并兼有其他并发症。因此首选胰岛素进行治疗。

(如诺和锐30R笔芯,用法:早上6U,晚上2U)。同时需监测血糖,及时调整胰岛素用量。糖化血红蛋白可3个月复查一次。

患者其他病症可对症治疗,视网膜病变选用复方血栓通;糖尿病肾病选用肾复康或胰激肽原酶肠溶片;周围神经病变选用依帕司他胶囊。

案例三

【病因】某男,46岁,工人。因发热、心慌、血沉100mm/h,诊断为风湿性心肌炎。无高血压及溃疡病史。入院后接受抗风湿治疗,强的松每日30~40mg口服,用药至第12日,血压上升至150/100mmHg,用药至第15日,上腹不适,有压痛,第24日发现黑便,第28日大量呕血,血压70/50mmHg,呈休克状态。被诊断为糖皮质激素诱发高血压和胃溃疡出血。迅速输血1600ml后,进行剖腹探查,术中发现胃内有大量积血,胃小弯部有溃疡,立即做胃次全切除术。术后停用糖皮质激素,改用其他药物治疗。分析:①本案例患者为何选用强的松治疗?②本案例患者为何出现高血压和胃溃疡出血?

【治疗】

1.患者血沉高,诊断为风湿性心肌炎,且无高血压及溃疡病史,因此选用激素类药物强的松进行治疗。

2. 患者用药至 15 日有上腹不适，压痛，并于 24 日发现黑便，28 日大量呕血，则说明长期服用强的松引起应激性溃疡。

因此，在服用强的松进行治疗的同时，需联合应用胃黏膜保护剂（如复方消化酶胶囊），且强的松应在饭后服用，以减少对胃黏膜的刺激。

案例四

【病因】某女，28 岁。心悸，怕热，多汗 2 个月。体检：甲状腺轻度肿大；辅助检查：血中 T3、T4 增高；诊断为：甲状腺功能亢进症。下列 2 种治疗方案哪种最为适用？①抗甲状腺药物治疗；②手术治疗。

【诊断】患者应补做 TSH（促甲状腺激素）检查，从而确诊是否为甲状腺功能亢进症。

【治疗】

1. 若患者确诊为甲状腺功能亢进症，则首选药物治疗，如用甲巯咪唑。

2. 手术治疗需等 T3、T4 水平稳定后，服用碘口服溶液对甲状腺加以控制，再行手术。手术治疗适用于以下几类患者：①中、重度甲亢，长期服药无效，停药复发，或不能、不愿长期服药者；②甲状腺巨大或有压迫症状者；③胸骨后甲状腺肿伴甲亢；④结节性甲状腺肿伴甲亢。本案例患者为年轻女性，若甲亢症状较轻，则应首选药物治疗。

案例五

【病因】某男，39 岁。因“外伤所致生命体征不平稳”于 2011 年 5 月 11 日入院。患者于 5 月 8 日因车祸致腹部受伤、右腿开放性骨折毁损严重及全身皮肤多处擦伤，数小时后被送往当地医院，因失血性休克右下肢外伤严重，于 5 月 9 日转当地上级医院，行有髋关节离断术，术后患者一直处于休克状态，于 5 月 11 日转入我院。

【诊断】入院时体格检查：体温 39.5℃，血压 100/45mmHg，呼吸 30 次/min，脉搏 130 次/min；浅昏迷，紫绀，贫血貌，全身多处皮肤擦伤结痂，双肺散在湿啰音，右上肺呼吸音消失，髋关节离断处渗血明显。入院当日实验室检查结果：血常规 WBC5.2 × 10^9/L，Hb80g/L，NEU92.5%，PLT90 × 10^9/L；胸部 X 线片：右上肺叶不张。诊断为：复合性外伤、有髋关节离断术后、脓毒血症、呼吸衰竭、休克。入院后考虑患者病情严重且有吸入性肺炎，肺不张，感染较重，行血、尿、痰培养，给予利奈唑胺 600mg，q12h、美罗培南 1.0g，q8h；考虑存在休克状态，同时予以甲基强的松龙 40mg，q12h。治疗 5 天症状好转，血氧饱和度升高，体温有所下降但未恢复正常。予以停用甲基强的松龙。

感染性休克（septic shock）也称败血症性休克或中毒性休克。是由病原微生物及其毒素在人体引起的一种微循环障碍状态，致组织缺氧、代谢紊乱、细胞损害甚至多器官功能衰竭。如不及时治疗，死亡率极高，严重威胁患者生命。本例患者在行高位截肢手术后关节离断处渗血明显，出现了休克症状，并伴有感染性症状，如体温达 39.5℃，双肺散在湿啰音。

【治疗】按抗菌药物治疗原则，对危重患者感染早期经验选用广谱抗菌药物治疗是有益的。同时，根据《2008 年严重脓毒症和脓毒性休克治疗指南》，对于存在休克的全身性感染患者，推荐使用糖皮质激素。有研究认为，小剂量糖皮质激素治疗全身性感染，有降低病死率的趋势。加用甲基强的松龙降低毛细血管的通透性，可减轻该患者全身炎症反应，但在休克症状改善后建议停用。

药学监护方面，使用糖皮质激素时可能出现精神神经症状、加重应激性消化道溃疡、诱发或加重感染等。过量激素可能引起糖脂代谢和水盐代谢紊乱、高血压等。关注过敏反应、停药后综合征（短期应用 3 ~5 天不需逐渐减药）。

案例六

【病因】某女，21 岁。患者缘于 2008 年 11 月初出现颜面及双下肢水肿、颜面蝶形红斑，发热，呕吐。

【诊断】我院肾内科诊断为："系统性红斑狼疮性肾炎"给予激素及环磷酰胺治疗好转后出院，后患者继服激素 7 个月，9 片/天，环磷酰胺 1g，1 次/月，治疗 4 次，后停药服用中草药 7 个月，一般情况尚可。2010 年 12 月查肾功能、尿常规正常。2011 年 3 月患者再次出现颜面及双下肢水肿、颜面蝶形红斑，有少许胸闷、咳嗽黏白痰、无发热、少尿 10 天入院治疗，住院期间行血液透析、输血、补充白蛋白、降肌酐、降脂、激素等治疗好转后出院。出院后服用强的松 9 片/天，服用 6 个月后，复查尿常规尿蛋白下降，遂改为 7 片/日，服用一个月，上个月减为 5 片/天。5 天前患者因受凉感冒后出现颜面及双下肢水肿，伴高热 40℃，有呕吐，伴鼻塞、流涕，无咳嗽、咳浓痰，于当地医院治疗后退热，但仍有腹泻、黑便，来我院就诊，门诊拟"系统性红斑狼疮狼疮性肾炎"收住入院，患者精神、食欲、睡眠欠佳，大便 2 ~3 次/日，黑便，小便量少，每日 500ml。入院后 T：36.8℃，P：80 次/分，R：20 次/分 BP：101/68mmHg。肝肾功能：总蛋白 42g/L、白蛋白 17.5g/L，肾功能正常；电解质：Na 147mmol/L，Cl 1.92mmol/L；视黄醇结合蛋白 136mg/L；C3：0.38g/L；C4：0.08g/L；血常规：RBC2.64 ×1012/L、HGB62g/L。

系统性红斑狼疮性肾炎是指有肾病临床表现和肾功能异常，或仅在肾活检时发现有肾小球肾炎病变的系统性红斑狼疮患者。系统性红斑狼疮是一种公认的自身免疫性疾病，其病变大多累及数个系统或器官。SLE 部分病人以肾外症状为主，肾损害轻；另一部病人则以肾损害为主要表现。

【治疗】患者辅助检查显示，总白蛋白及白蛋白含量低，血常规红细胞激素及血红蛋白含量均严重偏低，且患者有腹泻、黑便、呕吐等症状。考虑为长期使用激素引起消化道溃疡。因此，入院后除口服强的松片 25mg，qd 外，添加注射用奥美拉唑钠 40mg，qd（为抑酸药，保护胃黏膜，纠正消化道溃疡），辅助用扩血管药及抗凝药：单参酮ⅡA 磺酸钠注射液 80mg，qd（诺新康），蚓激酶肠溶胶囊 60U，bid（博洛克），辛伐他汀片 20mg，qd（舒降之）。

第二章　基层中医药适宜技术

第一节　灸疗的概述

针灸是以针刺和火灸等手段刺激腧穴,通过经络的调节作用来防治疾病的治疗方法。

一、灸疗

(一)灸疗的起源

《说文解字》(汉,许慎)记载:“灸,灼也。”可见灸疗的起源与火的应用有关。距今约170万年的“元谋人”已知道用火。约60万年前的“北京人”已经学会了控制性用火。约5万年前,燧人氏发明了钻木取火。《太平御览》卷八六九引《壬子年拾遗记》记载上古关于“钻木取火”的神话传说:“有遂明国,不识四时昼夜,其人不死,厌世则升天。国有火树,名遂木,屈盘万顷。后世有圣人,游日月之外,至于其国,息此树下。有鸟类鹦,以口啄树,灿然火出。圣人感焉,因用小枝钻火,号隧人氏。”

控制性用火对先民生活的作用:一是照明;二是驱赶猛兽;三是烧熟食物;四是取暖御寒。取暖御寒是灸疗的源头。当人们患有恶寒喜温的疾病时,烤火可以减轻病痛。当局部恶寒喜温时则手持燃烧的树枝熏灼局部。所以最初灸疗法是人体直接对着火熏灼,或用燃烧的树枝干草烤灼,或用烤热的兽皮、石块等贴附在身体上,达到缓解病痛的目的。如图2-1所示,是金鼎文中表示灸疗的“文字”。

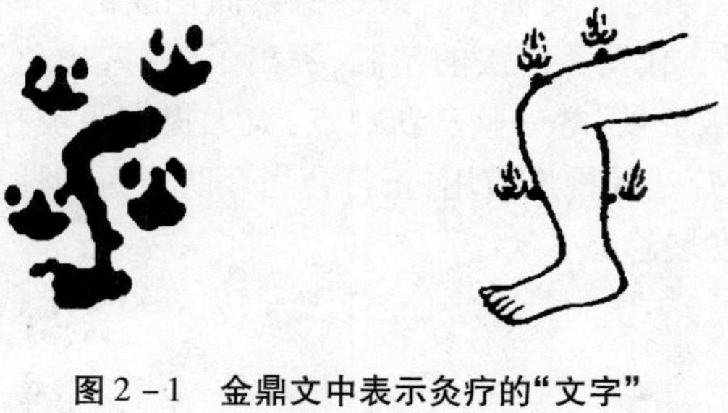

图2-1　金鼎文中表示灸疗的“文字”

古人在长期的灸疗实践中，发现用树枝或干草作燃料，对人体做局部熏灼，使用更方便，并流传后世。如《黄帝蛤蟆经》内有八木之火灸治疾病的记载。所谓八木是指：松、柏、竹、橘、榆、枳、桑、枣，用这八种树枝作为施灸的材料。

灸疗盛行于春秋战国时期。1973年年末在湖南长沙马王堆三号墓中出土了公元前168年的十四种医书，其中有《足臂十一脉灸经》、《阴阳十一脉灸经》。有学者认为，该医著成书于春秋时代。这些医著被公认是最早的医书，它体现了当时灸疗应用的普遍性，成为治病的主要方法之一。更能反映灸法盛行的是成书于稍后的《内经》，其中有许多灸疗的记载。如：《灵枢·官能》记载"针所不为，灸之所宜"，《灵枢·经水》记载"其治以针艾"，《素问·骨空论》记载"灸寒热之法，先灸项大椎"，《灵枢·背腧》"以火补者，勿吹其火，须自灭也；以火泻者，疾吹其火，传其艾，须其火灭也"，等等，不一而足。

（二）艾叶用作施灸的材料

用点燃的树枝施灸火力太猛，即使吹灭明火用燃烧后的余碳施灸也嫌火力太刚；用干草揉捏成团点燃，以阴火施灸，有时会突然发出明火，容易造成灼伤。在不断实践的过程中，发现艾叶作为施灸的材料十分合适。

用艾叶做成的艾绒作为施灸的材料有以下优点：一是容易搓捏成团，不松散；二是容易点燃；三是火力温和，不着明火；四是不留余碳；五是气味芳香；六是容易激发经气，灸出感传。

《本草纲目》记载"艾叶，生则微苦太辛，熟则微辛太苦，生温熟热，纯阳也。可以取太阳真火，以回垂绝元阳。服之则走三阴而逐一切寒湿，转肃杀之气为融和；灸之则透诸经而治百种病邪，起沉疴之人为康泰"。用艾叶作为灸材可能从新石器时代开始，最早的文字记载见于春秋战国时代。《孟子》记载"犹七年之病，求三年之艾也"。《庄子》记载："越人熏之以艾"。可见那时已将艾叶作为灸疗的主要材料。

然而，在漫长的流传过程中，由于灸疗的精髓要领逐渐丢失，因而疗效不高。清代以来，灸疗应用日渐减少，几近消失。其实，与针刺比较，灸疗方法更易为大众掌握。

热敏灸疗法是在长期的针灸临床实践中探索而创立的一种新灸法。热敏灸疗法秉承《内经》要旨，发扬古代艾灸疗法的精髓，提出了"腧穴敏化"、"辨敏施灸"、"灸之要，气至而有效"、"消敏灸量"等一整套新观点，大大提高了灸疗的临床疗效。老树新枝，古彩今扬。热敏灸疗法的推广应用，正符合当今防止医源性疾病、重视个体化治疗和整体性治疗的医学发展趋势。

二、腧穴敏化

（一）腧穴的本质

针灸是通过针刺和艾热等手段刺激腧穴，通过经络的作用来调整人体的机能活动，从而达到防治疾病的目的。那么，取穴准确与否就直接影响针灸的疗效。所以，针灸医生都十分重视腧穴的定位。针灸的现代研究，也必然要遇到腧穴定位的问题。然而，怎样才算定位准确呢？却没有明确而又正确的标准。古人创立了“骨度分寸法”、“同身寸法”等等，不同程度地描述了腧穴的定位。这些定位为我们提供了腧穴可能出现的大概位置。在针灸传承的过程中，过分地强调腧穴的固定位置，反而丢失了腧穴的本质。

什么是腧穴？从古至今，我们还不能从形态方面来认识它，只能从功能方面来表述。《灵枢·九针十二原》记载“所言节者，神气之所游行出入也，非皮肉筋骨也”。这就是说，腧穴部位不是一般的皮肉筋骨，而是有神气游行出入的部位。何谓神气？《灵枢·小针解》记载“神者，正气也，客者，邪气也”。《灵枢·平人绝谷》记载“故神气者，水谷之精气也”。《灵枢·营卫生会》记载“血者，神气也，故血之与气，异名同类也”。可见，神气是人身之正气，是生命活动的表现。神气是活的，是动的，是随生命活动变化着的，生命停止了，神气也就消散了，腧穴也就不存在了。因此，试图在尸体上找到腧穴是不可能的。虽然按照腧穴的定位方法可以在尸体上定出一个个点，但这些点已经没有腧穴的功能了。在生理状态下，人们并不能明显地感受到腧穴的存在，但在病理状态下，与疾病相关的腧穴部位会出现一些变化，病人可以感觉到，比如胃肠病可在小腿足阳明经上出现自发痛。通过一定的诊察方法，医生也可以检查出来，比如压痛点。正如《灵枢·九针十二原》所载“五藏有疾也，应出于十二原，而原各有所出，明知其原，睹其应，而知五藏之害矣”。

追溯腧穴的起源，始于疾病“反应点”。人们患有疾病，有时会在某些相关部位出现自发痛或其他不适，自然会用手去抚摸、叩打、按压这些部位以减轻病痛，或由别人帮助抚、叩、按，在抚、叩、按时发现压痛点。久而久之，逐渐在人体发现一些能反映疾病和缓解病痛的特殊点。长期积累经验，最后形成腧穴的概念。这是一个漫长的过程，一个反复实践的过程，一个自然的认识过程，没有先验的指引。

然而，在腧穴的记载描述、交流传授和丰富发展的过程中，却不知不觉地丢失了腧穴的本质意义，在腧穴定位方面表现得最为突出。为了交流和传授，人们必然要记载和描述“反应点”出现部位方面的规律。考察古代文献可以看到，早期文献描述腧穴位置比较含糊，以后越来越明确。比如关于背俞穴的定位，《灵枢·背腧》记载“胸中大腧在杼骨之端，肺腧在三焦之间，心腧在五焦之间，膈腧在七焦之间，肝腧在九焦之间，脾腧在十一焦之间，肾腧在十四焦之间，皆挟脊相去三寸所，则欲得而验之，按其处，应在中而痛解，乃其腧也”。晋代的《针灸甲乙经》则先摘录《灵枢·背腧》篇的关键一段“凡五脏之腧出于背者，按其处，应在中而痛解，乃其腧也”。但丢失“欲得而验之”一句；然后描述各穴定位：“肺俞，在第三椎下两旁一寸五分；心俞，在第五椎下两旁一寸五分；膈俞，在第七椎下两旁一寸五分；肝俞，在第九椎下两旁一寸五分；脾俞，在十一椎下两旁一寸五分；肾俞，在十四椎下两旁一寸五分”记载的部位与《灵枢·背腧》基本一致，但丢失了一个“所”字，这是一个约计之辞，通“许”。这两处丢失，就使这些腧穴的定位基本固定并曲解了原意。宋代的《铜人腧穴针灸图经》记载这些腧穴的定位与《针灸甲乙经》相同，但没有摘录《灵枢·背腧》篇中“欲得而验之，按其处，应在中而痛解，乃其腧也”一句。从此以后，这些背俞穴的定位固定不变。后人则遵从不疑，还认为是腧穴学的发展，错误就这样发生了。近代又以解剖位置来给腧穴定位，似乎更明确，更科学，其实是在歧途上越走越远。由于腧穴的定位明确且固定，而“反应点”的出现部位常有变化，所以“新穴”不断涌现，腧穴的数量越来越多，终于引起关于人体到底有没有腧穴的非议。

“反应点”是腧穴在人体病理状态下的表现，是个体化的、动态的、敏化态的腧穴。只有从“反应点”来认识腧穴，才能抓住其要领。

（二）腧穴敏化操作

机体在疾病状态下，体表相关部位会出现病理反应。古人在长期的实践中，认识到这种疾病反应点的部分特性及其与疾病的相对特异联系，从而产生了腧穴的概念，同时创造了刺激腧穴治疗疾病的针灸疗法。

疾病反应点大多出现在相关的经穴部位，而且对外界刺激较为敏感，表现为刺激部位的感觉敏感和刺激效应的敏感，所以疾病反应点又称为敏化腧穴。比如：《灵枢·经筋》篇反复说到的“以痛为腧”、《素问·缪刺论》中说的“疾按之，应手如痛，刺之傍三痏，立已”。《灵枢·骨空论》中说的“切之坚痛如筋者，灸之”。《灵枢·五邪》关于“以手疾按之，快然乃刺之”。

考查文献和临床观察表明，疾病反应点的表现形式多种多样，可分形态改变点和功能改变点。形态改变点如皮下组织和肌肉处出现条索状、结节状改变，皮肤出现皮疹、浅表血管改变和色泽改变等；功能改变点如力敏点（压痛点、压之快然点）、低阻点和皮温改变等。它们分别反映了疾病的某些病理特点，它们或单独存在，或相互并存，构成了疾病体表征象的一个重要组成部分。

不同类型的敏化腧穴各有其大致适宜的刺激方式。如力敏腧穴适宜指压和针刺，电敏腧穴适宜点刺激等。总之，人体腧穴存在静息态与敏化态两种状态；敏化态的腧穴对外界相关刺激呈现“小刺激大反应”。

三、腧穴热敏化

腧穴热敏化是我们在临床灸疗中发现的一种腧穴敏化新类型，它具有喜热、耐热、透热、扩热、传热等特性。以艾热在热敏化腧穴上悬灸，患者感觉表皮不热深部热，局部不热远处热，不感到灼痛，而感觉舒适。以相同的艾火，相同的距离，在热敏化腧穴旁开的非热敏化腧穴上施灸，没有深透远传的现象，仅产生局部和表面的热感，很短时间就会出现灼痛。对热敏化腧穴施灸极易激发出感传，甚至气至病所，因此能大幅度提高临床疗效。这种灸性感传与针刺得气十分相似，所以说，灸之要，也是气至而有效。

出现以下热敏现象的穴位就称之为热敏化腧穴。

1. 透热。灸热从施灸点皮肤表面直接向深部组织穿透，甚至直达胸腹腔脏器。见图 2－2。

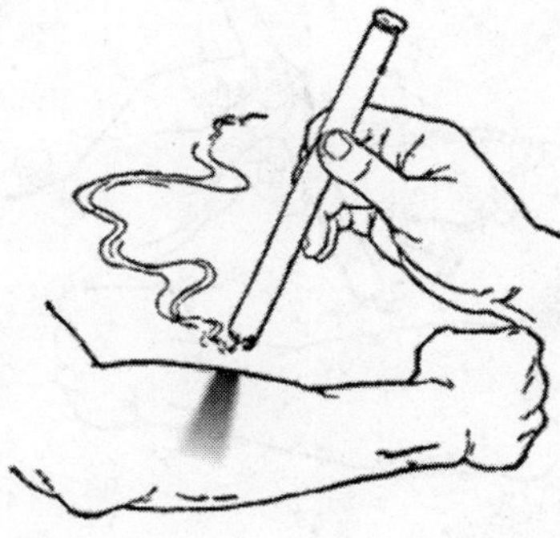

图 2－2　透热

2. 扩热。灸热以施灸点为中心向周围片状扩散。见图 2－3。

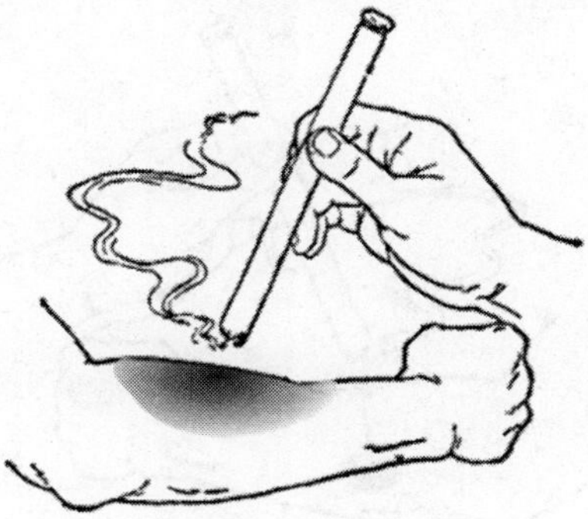

图 2－3　扩热

3. 传热。灸热从施灸点开始循一定路线向远部传导，甚至到达病所。见图 2－4。

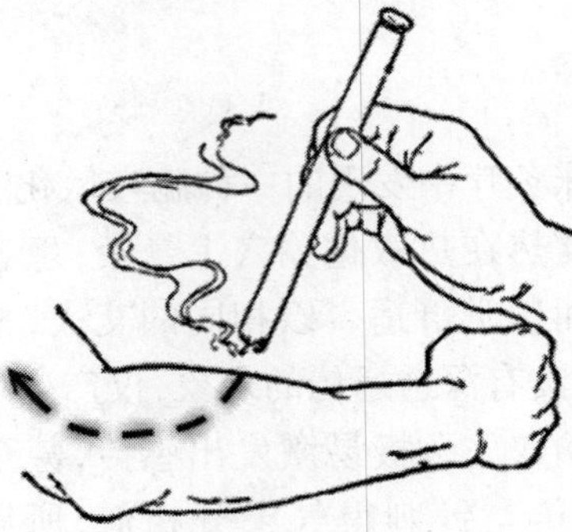

图2－4　传热

4. 局部不(微)热远部热。施灸部位不(或微)热,而远离施灸的部位感觉甚热。见图2－5。

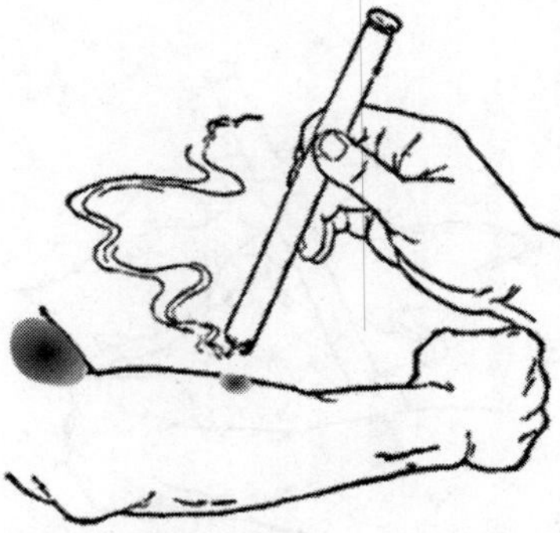

图2－5　局部不(微)热远部热

5. 表面不(微)热深部热。施灸部位的皮肤不(或微)热,而皮肤下深部组织甚至胸腹腔脏器感觉甚热。见图2－6。

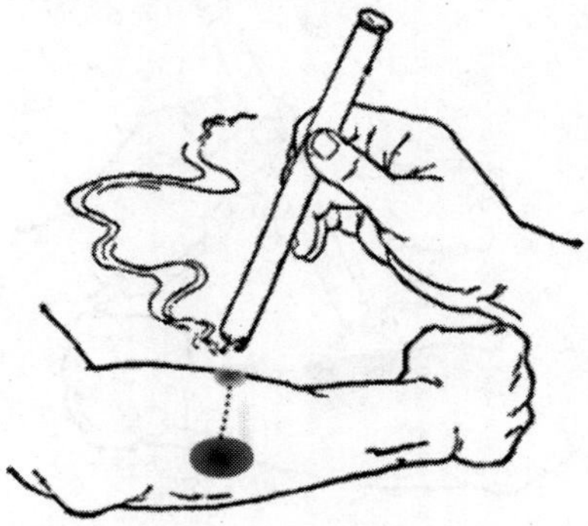

图2－6　表面不(微)热深部热

6. 其他非热感觉。施灸(悬灸)部位或远离施灸部位产生酸、胀、压、重、痛、麻、冷等非热感觉。见图 2－7。

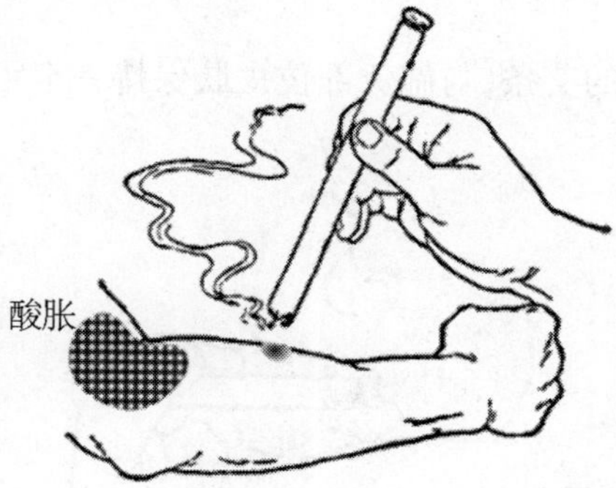

图 2－7　其他非热感觉

第二节　热敏灸

一、热敏腧穴的探查

1. 灸材选择。热敏腧穴的适宜刺激是艾热,故选择纯艾条作为穴位热敏探查的灸材。

2. 探查准备。保持诊室安静,温度在 20～30℃。让患者选择舒适体位,充分暴露探查部位,放松肌肉,均匀呼吸,思想集中,体会艾灸时的感觉。医生集中注意力于施灸部位,询问患者在艾灸探查过程中的感觉。

3. 探查部位。腧穴热敏是疾病在体表的一种反应状态,它直接或间接地反映机体疾病的部位、性质和病理变化。不同的病症出现腧穴热敏的部位是不同的,但是有其规律。腧穴热敏化常发生在于疾病相关的腧穴部位。所以,先根据针灸的选穴原则确定可能发生热敏化的腧穴,再用点燃的艾条在可能发生热敏化的腧穴部位探查。针灸的选穴原则有 3 条:一是近部选穴:选取病痛局部或邻近部位的腧穴;二是远部选穴:即所谓"循经选穴",按照经脉的循行部位、联系的脏腑器官,以及经脉之间的相互联系,选取远离病痛部位的腧穴;三是辨证对症选穴:针对疾病的征候或突出的症状选取适当的腧穴。具体不同病症的腧穴热敏高发部位见后述。

4. 探查手法。用点燃的艾条,在可能发生热敏化的腧穴部位,距离皮肤 3cm 左右进行悬灸,使患者局部感觉温热而无灼痛感。常用的悬灸探查手法有回旋灸、循经往返灸、雀啄灸、温和灸等。热敏腧穴的探查手法通常是这 4 种手法的组合。按上述顺序每种手法操作1分钟，反复重复上述手法，灸至皮肤潮红为度，一般2～3遍可能探查到热敏腧穴，出现热敏现象。然后将艾火固定在热敏腧穴部位，保持灸感，施行温和灸手法进行治疗。

(1)回旋灸。用点燃的艾条，与施灸部位皮肤保持一定距离，均匀地往复回旋熏烤施灸。见图2－8。

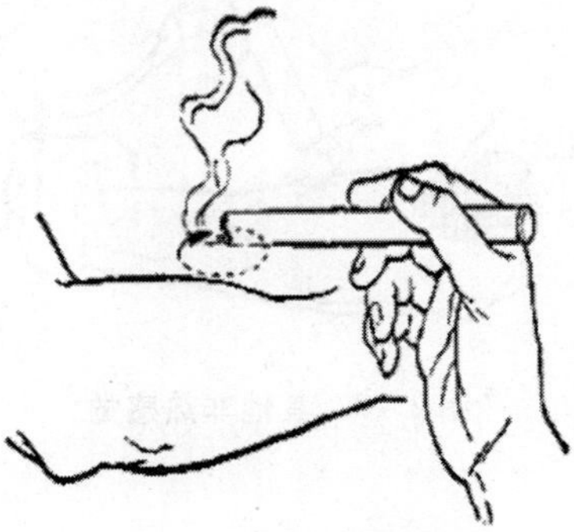

图2－8　回旋灸

(2)循经往返灸。用点燃的艾条在患者体表，距离皮肤3cm左右，匀速地沿经脉循行方向往返移动施灸，以患者感觉施灸路线温热潮红为度，见图2－9。

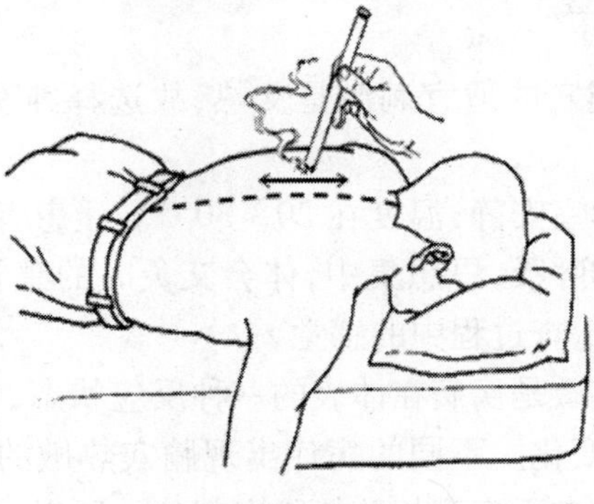

图2－9　循经往返灸

(3)雀啄灸。用点燃的艾条，对准施灸部位一上一下地摆动，如鸟雀啄食一样。见图2－10。

(4)温和灸。用点燃的艾条，对准施灸部位，距离皮肤3cm左右处熏烤，使患者局部感觉温热而无灼痛感，见图2－11。

5.腧穴热敏的判别。腧穴是否发生热敏，是根据施灸部位对艾条悬灸的灸感反应来判别的。在探查过程中，已发生热敏的穴位会出现上述6种灸感反应(即穴位热敏现象)的一种或一种以上。在此过程中，患者要集中注意力，细心体会施灸部位的灸感

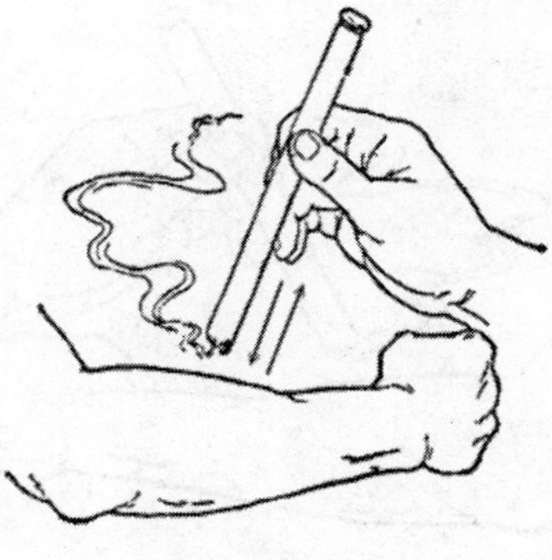

图2-10 雀啄灸

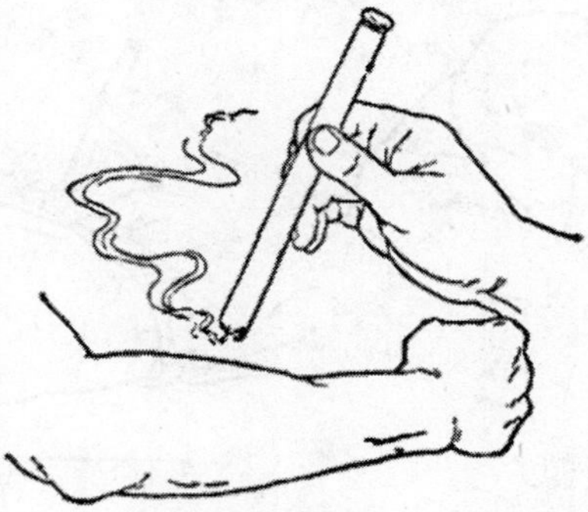

图2-11 温和灸

变化，当出现上述6种热敏灸感中的任何一种时，应及时告知施灸者。只要出现上述穴位热敏现象的一种或一种以上，就表明该穴位已发生热敏。

二、热敏灸的施灸手法

热敏灸疗法采用艾条悬灸的方法，可分为单点温和灸、双点温和灸、三点温和灸、接力温和灸、循经往返灸。

1. 单点温和灸。将点燃的艾条对准选择的热敏穴位，在距离皮肤3cm左右施行温和灸法，以患者无灼痛感为度。每穴施灸时间以热敏灸感消失为度，不拘于固定的时间。见图2-12。

2. 双点温和灸。即同时对两个热敏穴位进行艾条悬灸操作，分单手双点温和灸和双手双点温和灸。每穴施灸时间以热敏灸感消失为度，不拘于固定的时间。见图2-13。

3. 接力温和灸。在上述灸法的基础上，如果灸感传导不理想，可以在感传路线上远离这个穴位的端点施行艾灸，这样可以延长感传的距离。见图2-14。

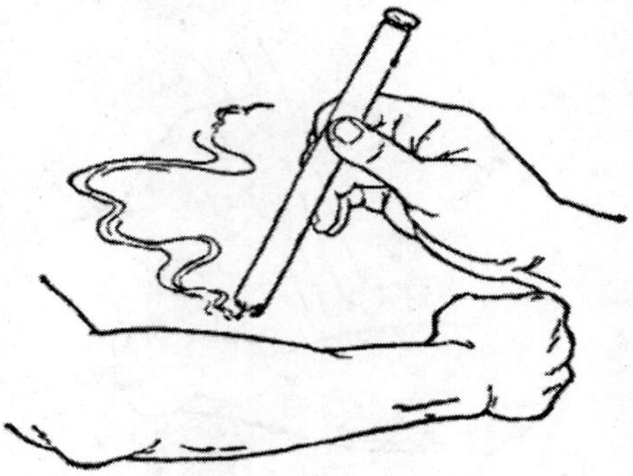

图 2－12　单点温和灸

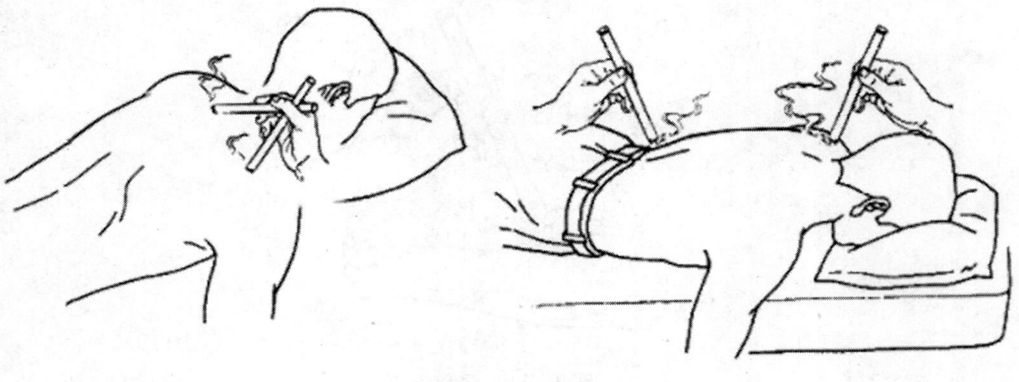

图 2－13　双点温和灸

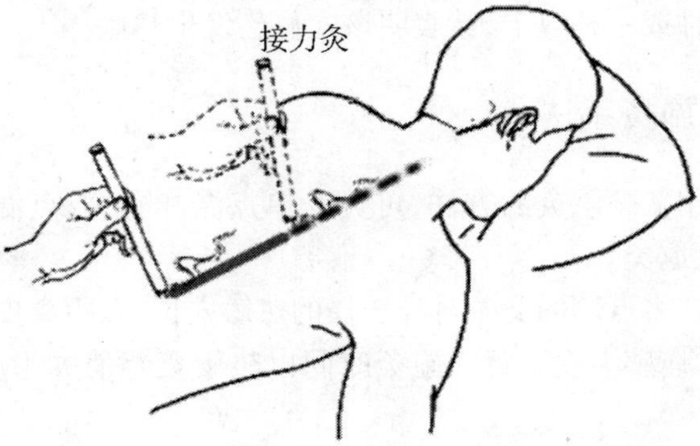

图 2－14　接力温和灸

4. 循经往返灸。此手法既可用于探查穴位，同时也是治疗常用的手法。用点燃的艾条在患者体表距离皮肤 3cm 左右，沿经脉循行方向往返匀速移动施灸，以患者感觉施灸路线温热为度。此法适用于正气不足，感传较弱的患者，见图 2－15。

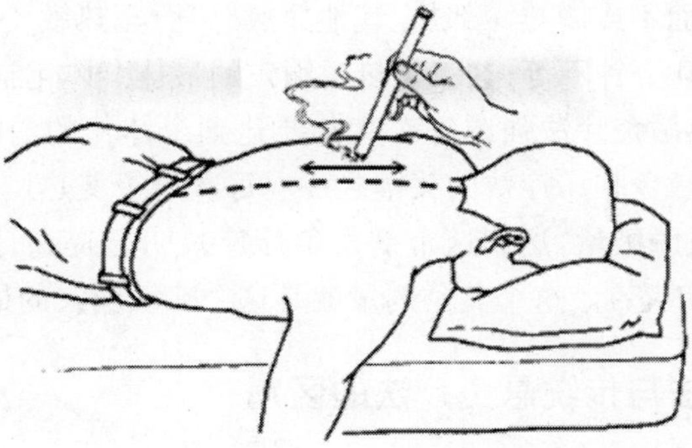

图 2－15　循经往返灸

三、热敏灸剂量

最佳施灸剂量是提高临床疗效的重要条件之一。穴位热敏的施灸剂量不同于传统艾灸疗法，是以上述热敏现象消失所需要的时间为每穴施灸的个体化最佳施灸时间，称为饱和灸量或称消敏灸量。

四、热敏灸技术“十六字要诀”

热敏灸的操作技术关键可用十六字来概括：探感定位、辨敏施灸、量因人异、敏消量足。前两句是有关施灸部位的操作技术关键，后两句是有关施灸剂量的操作技术关键。

1. 探感定位。热敏灸在腧穴选取上与传统选穴不同，是根据灸感确定最佳施灸部位，即灸出六种热敏灸感部位为最佳施灸部位。因此，需要以艾热为刺激源探查，从而确定热敏腧穴作为施灸部位。

2. 辨敏施灸。不同热敏灸感携带了不同的艾灸信息，尽管表明这些腧穴都是热敏腧穴，但有首选与后选、主选与次选之分，这些需要我们分析、辨别。如以出现热敏灸感经过或直达病变部位的热敏腧穴为主选热敏腧穴；以出现非热灸感的热敏腧穴为主选热敏腧穴，而非热灸感中又以痛感优于酸胀感；以出现较强的热敏灸感的热敏腧穴为首选热敏腧穴。在上述敏化腧穴的分析辨别基础上，从而采用相应的悬灸方法施灸。

3. 量因人异。艾灸剂量由艾灸强度、艾灸面积、艾灸时间三个因素组成，在前两个因素基本不变的情况下，艾灸剂量主要由艾灸时间所决定。在施行热敏灸疗法时，每穴的施灸时间不是固定不变的，而是因人、因病、因穴而不同，是以个体化的热敏灸感消失为度的施灸时间。不同热敏腧穴施灸时从热敏灸感产生（透热、扩热、传热、局部不或微热远部热、表面不或微热深部热、其他非热感觉）至热敏灸感消失所需要的时间是不同的，从10～200分钟不等，这就是热敏腧穴的最佳个体化施灸剂量。

4. 敏消量足。热敏灸疗法强调每次艾灸要达到个体化的消除腧穴敏化状态的饱和灸量，这是保证热敏灸临床疗效的关键之一。每次给予艾热刺激的量最终取决于热敏化态腧穴的消敏或脱敏量，达到这个剂量灸疗疗效明显提高，这时腧穴的热敏态转化为消敏态（即非热敏态）。这个艾灸剂量就是这个热敏腧穴的最佳充足剂量。

五、热敏灸疗法与传统悬灸疗法的区别

热敏灸是采用点燃的艾材产生的艾热悬灸热敏态腧穴，激发透热、扩热、传热、局部不（微）热远部热、表面不（微）热深部热、其他非热感觉等热敏灸感和经气传导，并施以个体化的饱和消敏灸量，从而能大幅度提高艾灸疗效的一种新疗法。热敏灸疗法源于《内经》，基于临床、继承创新、提高疗效。历经22年临床研究，与传统温和灸疗法虽然表面上都是对准穴位"悬空"而灸的悬灸疗法，但有本质的不同。

1. 灸感不同。灸感即施灸时患者的自我感觉。对于悬灸疗法，艾热作用于体表，自然产生热感。针刺疗法的精髓与灵魂是"刺之要，气至而有效"，即激发经气，气至病所。热敏灸强调要求施灸过程中产生透热、扩热、传热、局部不（微）热远部热、表面不（微）热深部热、非热感觉等6种热敏灸感和经气感传，气至病所。而传统悬灸仅有局部和表面的热感。

2. 灸位不同。灸位即施灸部位。热敏灸是在热敏腧穴上施灸，热敏腧穴对艾热异常敏感，最易激发经气感传，产生小刺激大反应；而传统悬灸由于未认识到腧穴有敏化态与静息态之别，因此不要求辨别与选择热敏腧穴施灸，因此激发经气感传的效率很低。

3. 灸量不同。灸量即艾灸的每次有效作用剂量。艾灸剂量由艾灸强度、艾灸面积、艾灸时间三个因素组成，在前两个因素基本不变的情况下，艾灸剂量主要由艾灸时间所决定。在施行热敏灸疗法时，每穴的施灸时间不是固定不变的，而是因人、因病、因穴而不同，是以个体化的热敏灸感消失为度的施灸时间，这是患病机体自身表达出来的需求灸量，所以是最适的个体化充足灸量，即饱和消敏灸量。而传统悬灸的灸量每次每穴一般从10～15分钟，或者以局部皮肤潮红为度，往往达不到治疗个体化的最佳灸量。

4. 灸效不同。20年的研究表明，由于热敏灸激发经气，气至病所，实现古人"气至而有效"的要求，因此热敏灸的疗效较传统悬灸疗法有大幅度提高。尤其对以下病症有良好疗效：支气管哮喘、过敏性鼻炎、功能性消化不良、肠易激综合征、功能性便秘、原发性痛经、慢性盆腔炎症、阳痿、面瘫、颈椎病、腰椎间盘突出症、骨性膝关节炎、肌筋

膜疼痛综合征等。

六、热敏灸注意事项

热敏灸是一种安全、无毒副作用的治疗方法。但是，如果操作不当也可能出现一些意外情况。

1. 注意事项：

（1）过饥、过饱、过劳、酒醉等不宜施灸。

（2）施灸前，应向患者介绍热敏灸操作过程，消除患者对艾灸的恐惧感或紧张感。

（3）让患者采取舒适、可持久并能充分暴露施灸部位的体位。

（4）施灸过程中，随时了解患者的反应，使艾火与皮肤保持适当距离，以避免灼伤。

（5）施艾灸时，要注意防止艾火脱落灼伤患者，或烧坏衣服、被褥等物。

（6）如果消敏需要很长时间，患者感觉劳累不能维持体位，可移开艾火，休息片刻。

（7）治疗结束后，必须将燃着的艾条熄灭，以防复燃。

2. 意外情况的处理：

（1）初诊患者在治疗过程中，由于害怕艾火烧伤，感到恐惧和紧张，可能出现“晕灸”现象。一旦发生“晕灸”，应立即停灸，使患者平卧（不用枕头）或取头低脚高卧位，注意保暖，轻者仰卧片刻，给饮温开水或糖水后，即可恢复正常；重者应及时采取紧急措施，进行救治。

（2）施灸时由于医生不专心，未随时了解患者的反应及时调整施灸部位的温度、掌握灸量，以致施灸太过而引起灸伤。轻者可涂“万花油”或“京万红”烫伤软膏。局部出现小水泡时，宜保护水泡，勿使破裂，一般数日即可吸收自愈。水泡较大，可用注射器从水泡下方边缘穿入，将渗出液吸出后，外用消毒敷料保护，一般数日可痊愈。若水泡被擦破，应防止感染，可涂盐酸环丙沙星软膏。

第三节　热敏灸治疗缺血性中风（恢复期）技术

一、概述

缺血性中风是由于脑供血障碍引起脑组织缺血、缺氧而发生坏死、软化，形成梗塞灶的脑血管疾病。包括动脉粥样硬化性血栓性脑梗塞与脑栓塞、脑腔隙性梗塞等。本病属中医“中风”、“偏枯”等病征。风、火、痰、淤是其主要病因，导致“窍闭神匿，神不导气”，而发中风。

二、诊断要点

1. 动脉粥样硬化性血栓性脑梗塞：

(1)常于安静状态下发病。

(2)大多数发病时无明显头痛和呕吐。

(3)发病较缓慢，多逐渐进展，或呈阶段性进行，多与脑动脉粥样硬化有关，也可见于动脉炎、血液病等。

(4)一般发病后1～2天内意识清楚或轻度障碍。

(5)有颈内动脉系统椎－基底动脉系统症状和体征。

(6)头颅CT或MRI检查可明确诊断。

2. 脑栓塞：

(1)多为急骤发病。

(2)多数无前驱症状。

(3)一般意识清楚，或有短暂性意识障碍。

(4)有颈动脉系统 和／或椎－基底动脉系统症状和体征。

(5)腰穿脑脊液一般清亮不应含血液，若有红细胞，可考虑出血性脑梗塞。

(6)栓子的来源可为心源性或非心源性，也可同时伴有其他脏器、皮肤、黏膜等栓塞症状。

3. 腔隙性梗塞：

(1)发病多由于高血压动脉硬化引起，呈急性或亚急性起病。

(2)多无意识障碍。

(3)头颅CT或MRI检查，以明确诊断。

(4)临床表现都不严重，较常见的为纯感觉性卒中、纯运动性轻偏瘫、共济失调性轻偏瘫，发音不全－手笨拙综合征或感觉运动性卒中等。

(5)腰穿脑脊液无红细胞。

三、穴位热敏化分布

以头面部、上肢及小腿内侧为高发区，多出现在百会、风池、曲池、阳陵泉等区域。

四、灸疗操作

根据上述穴位出现热敏化的不同，按下述步骤分别依序进行回旋、雀啄、往返、温和灸四步法施灸操作：先行回旋灸3分钟温热局部气血，继以雀啄灸2分钟加强敏化，循经往返灸2分钟激发经气，再施以温和灸发动感传、开通经络。

1. 百会穴单点温和灸。患者自觉热感深透至颅内并沿督脉传导，灸至感传消失。见图 2 – 16。

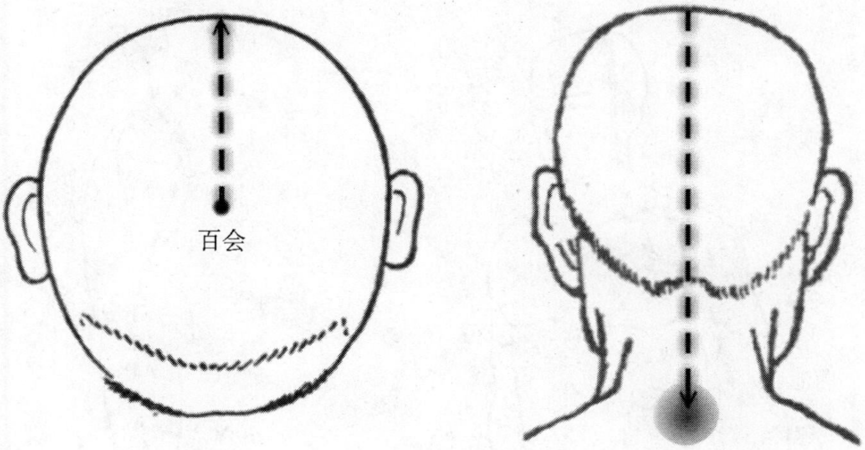

图 2 – 16　百会

2. 风池穴双点温和灸。患者自觉热感深透或向四周扩散或沿督脉向前向后传导，灸至热敏灸感消失。见图 2 – 17。

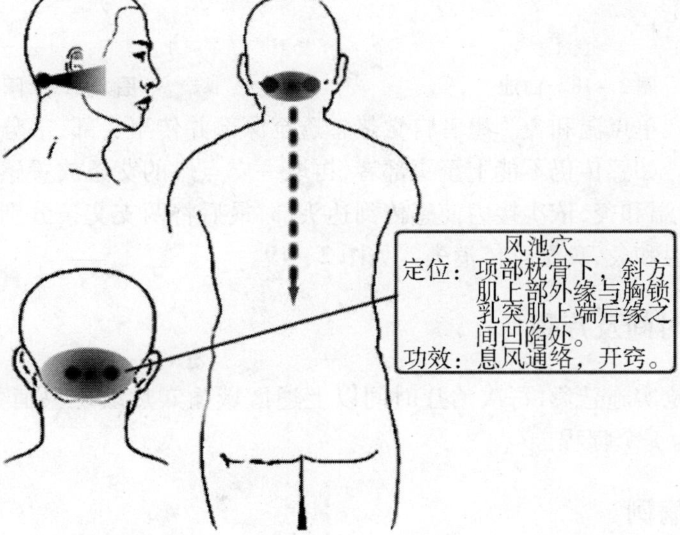

图 2 – 17　风池

3. 曲池穴单点温和灸。患者自觉热感透至深部并传至头部，部分患者的感传可直接到达头部。如感传仍不能上至头部位者，再取一支点燃的艾条放置感传所达部位的近心端点,进行温和灸,依次接力使感传到达头部,最后将两支艾条分别固定在曲池和头部进行温和灸,灸至感传消失。见图 2－18。

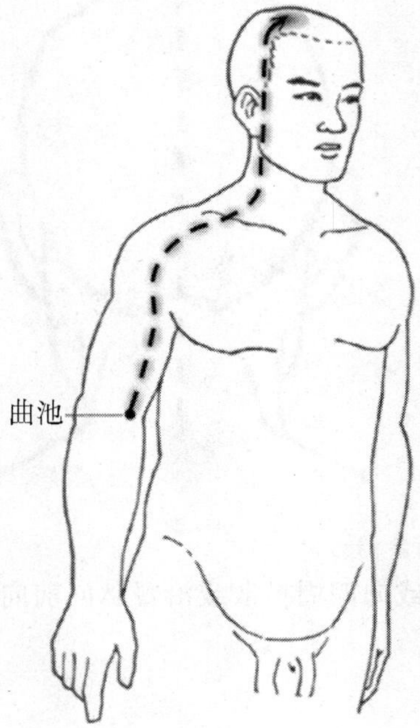

图 2－18　曲池

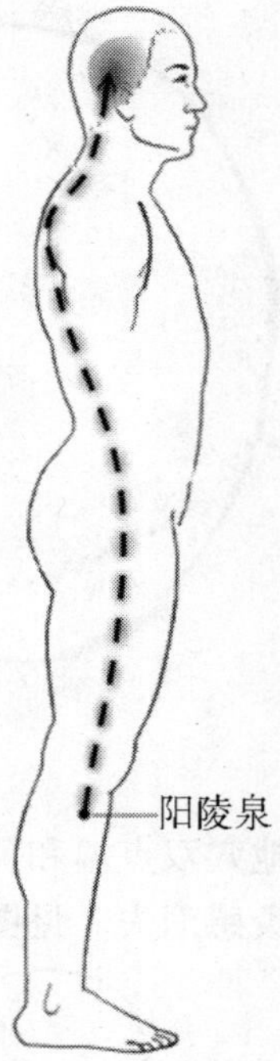

图 2－19　阳陵泉

4. 阳陵泉穴单点温和灸。患者自觉热感透至深部并传至头部,部分患者的感传可直接到达头部。如感传仍不能上至头部者,再取一支点燃的艾条放置感传所达部位的近心端点,进行温和灸,依次接力使感传到达头部,最后将两支艾条分别固定在阳陵泉穴和头部进行温和灸,灸至感传消失。见图 2－19。

五、治疗时间及疗程

在热敏穴位实施悬灸,每次治疗时间以上述区域腧穴热敏现象消失为度,每日 1 次,15～20 次为 1 个疗程。

六、典型病例

病例一

彭某,男性,65 岁,大学教授。于 2006 年 1 月 8 日就诊。主诉:右侧肢体活动不利三天。患者自述 2006 年 1 月 6 日晚饭时突感右侧肢体乏力、麻木。于当日赴附近医院就诊,诊断为脑梗塞,于2006年1月8日来我科治疗。患者神清,右上肢瘫痪,不能活动,右下肢活动不利,呈跛行,伴右口角麻木。查:T 36.2℃,R 19次/分,P 76次/分,BP 140/80mmHg,舌质淡,苔薄白,脉细涩。双肺(-),心(-),右上肢肌力2级,肌张力下降,腱反射减弱;右下肢肌力4级,肌张力正常,腱反射稍亢进,霍夫曼氏征阳性,巴彬氏征弱阳性。CT显示:左基底节区腔隙性梗塞。中医诊断为缺血性中风。西医诊断为急性脑梗塞。在西医常规治疗基础上给予针灸治疗。经查,在患者百会穴、右曲池穴下1寸及右足三里穴处探及腧穴热敏化现象,即用艾条悬灸法治疗。灸百会穴处,患者感觉热流灌注颅内,继则向四周扩散,左侧脑部明显多于右侧,灸感持续30分钟后热流回缩至体表,施灸点头皮有灼热感,遂结束该点施灸。换灸右曲池穴下1寸与右足三里穴处热敏化穴,两穴同时施灸,曲池穴下1寸处出现热流入里后沿手阳明经感传,先上行至肩部,继返回下行至食指末端。足三里穴处热流向下传导至足背,与足阳明经感传路线基本吻合。施灸约20分钟后,热感回缩至施灸点,施灸点出现体表灼热感,乃停灸,完成一次治疗。第二天患者右上肢可抬高及胸,下肢行走正常。继续按前法施灸10次,每天1次。患者症状逐渐消失,10天后肢体活动正常,右上、下肢肌力5级,肌张力正常,腱反射正常。

病例二

闵某,男性,60岁,退休。于2006年3月3日就诊。主诉:左侧肢体瘫痪,伴口角歪斜2天。患者自述2006年3月1日晚上9时突然摔倒,感左侧肢体乏力、麻木,当时神智清醒。头颅CT显示:右颞叶脑梗塞。于2006年3月3日来我科治疗。患者神志清楚,嗜睡,神疲乏力,精神萎靡,左侧肢体瘫痪,不能站立及行走。体查:T 36.3℃,R 19次/分,P 78次/分,BP 130/70mmHg,舌质淡红,苔白,脉细涩。口角歪斜,双肺(-),心(-),左上、下肢肌力均为0级,肌张力下降。腱反射减弱,霍夫曼氏征阳性,巴彬氏征弱阳性。中医诊断为中风。西医诊断为脑梗塞。在西医常规治疗基础上给予针灸治疗,经探查,于百会穴、曲池穴(左)、足三里穴(左)及梁丘穴(左)存在腧穴热敏化。即令患者平卧,于百会穴处施灸,感热流直入颅内约3寸(同身寸),继则传向右侧颞部,而后折向前额及左颞部,患者立感整个头颅温暖舒适。灸感持续30分钟后热流回缩至百会穴皮肤表面,施灸点头皮出现灼热感,遂停灸此穴。换灸左上肢曲池穴处,热感沿手臂外侧成带状上传于巅顶处,20分钟后灸感减弱消失。继灸梁丘穴与足三里穴,两穴同时施灸。2分钟后患者诉梁丘穴处热感徐徐上传至腹,而且左上臂出现有温热感。同时,足三里穴处热感下传至涌泉穴处,感足底温暖舒适。灸感维持15分钟左右减弱消失,施灸点皮肤出现灼热感,乃停灸,即结束一次治疗。治疗后患者精神明显好转,左侧肢体肌力增强,左上肢即可平移,下肢可屈膝并可抬离床面。次日后继续按前法施灸,每天1次,第15次治疗后,患者上肢抬高及胸,下肢可持杖跛行,左上肢肌力3级,左下肢肌力4级,肌张力明显提高,腱反射增强。病情明显好转。

病例三

钟某,男性,68岁,医生。于2006年3月11日就诊。主诉:左侧肢体活动障碍,伴言语蹇涩22天。患者自述2006年2月17日晚饭后突然摔倒,感左侧肢体活动障碍、麻木,言语不利,当时神智清楚。即到附近医院就诊,头颅CT显示:右基底节区脑梗塞。经过住院治疗(具体治疗方案不详),症状稍改善,现转我科治疗。患者神清,左侧肢体活动障碍、麻木,言语蹇涩。体查:舌质淡,苔白,脉细涩。双肺(-),心(-),左上肢肌力1级,肌张力稍增高,腱反射稍亢进;左下肢肌力2级,肌张力增高,腱反射亢进,霍夫曼氏征阳性,巴彬氏征阳性。中医诊断为缺血性中风。西医诊断为急性脑梗塞。在西医常规治疗基础上给予针灸治疗。连续3天未探查到热敏化穴,于百会穴温和灸,每次半小时,每日一次。第四天经查,在患者风府穴、上星穴探及腧穴热敏化,即在上星穴处施热敏化穴温和灸,患者感觉热流灌注颅内,继则向右侧颅脑部扩散,灸感持续20分钟后热流回缩至上星穴,且头皮有灼热感,遂结束该点施灸。换灸风府穴,感热流直入颅内2寸(同身寸),继则传向右侧颞部,患者立感右侧头颅温暖舒适,灸感持续10分钟后热流回缩至风府穴,但仍有透热现象,继灸该穴5分钟,热流沿督脉呈片状下传于陶道穴附近,速在陶道穴施热敏化穴"接力"温和灸,热流入里后呈片状传至左腋下,20分钟后感左前臂手三里穴附近片状温热感。该灸感持续1小时热流渐回缩至陶道穴,并感皮肤灼热,透热、传热现象,陶道穴遂停灸,热流继续沿传导路线回缩,10分钟后回缩至风府穴,并感头皮灼热,乃停灸,完成一次治疗。治疗后左下肢能抬离床面。继续按前法施灸30次,每天1次。患者症状逐渐好转,1个月后言语清楚,左上肢能抬离床面,左下肢可持杖跛行,肌张力稍增高,腱反射亢进,病情明显好转。

七、特别提示

1. 热敏灸对缺血性中风疗效肯定,治疗越早越好。坚定康复信心,避免情绪波动,心态平和,有利康复。

2. 有"三高"(高血糖、高血脂、高血压)症的患者应定期检查,做到无病先防,有病早治,有效预防复发。

第四节　热敏灸治疗失眠技术

一、概述

失眠通常指入睡困难或维持睡眠障碍(易醒、早醒和再入睡困难),导致睡眠时间减少或质量下降,不能满足个体生理需要,明显影响日间社会功能或生活质量。中医认为,失眠即“不寐”,亦称“不得眠”、“不得卧”、“少睡”、“无眠”、“目不瞑”等,因外感或内伤等病因,致使心、肝、胆、脾、胃、肾等脏腑功能失调,心神不安,以致经常不得入寐的一种病症。

二、诊断要点

1. 轻者入寐困难或寐而易醒,醒后不寐,重者彻夜难眠。
2. 常伴有头痛、头昏、心悸、健忘、多梦等症状。
3. 实验室各项检查无异常。

三、穴位热敏化分布

以头部、背部、腹部及足部为高发区,多出现在百会、心俞、至阳、神阙、涌泉等穴区。

四、灸疗操作

根据上述穴位出现热敏化的不同,按下述步骤分别依序进行回旋、雀啄、往返、温和灸四步法施灸激发:先行回旋灸 1 分钟温热局部气血,继以雀啄灸 1 分钟加强敏化,循经往返灸 1 分钟激发经气,再施以温和灸发动感传、开通经络。

1. 百会穴。单点温和灸,自觉热感深透至脑内,或向前额或向后项沿督脉传导,灸至热敏灸感消失。见图 2-20。

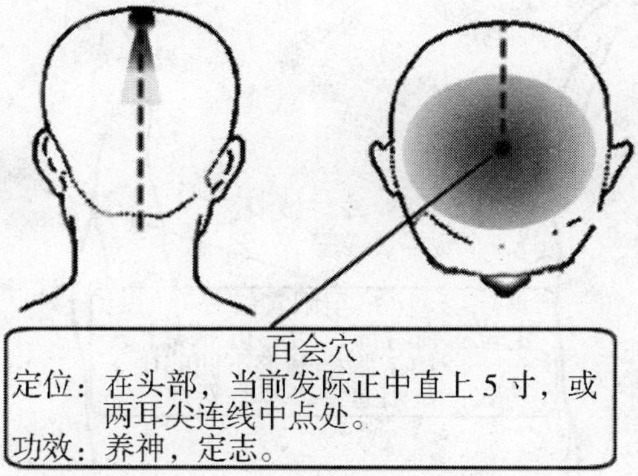

图 2-20 百会穴

2. 心俞穴。双点温和灸,自觉热感深透至胸腔,或向上肢传导,或出现表面不(微)热深部热现象,灸至热敏灸感消失。见图 2-21。

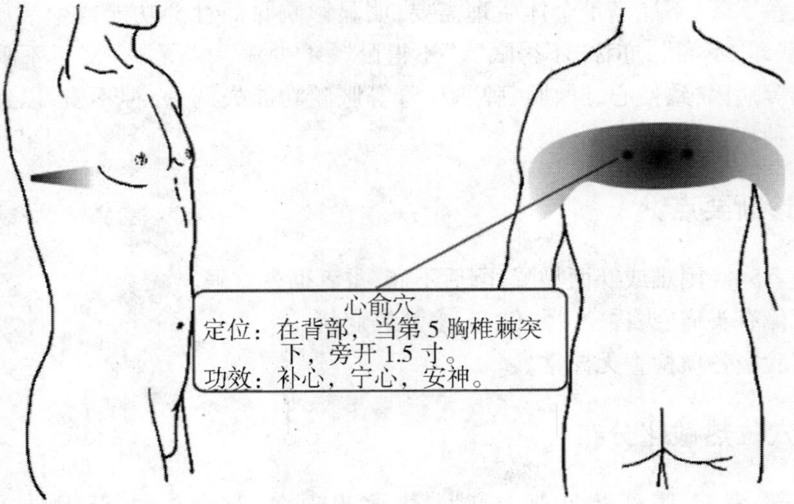

图 2－21　心俞穴

3. 至阳穴。单点温和灸，自觉热感透至胸腔或沿督脉向上、向下传导或扩散至整个背部，灸至热敏灸感消失。见图 2－22。

4. 神阙穴。单点温和灸，自觉热感深透至腹腔，或出现表面不(微)热深部热现象，灸至热敏灸感消失。见图 2－23。

5. 涌泉穴。双点温和灸，多出现透热或扩热等现象，灸至热敏灸感消失。见图 2－24。

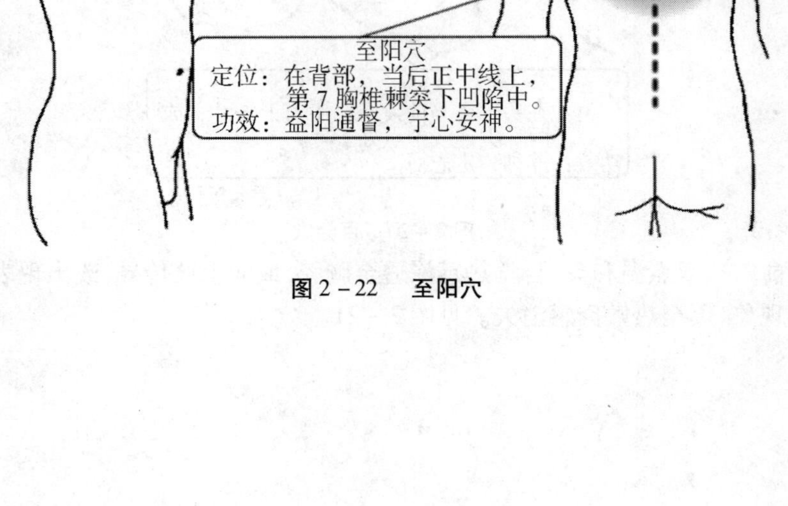

图 2－22　至阳穴

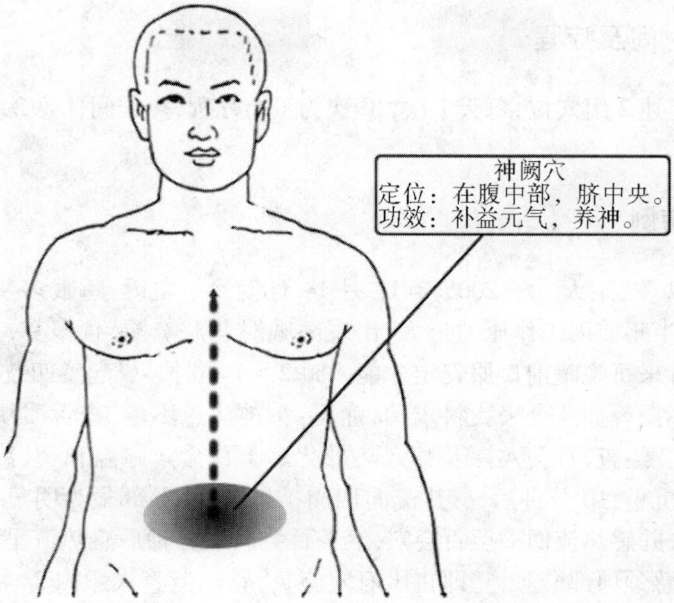

图 2－23　神阙穴

涌泉穴
定位：足底部，卷足时足前部凹陷处。约当足底第 2~3 趾趾缝纹头端与足跟后端连线的前 1/3 折点。
功效：泄热，养阴，安神。

图 2－24　涌泉穴

五、治疗时间及疗程

每次选取上述2组穴位,每天1次,10次为1个疗程,疗程间休息2~5天,共2~3个疗程。

六、典型病例

石某,女,42岁,工人。于2005年11月14日就诊。主诉:睡眠多梦易醒,时长半年。病史:患者半年前因工作压力过大,出现睡眠时忽寐忽醒,且多梦,甚则整夜不能入睡。近3个月来每晚睡前口服安定才能入睡2~3小时。晨起感四肢倦怠,心烦、口渴、头晕、食欲不振等症。今来我科求治,症见:精神疲惫不堪,查舌质淡红苔薄白,脉弱。诊断:失眠。经查,百会穴探及腧穴热敏化。于百会穴施温和灸,数分钟后,感头皮发热、头顶部沉重,10分钟后,感热流向四周扩散,以左颞部最为明显,又10分钟后头部沉重感消失并感热流回缩至百会穴,继灸百会穴数分钟后感热流呈线状沿督脉下传风府附近,并感颈项部酸胀,立即在风府穴施灸,感热流直入颅内2寸(同身寸),顿时头脑温热,自觉头脑清醒,精神好转,60分钟后该灸感消失,热流由风府穴渐回缩至百会穴并感皮肤灼热,遂停灸,完成一次治疗。次日复诊,患者诉昨晚未服安眠药能安睡5小时。继续探查热敏化穴,至阳、脾俞穴可探及腧穴热敏化,在至阳、脾俞穴施三角温和灸,感热流徐徐入里,并后沿督脉成片状向上传导,经施"接力"式热敏化穴温和灸,该热流上传至风府穴,继在风府穴施灸,感热流徐徐入脑,并扩散至整个头颅,自觉头颅温热,有浅浅睡意,灸感持续约30分钟后,风府穴透热、扩热现象消失,并感皮肤灼热,风府穴乃停灸,该热流沿其传导路线继续回缩到至阳穴,15分钟后感到阳穴皮肤灼热,遂停灸,完成一次治疗。改灸左脾俞穴,数分钟后感热流扩散约8.0cm×6.0cm大小,热流于左脾俞穴处徐徐入内,感热流渗入上腹,整个上腹部有热流涌动,灸感持续约30分钟后透热、扩热感消失,回缩至左脾俞穴并感皮肤灼热,遂停灸,完成一次治疗。灸后口渴症状消失,精神完全放松,欲感淡淡睡意。按上述方法治疗六次后,患者诉每晚能熟睡6小时,头晕、心烦、口渴症状消失,饮食增进,精力充沛。继续治疗10次以巩固疗效,并嘱患者调情志,养成良好生活习惯。

七、特别提示

1. 热敏灸能安神定志,对治疗失眠疗效较好,且无药物的副作用,但对长期依赖安眠药的患者则效果较差。

2. 养成良好的睡眠习惯,生活有规律,可睡前用温水泡脚,晚餐不宜过饱,睡前不喝茶和咖啡等饮料。

第五节　热敏灸治疗肩周炎技术

一、概述

肩周炎是肩周围肌肉、肌腱、滑囊及关节囊的慢性损伤性炎症。主要表现为上述结构的增生、粗糙及关节内、外粘连。临床特点为活动时疼痛，功能受限。本病属中医"痹症"范畴，又称"漏肩风"、"冻结肩"、"肩凝症"等，因其好发于50岁左右，故又称为"五十肩"。本病多因气血不足，营卫不固，风、寒、湿邪侵袭肩部经络，致使筋脉收引，气血运行不畅而得；或因外伤劳损，经脉滞涩所致。

二、诊断要点

1. 大部分有外伤、劳损及受凉史。

2. 肩部疼痛，夜间尤重，不敢患侧卧床，疼痛多向周围放射。

3. 肩关节外展、上举、后伸受限明显，以致出现梳头、洗脸、穿脱衣服不便。

4. 肩部肌肉废用性萎缩，尤以三角肌萎缩明显。

5. 肩前、肩后、肩外侧可有压痛。

6. X线检查一般无异常，少数患者可见肱骨大结节骨质硬化及大小结节萎缩，或局部骨质疏松，岗上肌、肩周肌腱、韧带或滑囊有钙化点。

三、穴位热敏化分布

肩周炎患者的穴位热敏化以颈肩部为高发区，多出现在肩部压痛点、膏肓俞、肩井等穴区。

四、灸疗操作

1. 肩部压痛点。单点温和灸，自觉热感透向深部并向四周扩散或自觉酸、胀、痛感，灸至热敏灸感消失。见图2－25。

2. 膏肓俞穴。患侧单点温和灸，自觉热感沿腋下及上臂后内侧传至肘关节，灸至热敏灸感消失。见图2－26。

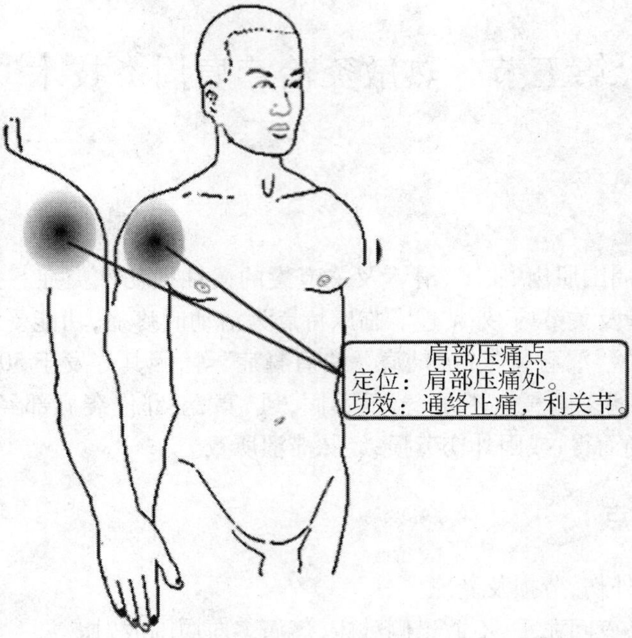

图 2－25　肩部压痛点

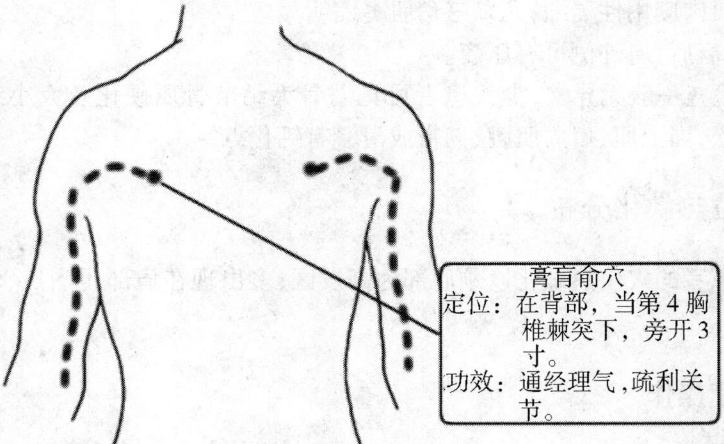

图 2－26　膏肓俞穴

3. 肩井穴。见图 2－27。患侧单点温和灸，自觉热感透向深部并向四周扩散或有紧、压、酸、胀、痛感或热感沿上肢传导，部分的感传可直接到腕部，如感传仍不能传至腕部，再取一支点燃的艾条分别放置肩髃、臂臑、曲池、手三里、外关穴进行温和灸，依次接力使感传到达手背部，最后将两支艾条分别固定于肩井穴－手三里穴，见图 2－

28，进行温和灸，灸至热敏灸感消失。

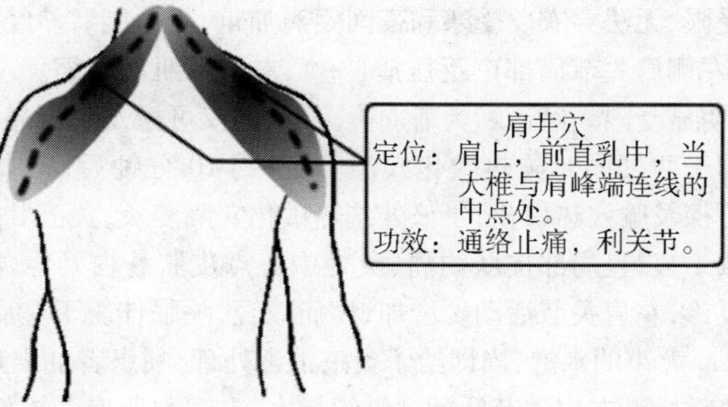

图 2－27　肩井穴

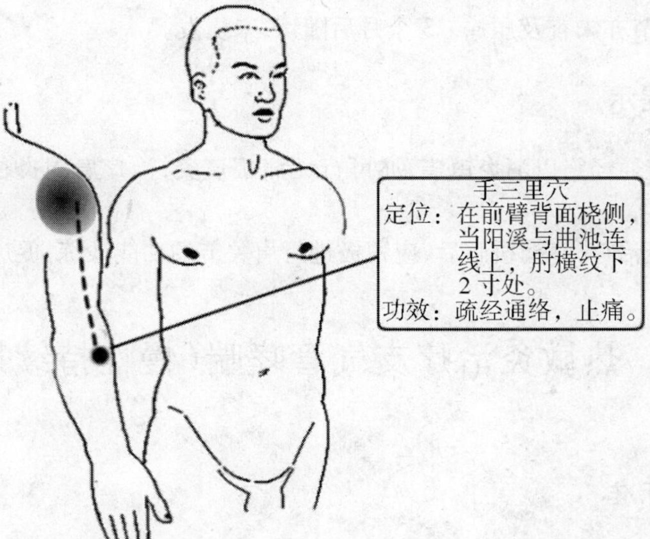

图 2－28　手三里穴

五、灸疗疗程

每次选取上述 1～2 组穴位，每天 1 次，10 次为 1 个疗程，疗程间休息 2～5 天，共 2～3 个疗程。

六、典型病例

邵某，男，46 岁，工人。于 2005 年 11 月 13 日就诊。主诉：左肩关节疼痛，活动受限两年，加重一个月。现左肩关节持续性疼痛，牵拉左臂外侧，疼痛向肘部放射，左肩关节活动明显受限，无法穿衣。受寒和夜间疼痛加重，夜不能寐。经针刺、按摩治疗疗效不显。体检：左侧肩关节局部广泛压痛（+），左肩部肌肉萎缩。左上肢上举、外展、后伸、内旋动作明显受限。经诊断为肩周炎。经查，仅可探及左侧肩髃穴、肩前穴处腧穴热敏化。当即于两处同时施热敏化穴温和灸，约10分钟后，感皮肤灼热，遂停灸。次日左肩髃穴可探及腧穴热敏化，于该处施热敏化穴隔姜灸，灸五壮，持续时间长达半小时后透热现象不显，且局部皮肤灼痛、灸处中心点皮肤苍白乃停灸。嘱加强肩关节活动。第二天复诊，左肩关节活动度增加，疼痛减轻，睡眠佳。于左肩髃穴上1寸处出现一个2cm×3cm大小的水泡，当即给予灸疮消毒处理，嘱患者加强肩关节活动，10日后复诊，患者灸疮结痂，左肩关节活动度继续增大，左肩部肌肉萎缩好转。继续按上法于左肩前穴施热敏化穴隔姜灸，形成灸疮。10日后复诊，患者诉左肩关节已无疼痛，活动自如，左肩关节亦未查及压痛。3个月后随访，未复发。

七、特别提示

1.热敏灸疏通经络以消炎镇痛，亦可行无痛瘢痕灸，治疗肩周炎往往能收到奇特疗效。

2.肩周炎经治疗，疼痛缓解后，应积极进行肩关节的功能锻炼，促进康复。

第六节　热敏灸治疗支气管哮喘（慢性持续期）技术

一、诊断标准

1.反复发作喘息、气急、胸闷或咳嗽，多与接触变应原、冷空气，物理、化学性刺激，病毒性上呼吸道感染和运动等有关。

2.发作时在双肺可闻及散在或弥漫性、以呼气相为主的哮鸣音，呼气相延长。

3.上述症状可经治疗缓解或自行缓解。

4.除外其他疾病所引起的喘息、气急、胸闷和咳嗽。

5.临床表现不典型者（如无明显喘息或体征）应至少具备以下一项试验阳性：一是支气管激发试验或运动试验阳性；二是支气管舒张试验阳性〔1秒钟用力呼气容积（FEV1）增加15%以上，且FEV1增加绝对值>200ml〕；三是最大呼气流量（PEF）日内变异率或昼夜波动率≥20%。

符合1~4条或4、5条者，可以诊断为支气管哮喘。

二、适应症

必须符合以下五项标准：

1. 符合西医支气管哮喘诊断标准。

2. 哮喘分期属慢性持续期者。

3. 背侧足太阳膀胱经两外侧线以内，肺俞穴和膈俞穴两水平线之间的区域或前胸部第一肋间隙、第二肋间隙自内向外至6寸范围内区域出现腧穴热敏。

4. 年龄18～65岁。

5. 患者神志正常，能正确表达灸感，行为配合。

三、禁忌症

有以下任何情况之一者，不宜进行艾灸。

1. 可造成气喘或呼吸困难的其他疾病患者，如支气管扩张、肺心病、肺纤维化、肺结核、肺脓疡。

2. 妊娠或哺乳期妇女。

3. 合并有心血管、肝、肾和造血系统等严重原发性疾病，精神病患者及影响其生存质量的严重疾病。

4. 激素依赖型病人，或入选前4周内，使用过全身性肾上腺皮质激素注射剂（静脉注射、肌肉注射、皮下注射和口服）者。

5. 对艾烟不耐受者。

四、灸疗操作

1. 腧穴热敏化探查：

环境：检测室保持安静，室内温度保持在24～30℃。

体位：选择舒适、充分暴露探查部位的体位。

探查工具：两支特制精艾绒艾条，规格直径22mm×长度120mm，江西省中医院生产，材料为二级精艾绒。

探查部位：背部足太阳膀胱经两外侧线以内，肺俞穴和膈俞穴两水平线之间的区域（肺俞穴：在背部，于第3胸椎棘突下，旁开1.5寸；膈俞穴：在背部，于第7胸椎棘突下，旁开1.5寸）。

探查方法：点燃艾条，在距离选定部位皮肤表面3cm左右高度施行温和灸。当患者感受到艾热发生透热（艾热从施灸部位皮肤表面直接向深部组织穿透）、扩热（以施灸点为中心向周围扩散）、传热（灸热从施灸点开始循某一方向传导）、局部不（微）热远部热（施灸部位不或微热，而远离施灸的部位感觉甚热）、表面不（微）热深部热（施灸部位的皮肤不或微热，而皮肤下深部组织甚至胸腹腔脏器感觉甚热）和非热觉中的一种或一种以上感觉时，即为发生腧穴热敏化现象，该探查穴点为热敏化腧穴。重复上述步骤，直至所有的热敏化腧穴被查找出，详细记录其位置。

2. 腧穴热敏化艾灸治疗：

环境：诊室保持安静，室内温度保持在 24～30℃。

体位：选择舒适、充分暴露施灸部位的体位。

灸材灸具：特制精艾绒艾条（规格、产地、材料同上）。

选穴：所有探查到并记录的热敏化腧穴。

治疗方法：手持艾条，在探查到的热敏化腧穴中选取 1 个热敏化现象最为明显的穴位，以色笔标记进行悬灸，每隔 2 分钟掸灰（时间不超过 10 秒钟）并调整艾条与皮肤距离，保持足够热度，以发生透热、扩热、传热和非热感觉等腧穴热敏化现象为标准。对已探查出的热敏穴逐个悬灸。

五、治疗时间及疗程

在热敏穴位实施悬灸，每次治疗时间以上述区域腧穴热敏现象消失为度，患者初诊开始连续治疗 8 天，每日 1 次，第一个月内的后 22 天保证 12 次治疗；后 2 个月保证每月治疗 15 次（每日≤1 次）。

六、典型病例

甘某，女，57 岁。5 年前无明显诱因出现胸闷、气憋，呼吸困难，不能平卧，咳嗽咳白痰，恶寒、腰膝酸软。经治疗该症控制，诊断为“哮喘”。但每于劳累或受寒后该症即发作。胸部正侧位 X 线片显示：心肺未见明显异常。前来我科诊治。现症：胸闷、气憋，呼吸困难，不能平卧，咳嗽咳白痰，恶风寒，经查在神阙、双肺俞出现穴位热敏，于神阙穴施热敏灸，立感热流如水注向腹腔深部灌注，上腹部明显热流涌动，并向胸腔传导，异常舒适，该灸感持续约 30 分钟后渐回缩至神阙穴，并感皮肤灼热，乃停灸，改灸双肺俞穴，数分钟后感热流扩散汇合一起，并向肩背部深部缓缓渗透，似感整个胸部温暖舒适，灸感持续约 15 分钟后回缩至双肺俞穴，5 分钟后感皮肤灼热后停灸，完成一次治疗。次日复诊，于至阳穴探查有穴位热敏，立灸至阳穴，沿后背正中向上传导，感颈项肩背部温热舒适，20 分钟后，感热流徐徐入里，渐深透至前胸，整个前胸温热、舒适，灸感持续约 25 分钟后热流渐回缩至至阳穴，并感皮肤灼热，乃停灸，完成一次治疗。治疗后感胸闷、气促均有好转，按上述方法探敏治疗 35 次，胸闷、气憋、呼吸困难等症未见，6 个月后随访未见复发。

七、特别提示

1. 热敏灸治疗缓解期和慢性持续期哮喘均有满意疗效。如由其他心肺疾病等其他疾病引起的喘息、胸闷、咳嗽症状，要积极治疗原发病。

2. 饮食宜清淡，忌油腻，避风寒，有明确过敏史的病人应避免接触过敏源。

第三章 国家基本公共卫生服务规范

实施国家基本公共卫生服务项目是促进基本公共卫生服务逐步均等化的重要内容,也是我国公共卫生制度建设的重要组成部分。国家基本公共卫生服务项目自2009年启动以来,在城乡基层医疗卫生机构得到了普遍开展,取得了一定的成效。为进一步规范国家基本公共卫生服务项目管理,卫生部在《国家基本公共卫生服务规范(2009年版)》的基础上,组织专家对服务规范内容进行了修订和完善,形成了《国家基本公共卫生服务规范(2011年版)》(以下简称《规范》)。

《规范》包括11项内容,即:城乡居民健康档案管理、健康教育、预防接种、0~6岁儿童健康管理、孕产妇健康管理、老年人健康管理、高血压患者健康管理、2型糖尿病患者健康管理、重性精神疾病患者管理、传染病及突发公共卫生事件报告和处理以及卫生监督协管服务规范。在各项服务规范中,分别对国家基本公共卫生服务项目的服务对象、内容、流程、要求、考核指标及服务记录表等作出了规定。《规范》所列基本公共卫生服务项目,主要由乡镇卫生院和社区卫生服务中心负责组织实施,村卫生室、社区卫生服务站根据服务能力合理承担部分基本公共卫生服务项目。《规范》对部分服务内容进行了调整,同时对乡镇卫生院、社区卫生服务中心(站)及村卫生室进行了明确的职责分工,要求乡镇卫生院、社区卫生服务中心在工作中能够正确指导村卫生室、社区卫生服务站开展业务。

新的服务规范是基层医疗机构为居民免费提供基本公共卫生服务的参考依据。因此,要通过集中培训学习,让广大乡村医生都要掌握新《规范》所包括的11项内容要求,为在基层更好地开展基本公共卫生服务工作打下了坚实的基础。

第一节 城乡居民健康档案管理服务规范

居民健康档案是医疗卫生保健服务中不可缺少的工具,是居民健康管理过程规范和科学的记录,是满足居民自我保健和健康管理、健康决策需要的信息资源。居民健康档案与原来的病历不同,原来的病历一般包括门诊病历和住院病历。从原来的门诊病历来看,相信大多数病人都有到几个医院看病的经历,病人看一次病去一所医院,就需要买一本这个医院的病历本。因此,导致患者疾病整体资料记录缺乏连续性。根据统计资料,门诊患者中能够拿出自己10年以前就医治疗记录的不到1%;病程记录缺损严重，不利于患者健康状况完整的了解和前后治疗的对比，且大多数人没有时间去查阅其他医院、其他医生，以及以往就医时的档案记录，往往只关注本次就诊时的情况，导致病历记录往往是割裂的、孤立的、局限的，缺乏疾病之间的关联性；同时，几乎所有的门诊病历本都是由病人自己保存，医院则没有保留任何患者就诊的资料，当发生医疗纠纷时医院无法拿出任何证据来证明患者就医过程；对于一个要提高自己医疗水平的医院，由于病历的不完整，也无法对医院自身前后的医疗质量进行统计分析比较，影响医院自身医疗水平的提高；而且原有的门诊病历只管理疾病，缺乏对健康、亚健康、生活方式的管理。从原来的住院病历来看，住院病历是按照各领域、系统进行记录，实际上只是各种临床资料的堆积，缺乏整体性、逻辑性和连贯性，使医生在诊断和医疗时，不能快速掌握病人的情况，抓住病人的问题；住院病历是以“疾病”为中心，而不是以“人”为中心、以“问题”为中心，因而容易忽略背景的作用；住院病历只反映生物方面的问题，对有关心理、社会方面的问题反映不出来，不适应目前“生物心理社会”医学模式的转变；住院病历比较烦琐，对于一个整体的个人来讲，逻辑性不够强，由于缺乏逻辑性和连续性，因此每个人的病历就像孤立的环，难以形成一条链，无法形成连续性的管理，有关材料在内容上不够完整，在管理上分割，相互间缺乏良好的协调；不利于考核医生针对各种问题的医疗质量和技术水平，而且书写费时，不适宜基层的医疗保健，不能满足全科医疗的需求，难以体现全科医疗的持续性、综合性、协调性，对于一个人在不同的时期使用不同的档案，没有一个完整的有关健康的档案。

从国外全科医学服务的模式与经验上看，一般居民健康档案应由个人健康档案、家庭健康档案和社区健康档案三个部分组成。个人健康档案是指自然人从出生到死亡的整个过程中，其健康状况的发展变化情况以及所接受的各项卫生服务记录的总和，应包括两部分内容：一是以问题为导向的健康问题记录，通常包括病人的基础资料、健康问题目录、问题描述、病程流程表、化验及检查的项目及结果、转（会）诊记录等；二是以预防为导向的记录，通常包括预防接种、周期性健康检查、儿童生长与发育评价、病人教育、危险因素筛查及评价等，通过预防服务的实施，达到早期发现疾病及相关危险因素，并加以干预的目的。家庭是个人生活的主要环境之一，它影响到个人的遗传和生长发育，影响疾病的发生、发展、传播及康复，家庭与居民的健康息息相关。家庭健康档案是以家庭为单位，记录其家庭成员和家庭整体在医疗保健活动中产生的有关健康基本状况、疾病动态、预防保健服务利用情况等的文件材料。家庭健康档案主要包括家庭的基本资料、家系图、家庭生活周期、家庭卫生保健、家庭主要问题目录及问题描述和家庭各成员的健康档案，是实施以家庭为单位的医疗保健的重要参考资料。社区健康档案是记录社区自身特征和居民健康状况的资料库，相当于社区诊断。以社区为单位，通过入户居民卫生调查、现场调查和现有资料搜集等方法，收集和记录反映主要健康特征、环境特征以及资料及其利用状况的信息，并在系统分析的基础上评价居民健康需求，最终达到以社区为导向，进行整体性、协调性医疗保健服务的目的。

一份完整、系统的健康档案的意义主要在于：能够帮助医务人员全面系统地了解患者的健康问题及其患病的相关背景信息，增进医患沟通交流，正确理解个人及家庭健康问题，做出正确的临床决策。通过长期管理和照顾病人，有机会发现病人现存的健康危险因素和疾病，有利于及时为病人及其家庭提供科学规范的预防保健服务；有助于促进基层卫生服务的规范化；有助于全面评价居民的健康问题；有助于制定准确实用的卫生保健计划；合理利用卫生资源，提高基层卫生服务的管理水平。健康档案可用于评价医务人员的服务质量和技术水平，有时还可作为处理医疗纠纷的法律依据。健康档案中的信息资料，可作为政府和卫生管理机构收集基层医疗信息的重要渠道，也可对突发公共卫生事件的应急处理提供及时、准确的居民健康信息，也是医学教学科研的重要参考资料。以问题为导向的健康记录，重视背景资料的作用，反映居民生理、心理、社会方面的问题，具有连续性、逻辑性，利于培养学生的临床思维和处理病人的能力，还可利用居民健康档案进行案例教学和基层卫生服务的科学研究。为此，居民健康档案的建立应保证满足以下要求：真实性。即原始资料应能真实地反映居民当时的健康状况，如实地记载居民的病情变化、治疗经过、康复状况等详尽的资料；科学性。即应按照医学科学的通用规范进行记录，如图表制作、文字描述、计量单位、健康问题的名称、疾病分类的标准都要符合有关规定或标准；完整性。即各种资料必须齐全，且所记录的内容必须完整；连续性。即以问题为导向的记录方式是把居民的健康问题进行分类记录，而且通过病情流程表，可以把健康问题的动态变化记录下来；可用性。即不应成为一叠被隔离在柜子里、长期贮存起来的“死资料”。

一、服务对象

辖区内常住居民，包括居住半年以上的户籍及非户籍居民。以0～6岁儿童、孕产妇、老年人、慢性病患者和重性精神疾病患者等人群为重点。

二、服务内容

（一）居民健康档案的内容

居民健康档案内容包括个人基本信息、健康体检、重点人群健康管理记录和其他医疗卫生服务记录。

1. 个人基本情况。包括姓名、性别等基础信息和既往史、家族史等基本健康信息。

2. 健康体检。包括一般健康检查、生活方式、健康状况及其疾病用药情况、健康评价等。

3. 重点人群健康管理记录。包括国家基本公共卫生服务项目要求的0～6岁儿童、孕产妇、老年人、慢性病和重性精神疾病患者等各类重点人群的健康管理记录。

4. 其他医疗卫生服务记录。包括上述记录之外的其他接诊、转诊、会诊记录等。

（二）居民健康档案的建立

1. 辖区居民到乡镇卫生院、村卫生室、社区卫生服务中心（站）接受服务时，由医务人员负责为其建立居民健康档案，并根据其主要健康问题和服务提供情况填写相应记录。同时，为服务对象填写并发放居民健康档案信息卡。

2. 通过入户服务（调查）、疾病筛查、健康体检等多种方式，由乡镇卫生院、村卫生室、社区卫生服务中心（站）组织医务人员为居民建立健康档案，并根据其主要健康问题和服务提供情况填写相应记录。

3. 已建立居民电子健康档案信息系统的地区，应由乡镇卫生院、村卫生室、社区卫生服务中心（站）通过上述方式为个人建立居民电子健康档案，并发放国家统一标准的医疗保健卡。

4. 将医疗卫生服务过程中填写的健康档案相关记录表单装入居民健康档案袋统一存放。农村地区可以家庭为单位集中存放保管。居民电子健康档案的数据存放在电子健康档案数据中心。

（三）居民健康档案的使用

1. 已建档居民到乡镇卫生院、村卫生室、社区卫生服务中心（站）复诊时，应持居民健康档案信息卡（或医疗保健卡），在调取其健康档案后，由接诊医生根据复诊情况，及时更新、补充相应记录内容。

2. 入户开展医疗卫生服务时，应事先查阅服务对象的健康档案并携带相应表单，在服务过程中记录、补充相应内容。已建立电子健康档案信息系统的机构，应同时更新电子健康档案。

3. 对于需要转诊、会诊的服务对象，由接诊医生填写转诊、会诊记录。

4. 所有的服务记录由责任医务人员或档案管理人员统一汇总、及时归档。

三、服务流程

（一）确定建档对象流程

确定建档对象流程详见下图。

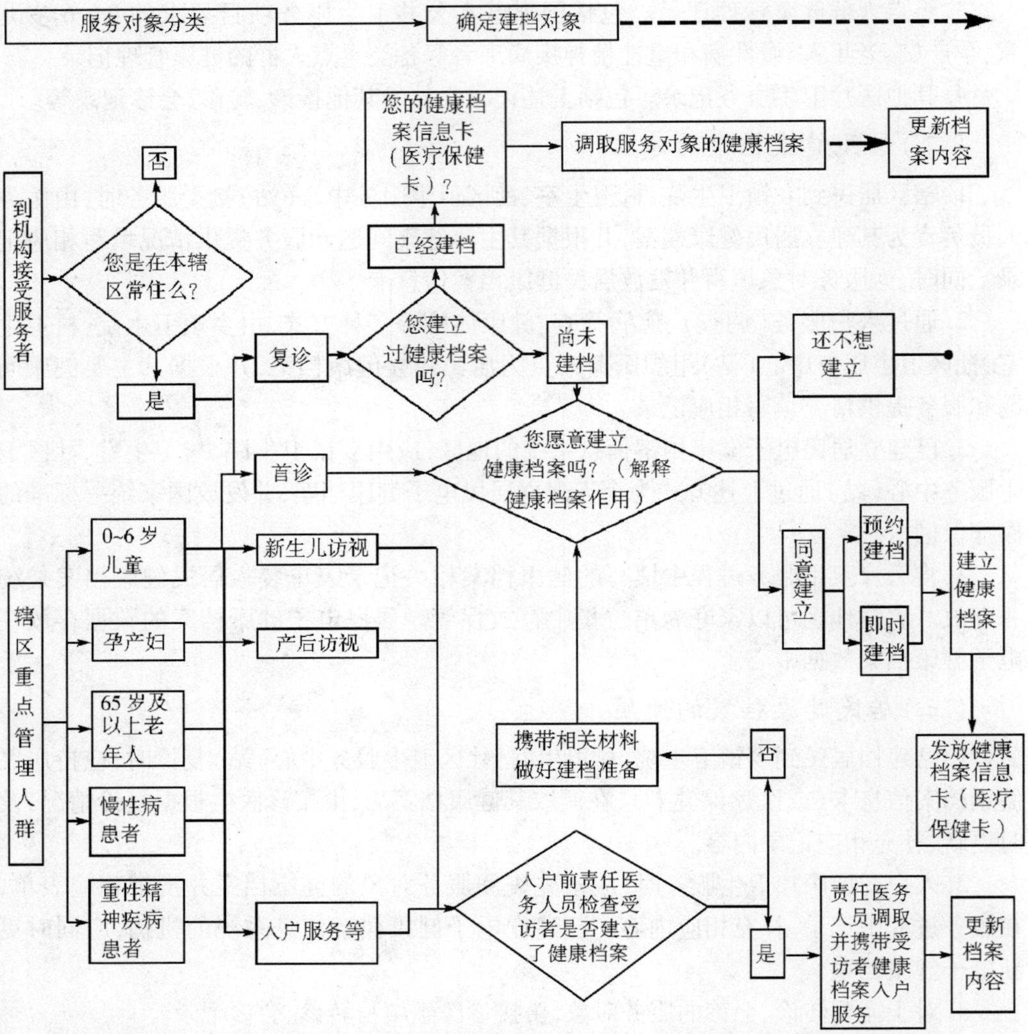

从上述居民健康档案建立的流程图来看，居民健康档案建立的程序应为：第一步，将服务对象分为两大类：一类为到基层卫生服务机构就诊（或参加周期性健康体检、寻求健康咨询、指导等）的常住居民；一类为重点管理人群，如中老年人、育龄期和更年期妇女、孕产妇、0～6岁儿童、高血压及糖尿病等部分病种的慢性病病人。第二步，确定需要建立个人健康档案的服务对象和建档方式。对首诊者，应依据自愿原则为其建立健康档案；对重点管理人群则主要根据当地政府部门有关重点人群管理要求，通过入户服务（访视或调查）、疾病筛查、健康体检、门诊接诊等方式，由责任医务人员在居民家中或工作现场分期、分批建立健康档案。对于需要建立健康档案的居民，应耐心解释健康档案的作用，促使居民主动配合健康档案的建立。第三步，建立居民个人健康档案。个人健康档案包括:居民基本情况、主要问题目录、周期性健康体检表、服务记录表(接诊记录、各种重点人群随访表、儿童计划免疫记录表)等。第四步,发放居民健康档案信息卡。对建立了健康档案的居民,同时为其填写和发放居民健康档案信息卡,嘱其在复诊或随访时使用。健康档案信息卡的形式可以多样,其目的是便于查找健康档案。第五步,在建立个人健康档案的基础上,建立家庭健康档案,包括家庭成员一般情况、家庭成员主要健康问题目录、家庭社会经济状况、变更情况等内容。当已建档居民复诊或随访时,应持居民健康档案信息卡,由导诊人员从居民健康档案室调取该居民的健康档案,由接诊医务人员根据复诊或随访情况,填写相应表格或栏目,并补充和/或更新主要问题目录。

(二)居民健康档案管理流程

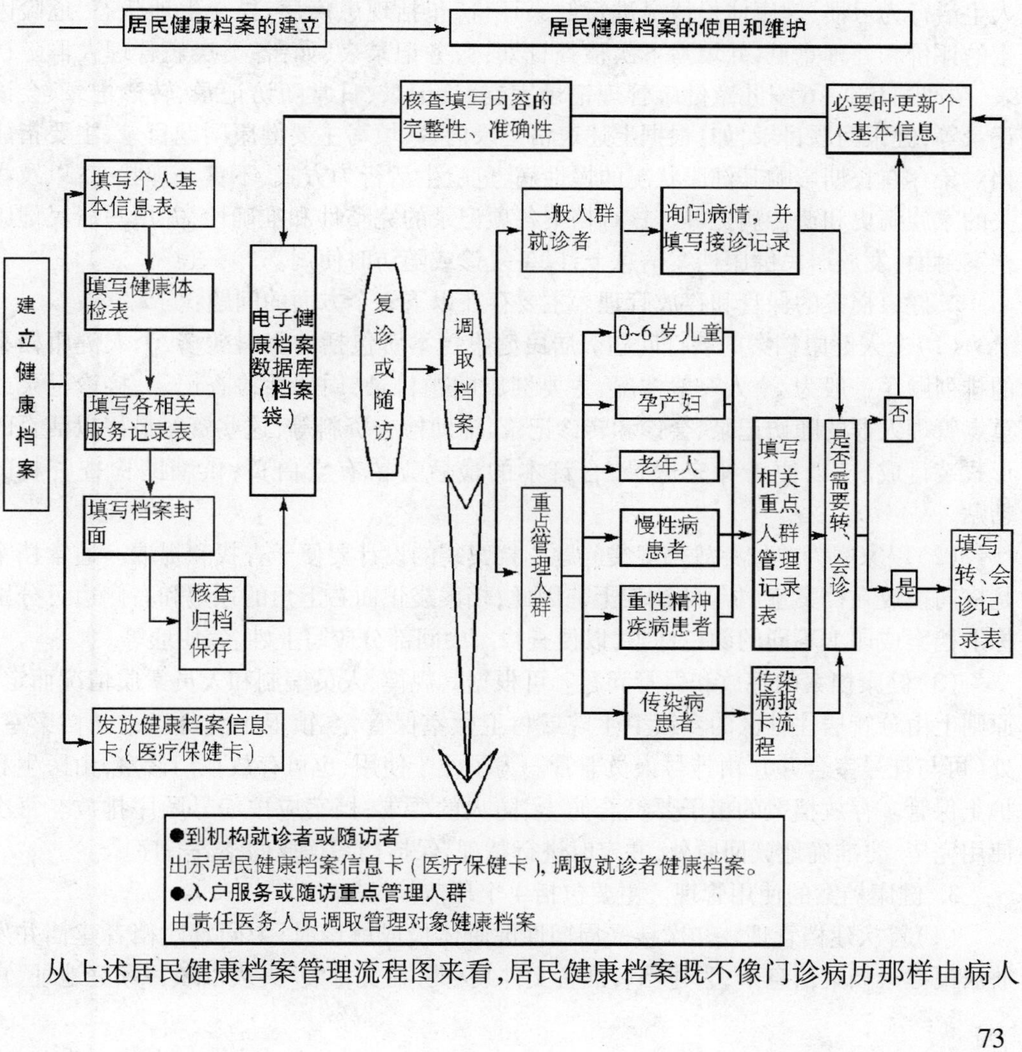

从上述居民健康档案管理流程图来看,居民健康档案既不像门诊病历那样由病人

自行保管,也不像住院病历那样待病人出院后再存入病案室由专业人员保管,多半是由基层卫生服务机构医务人员兼管和利用。健康档案的常规管理,包括档案的建立、保管、使用与开发利用4个环节的管理。

1. 健康档案的建立管理。建立健康档案的主体为基层卫生服务单位的医务人员;建档方式包括群体建档和个体分别建档相结合;建档方法可以结合健康体检,结合日常医疗卫生服务内容,结合入户调查、病例随访等进行。填写的内容包括:个人基本信息,一般情况,如:姓名、性别、出生日期、民族、身份证号、家庭住址、联系电话、血型、文化程度、从事职业、婚姻状况、医疗费用支付方式等;健康史,如:过敏史及过敏物质、慢性病既往史、手术史、外伤史、输血史、家族史、遗传病史、有无残疾等;个人生活行为习惯及预防接种;至少两年一次的周期性健康体检表;健康评价及处理意见,如:根据个人生活行为习惯、健康体检情况进行健康评价,包括现患疾病、异常生理状态、危险因素的评价和处理意见,并填写下次检查日期;服务记录表,如:各类疾病管理人群随访表、孕产妇和0~6岁儿童健康管理记录表、就诊记录、日常随访记录、转诊记录、会诊记录等;健康问题目录,如:根据上述表格记录内容,填写主要健康问题目录,主要指建档对象存在长期影响其健康状况的慢性病、危险生活行为方式、不良心理状态,以及相关的家族病史和遗传病史等。核查档案各项记录的完整性和准确性,并填写居民健康档案封面;发放居民健康档案信息卡,以备复诊或随访时使用。

2. 健康档案的保管和存放管理。主要存在以下3个方面的问题:

(1)个人健康档案的装订问题。居民健康档案所包括的资料较多,个人健康档案的排列顺序一般为:个人一般情况、主要健康问题目录、周期性检查记录、接诊记录或重点管理人群的随访记录、会诊和转诊记录、辅助检查资料等,这些资料最好以活页的形式装订成册,以便于补充记录,合订本的最后应留有空白页,供辅助检查资料的粘贴。

(2)以家庭为单位存放档案袋问题。档案袋的设计要便于查找和提取。通常档案是横向摆放在档案室(柜)的搁架上。因此,档案袋正面右上角的顶边和右侧边可分别标上档案或印上不同的颜色标志,以便查找。中间部分应写上姓名、住址等。

(3)健康档案的存放和保管问题。可根据其规模、人员编制和人员素质情况而定,原则上由分管居住辖区的乡镇卫生院或村卫生室保管,乡镇卫生院可以设立档案室/处(可与挂号室合并),由挂号人员兼管。为了便于使用,也可存放在门诊室,由医生和护士保管。存放档案的柜子要符合防尘、防火的要求,档案应按编号顺序排放。每次使用完毕,要准确地放回原处,并定时进行整理,保持档案摆放的整齐有序。

3. 健康档案的使用管理。主要包括4个环节。

(1)首次建档管理。初次接受周期性健康体检或就诊时,为同意建档者建档并发放居民健康档案信息卡,为建档者准备文件袋/夹,在文件袋/夹表面填写家庭地址、户主姓名、联系电话等信息。约定下一次就诊时间，录入管理随访记录表。首次建档后，存放于居住地所在乡镇卫生院或村卫生室与城市的社区卫生服务中心或社区卫生服务站。

(2)复诊管理。复诊的居民出示居民个人健康档案信息卡，由医护人员根据信息卡信息调取健康档案并转给接诊医生。日常复诊或随访者包括一般人群的门诊复诊、慢性病管理对象门诊复诊或随访、妇女或老年人门诊复诊或随访、孕妇或儿童系统保健管理对象门诊复诊或随访等。对于需要转、会诊的病人，接诊医生应同时填写转、会诊记录或住院记录(注:需转入上级医院的病人，要填写双向转诊二联单，并将存根粘贴在转诊记录表中)。对周期性健康检查的服务对象，接诊医生或责任医生应根据周期性检查表的内容，为就诊者进行检查，填写新一轮的周期性检查表，补充或更新居民个人健康档案中的主要健康问题目录。

(3)随访管理。确定入户服务或随访对象。随访对象一般包括慢性病患者、没有按时复诊者、重点人群(老人、儿童等重点人群)。随访一般由基层卫生服务医务人员完成，本次随访情况填写相应健康档案内容(包括补充或更新问题目录)，与管理对象约定下一次随访日期，记入管理随访记录表。

(4)整理补充、更新管理。责任医生或护士于每年年底，将所负责的家庭和居民的所有健康档案进行核查、补充、更新。

4. 健康档案的开发利用管理。主要包括 4 个环节：

(1)评估健康问题个体层面。健康档案是评价居民个体健康水平并针对个体进行医疗、预防、保健和康复的重要依据，医务人员可根据居民个人健康档案信息，识辨其存在的危险因素、评估其健康状况的动态变化、采取相应的干预措施，控制疾病的发生、发展。群体层面，根据健康档案提供的信息，能够识辨高危人群，了解病人的来源、疾病构成、年龄、职业、时间、地区的分布，以及疾病的严重程度等，有效组织诊疗服务、合理配置卫生资源、及时调整服务项目，采取相应的适宜技术和措施，控制疾病的发展。同时，对个体或群体进行有针对性的健康教育。

(2)处理健康问题。健康档案动态地记录了健康问题处理的全过程。由于对某些健康问题的处理还需要详细了解病人的家庭及其成员的状况，健康档案的系统性资料可以满足这方面的需求，特别是针对慢性、反复发作性疾病。

(3)医疗质量控制。健康档案的管理是医疗质量管理的组成部分，它既可以从档案的书写质量上体现出来，也可以从档案中各种计划、措施的执行情况上反映出来，因而它起着医疗质量的监控作用。

(4)科研与教学。居民健康档案在医学科研中具有重要的利用价值。健康档案收集了个人、家庭、社区、健康人群、高危人群、患病人群等多方面的资料，可以适应不同类型的课题研究，由此而形成的连续性资料是课题研究的良好素材。

四、服务要求

1. 乡镇卫生院、村卫生室、社区卫生服务中心(站),负责首次建立居民健康档案、更新信息、保存档案;其他医疗卫生机构,负责将相关医疗卫生服务信息及时汇总、更新至健康档案;各级卫生行政部门,负责健康档案的监督与管理。

2. 健康档案的建立要遵循自愿与引导相结合的原则,在使用过程中要注意保护服务对象的个人隐私。建立电子健康档案的地区,要注意保护信息系统的数据安全。

3. 乡镇卫生院、村卫生室、社区卫生服务中心(站),应通过多种信息采集方式建立居民健康档案,及时更新健康档案信息。已建立电子健康档案的地区,应保证居民接受医疗卫生服务的信息能自动汇总到电子健康档案中,保持资料的连续性。

4. 统一为居民健康档案进行编码,采用17位编码制,以国家统一的行政区划编码为基础,以村(居)委会为单位,编制居民健康档案唯一编码。同时将建档居民的身份证号作为身份识别码,为在信息平台上实现资源共享奠定基础。

5. 按照国家有关专项服务规范要求记录相关内容。记录内容应齐全完整、真实准确、书写规范、基础内容无缺失。各类检查报告单据和转、会诊的相关记录应粘贴留存归档。

6. 健康档案管理要具有必需的档案保管设施设备,按照防盗、防晒、防高温、防火、防潮、防尘、防鼠、防虫等要求妥善保管健康档案,指定专(兼)职人员负责健康档案管理工作,保证健康档案完整、安全。电子健康档案应有专(兼)职人员维护。

7. 积极应用中医药方法为城乡居民提供中医健康服务,记录相关信息纳入健康档案管理。健康体检表的中医体质辨识内容,由基层医疗卫生机构的中医医务人员或经过培训的其他医务人员填写。

8. 电子健康档案在建立完善信息系统、开发信息传输全过程中,应遵循国家统一的相关数据标准与规范。电子健康档案信息系统应与新农合、城镇基本医疗保险等医疗保障系统相衔接,逐步实现各医疗卫生机构间数据互联互通,实现居民跨机构、跨地域就医行为的信息共享。

五、考核指标

1. 健康档案建档率 = 建档人数/辖区内常住居民数 ×100%。

2. 电子健康档案建档率 = 建立电子健康档案人数/辖区内常住居民数 ×100%。

3. 健康档案合格率 = 抽查填写合格的档案份数/抽查档案总份数 ×100%。

4. 健康档案使用率 = 抽查档案中有动态记录的档案份数/抽查档案总份数 ×100%。

注:有动态记录的档案,是指1年内有符合各项服务规范要求的相关服务记录的健康档案。

六、附件

附件1　居民健康档案表单目录
附件2　居民健康档案封面
附件3　个人基本信息表
附件4　健康体检表
附件5　接诊记录表
附件6　会诊记录表
附件7　双向转诊单
附件8　居民健康档案信息卡
附件9　填表基本要求

附件 1

居民健康档案表单目录

1　居民健康档案封面
2　个人基本信息表
3　健康体检表
4　重点人群健康管理记录表(卡)(见各专项服务规范相关表单)
　4.1　0～6 岁儿童健康管理记录表
　　4.1.1　新生儿家庭访视记录表
　　4.1.2　1 岁以内儿童健康检查记录表
　　4.1.3　1～2 岁儿童健康检查记录表
　　4.1.4　3～6 岁儿童健康检查记录表
　4.2　孕产妇健康管理记录表
　　4.2.1　第 1 次产前随访服务记录表
　　4.2.2　第 2～5 次产前随访服务记录表
　　4.2.3　产后访视记录表
　　4.2.4　产后 42 天健康检查记录表
　4.3　预防接种卡
　4.4　高血压患者随访服务记录表
　4.5　2 型糖尿病患者随访服务记录表
　4.6　重性精神疾病患者管理记录表
　　4.6.1　重性精神疾病患者个人信息补充表
　　4.6.2　重性精神疾病患者随访服务记录表
5　其他医疗卫生服务记录表
　5.1　接诊记录表
　5.2　会诊记录表
6　居民健康档案信息卡

附件 2

居民健康档案封面

编号□□□□□□－□□□－□□□－□□□□□

居民健康档案

姓　　名：________________

现 住 址：________________

户籍地址：________________

联系电话：________________

乡镇（街道）名称：________________

村（居）委会名称：________________

建档单位：________________

建 档 人：________________

责任医生：________________

建档日期：______年____月____日

附件 3

个人基本信息表

姓名： 编号□□□-□□□□□

<table>
<tr><td colspan="2">性 别</td><td colspan="2">0 未知的性别 1 男 2 女 9 未说明的性别 □</td><td>出生日期</td><td colspan="2">□□□□ □□ □□</td></tr>
<tr><td colspan="2">身份证号</td><td colspan="2"></td><td>工作单位</td><td colspan="2"></td></tr>
<tr><td colspan="2">本人电话</td><td></td><td>联系人姓名</td><td></td><td>联系人电话</td><td></td></tr>
<tr><td colspan="2">常住类型</td><td colspan="2">1 户籍 2 非户籍 □</td><td>民 族</td><td colspan="2">1 汉族 2 少数民族______ □</td></tr>
<tr><td colspan="2">血 型</td><td colspan="5">1 A 型 2 B 型 3 O 型 4 AB 型 5 不详 / RH 阴性:1 否 2 是 3 不详 □/□</td></tr>
<tr><td colspan="2">文化程度</td><td colspan="5">1 文盲及半文盲 2 小学 3 初中 4 高中/技校/中专 5 大学专科及以上 6 不详□</td></tr>
<tr><td colspan="2">职 业</td><td colspan="5">1 国家机关、党群组织、企业、事业单位负责人 2 专业技术人员 3 办事人员和有关人员 4 商业、服务业人员 5 农、林、牧、渔、水利业生产人员 6 生产、运输设备操作人员及有关人员 7 军人 8 不便分类的其他从业人员 □</td></tr>
<tr><td colspan="2">婚姻状况</td><td colspan="5">1 未婚 2 已婚 3 丧偶 4 离婚 5 未说明的婚姻状况 □</td></tr>
<tr><td colspan="2">医疗费用支付方式</td><td colspan="5">1 城镇职工基本医疗保险 2 城镇居民基本医疗保险 3 新型农村合作医疗 4 贫困救助 5 商业医疗保险 6 全公费 7 全自费 8 其他__________ □/□/□</td></tr>
<tr><td colspan="2">药物过敏史</td><td colspan="5">1 无 有:2 青霉素 3 磺胺 4 链霉素 5 其他__________ □/□/□/□</td></tr>
<tr><td colspan="2">暴 露 史</td><td colspan="5">1 无 有:2 化学品 3 毒物 4 射线 □/□/□</td></tr>
<tr><td rowspan="4">既往史</td><td>疾病</td><td colspan="5">1 无 2 高血压 3 糖尿病 4 冠心病 5 慢性阻塞性肺疾病 6 恶性肿瘤_____
7 脑卒中 8 重性精神疾病 9 结核病 10 肝炎 11 其他法定传染病 12 职业病_____
13 其他 ______
□ 确诊时间 年 月/ □ 确诊时间 年 月/ □ 确诊时间 年 月
□ 确诊时间 年 月/ □ 确诊时间 年 月/ □ 确诊时间 年 月</td></tr>
<tr><td>手 术</td><td colspan="5">1 无 2 有:名称 1 ________ 时间 ________ / 名称 2 ________ 时间________ □</td></tr>
<tr><td>外 伤</td><td colspan="5">1 无 2 有:名称 1 ________ 时间 ________ / 名称 2 ________ 时间________ □</td></tr>
<tr><td>输 血</td><td colspan="5">1 无 2 有:原因 1 ________ 时间 ________ / 原因 2 ________ 时间________ □</td></tr>
</table>

续表

<table>
<tr><td rowspan="3">家族史</td><td>父　　亲</td><td>□/□/□/□/□/□</td><td>母　亲</td><td>□/□/□/□/□/□</td></tr>
<tr><td>兄弟姐妹</td><td>□/□/□/□/□/□</td><td>子　女</td><td>□/□/□/□/□/□</td></tr>
<tr><td colspan="4">1 无　2 高血压　3 糖尿病　4 冠心病　5 慢性阻塞性肺疾病　6 恶性肿瘤　7 脑卒中　8 重性精神疾病　9 结核病　10 肝炎　11 先天畸形　12 其他</td></tr>
<tr><td>遗传病史</td><td colspan="4">1 无 2 有:疾病名称＿＿＿＿＿＿＿＿　□</td></tr>
<tr><td>残疾情况</td><td colspan="4">1 无残疾　2 视力残疾　3 听力残疾　4 言语残疾　5 肢体残疾
6 智力残疾　7 精神残疾　8 其他残疾＿＿＿＿＿＿　□/□/□/□/□/□</td></tr>
<tr><td rowspan="5">生活环境</td><td>厨房排风设施</td><td colspan="3">1 无　2 油烟机　3 换气扇　4 烟囱　□</td></tr>
<tr><td>燃料类型</td><td colspan="3">1 液化气　2 煤　3 天然气　4 沼气　5 柴火　6 其他　□</td></tr>
<tr><td>饮水</td><td colspan="3">1 自来水　2 经净化过滤的水　3 井水　4 河湖水　5 塘水　6 其他　□</td></tr>
<tr><td>厕所</td><td colspan="3">1 卫生厕所　2 一格或二格粪池式　3 马桶　4 露天粪坑　5 简易棚厕　□</td></tr>
<tr><td>禽畜栏</td><td colspan="3">1 单设　2 室内　3 室外　□</td></tr>
</table>

填表说明

1. 本表用于居民首次建立健康档案时填写。如果居民的个人信息有所变动,可在原条目处修改,并注明修改时间。

2. 性别:按照国标分为未知的性别、男、女及未说明的性别。

3. 出生日期:根据居民身份证的出生日期,按照年(4 位)、月(2 位)、日(2 位)顺序填写,如 19490101。

4. 工作单位:应填写目前所在工作单位的全称。离退休者填写最后工作单位的全称;下岗待业或无工作经历者需具体注明。

5. 联系人姓名:填写与建档对象关系紧密的亲友姓名。

6. 民族:少数民族应填写全称,如彝族、回族等。

7. 血型:在前一个"□"内填写与 ABO 血型对应编号的数字;在后一个"□"内填写是否为"RH 阴性"对应编号的数字。

8. 文化程度:指截至建档时间,本人接受国内外教育所取得的最高学历或现有水平所相当的学历。

9. 药物过敏史:表中药物过敏主要列出青霉素、磺胺或者链霉素过敏,如有其他药物过敏,请在其他栏中写明名称,可以多选。

10. 既往史:包括疾病史、手术史、外伤史和输血史。

(1)疾病。填写现在和过去曾经患过的某种疾病,包括建档时还未治愈的慢性病或某些反复发作的疾病,并写明确诊时间,如有恶性肿瘤,请写明具体的部位或疾病名称;如有职业病,请填写具体名称。对于经医疗单位明确诊断的疾病都应以一级及以上医院的正式诊断为依据，有病史卡的以卡上的疾病名称为准，没有病史卡的应有证据证明是经过医院明确诊断的。可以多选。

（2）手术。填写曾经接受过的手术治疗。如有，应填写具体手术名称和手术时间。

（3）外伤。填写曾经发生的后果比较严重的外伤经历。如有，应填写具体外伤名称和发生时间。

（4）输血。填写曾经接受过的输血情况。如有，应填写具体输血原因和发生时间。

11. 家族史：指直系亲属（父亲、母亲、兄弟姐妹、子女）中是否患过所列出的具有遗传性或遗传倾向的疾病或症状。有则选择具体疾病名称对应编号的数字，没有列出的请在“______”上写明。可以多选。

12. 生活环境：农村地区在建立居民健康档案时需根据实际情况选择填写此项。

附件 4

健康体检表

姓名：　　　　　　　　　　　　　　　　　　　　　　编号□□□－□□□□□

体检日期	年　月　日		责任医生		
内容	检查项目				
症状	1 无症状 2 头痛 3 头晕 4 心悸 5 胸闷 6 胸痛 7 慢性咳嗽 8 咳痰 9 呼吸困难 10 多饮 11 多尿 12 体重下降 13 乏力 14 关节肿痛 15 视力模糊 16 手脚麻木 17 尿急 18 尿痛 19 便秘 20 腹泻 21 恶心呕吐 22 眼花 23 耳鸣 24 乳房胀痛 25 其他________ □/□/□/□/□/□/□/□/□/□				
一般状况	体温	℃	脉率		次/分钟
	呼吸频率	次/分钟	血压	左侧	/ mmHg
				右侧	/ mmHg
	身高	cm	体重		kg
	腰围	cm	体质指数（BMI）		Kg/m^2
	老年人健康状态自我评估＊	1 满意　2 基本满意　3 说不清楚　4 不太满意　5 不满意　□			
	老年人生活自理能力自我评估＊	1 可自理(0～3 分)　2 轻度依赖(4～8 分) 3 中度依赖(9～18 分)　4 不能自理(≥19 分)　□			
	老年人认知功能＊	1 粗筛阴性 2 粗筛阳性，简易智力状态检查，总分________　□			
	老年人情感状态＊	1 粗筛阴性 2 粗筛阳性，老年人抑郁评分检查，总分________　□			

续表

生活方式	体育锻炼	锻炼频率	1 每天　2 每周一次以上　3 偶尔　4 不锻炼　□
		每次锻炼时间	分钟　坚持锻炼时间　　年
		锻炼方式	
	饮食习惯		1 荤素均衡 2 荤食为主 3 素食为主 4 嗜盐 5 嗜油 6 嗜糖　□/□/□
	吸烟情况	吸烟状况	1 从不吸烟　2 已戒烟　3 吸烟　□
		日吸烟量	平均　　支
		开始吸烟年龄	岁　戒烟年龄　　岁
	饮酒情况	饮酒频率	1 从不　2 偶尔　3 经常　4 每天　□
		日饮酒量	平均　　两
		是否戒酒	1 未戒酒　2 已戒酒，戒酒年龄：______岁　□
		开始饮酒年龄	岁　近一年内是否曾醉酒　1 是　2 否 □
		饮酒种类	1 白酒 2 啤酒 3 红酒 4 黄酒 5 其他____　□/□/□/□
	职业病危害因素接触史		1 无 2 有（工种______ 从业时间____年）□ 毒物种类　粉尘____________ 防护措施 1 无 2 有____ □ 放射物质__________ 防护措施 1 无 2 有____ □ 物理因素__________ 防护措施 1 无 2 有____ □ 化学物质__________ 防护措施 1 无 2 有____ □ 其他____________ 防护措施 1 无 2 有____ □
脏器功能	口　腔		口唇 1 红润 2 苍白 3 发绀 4 皲裂 5 疱疹　□ 齿列 1 正常 2 缺齿┼ 3 龋齿┼　4 义齿（假牙）┼　□ 咽部 1 无充血 2 充血 3 淋巴滤泡增生　□
	视　力		左眼 ______右眼 ______（矫正视力：左眼 ________右眼 ________）
	听　力		1 听见　2 听不清或无法听见　□
	运动功能		1 可顺利完成　2 无法独立完成其中任何一个动作　□
查体	眼　底*		1 正常　2 异常________________　□
	皮　肤		1 正常 2 潮红 3 苍白 4 发绀 5 黄染 6 色素沉着 7 其他______　□
	巩　膜		1 正常　2 黄染　3 充血　4 其他______　□
	淋巴结		1 未触及　2 锁骨上　3 腋窝　4 其他______　□
	肺		桶状胸：1 否　2 是　□
			呼吸音：1 正常　2 异常________　□
			罗　音：1 无　2 干啰音　3 湿啰音　4 其他______　□

续表

查体	心　脏		心率______次/分钟　心律:1 齐　2 不齐　3 绝对不齐 □ 杂音:1 无　2 有________ □
	腹　部		压痛:1 无　2 有______ □ 包块:1 无　2 有______ □ 肝大:1 无　2 有______ □ 脾大:1 无　2 有______ □ 移动性浊音:1 无　2 有______ □
	下肢水肿		1 无　2 单侧　3 双侧不对称　4 双侧对称 □
	足背动脉搏动		1 未触及　2 触及双侧对称　3 触及左侧弱或消失　4 触及右侧弱或消失 □
	肛门指诊＊		1 未见异常　2 触痛　3 包块　4 前列腺异常　5 其他___ □
	乳　腺＊		1 未见异常 2 乳房切除 3 异常泌乳 4 乳腺包块 5 其他_____ □/□/□/□
	妇科＊	外阴	1 未见异常　2 异常____________________ □
		阴道	1 未见异常　2 异常____________________ □
		宫颈	1 未见异常　2 异常____________________ □
		宫体	1 未见异常　2 异常____________________ □
		附件	
	其　他＊		
辅助检查	血常规＊		血红蛋白_____g/L 白细胞_____ $\times10^9$/L 血小板_____ $\times10^9$/L 其他__________________
	尿常规＊		尿蛋白_____尿糖_____尿酮体_____尿潜血_____ 其他______________
	空腹血糖＊		_____mmol/L 或_____mg/dL
	心电图＊		1 正常　2 异常__________________________________ □
	尿微量白蛋白＊		__________mg/dL
	大便潜血＊		1 阴性　2 阳性 □
	糖化血红蛋白＊		_____%
	乙型肝炎表面抗原＊		1 阴性　2 阳性 □

续表

辅助检查	肝功能＊	血清谷丙转氨酶______U/L　血清谷草转氨酶 ______U/L 白蛋白______g/L　总胆红素 ______μmol/L 结合胆红素 ________ μmol/L
	肾功能＊	血清肌酐______μmol/L　血尿素氮______mmol/L 血钾浓度______mmol/L　血钠浓度______mmol/L
	血　脂＊	总胆固醇______mmol/L　甘油三酯______ mmol/L 血清低密度脂蛋白胆固醇__________ mmol/L 血清高密度脂蛋白胆固醇__________ mmol/L
	胸部 X 线片＊	1 正常　2 异常________________ □
	B 超＊	1 正常　2 异常________________ □
	宫颈涂片＊	1 正常　2 异常________________ □
	其　他＊	
中医体质辨识＊	平和质	1 是　　2 倾向是 □
	气虚质	1 是　　2 倾向是 □
	阳虚质	1 是　　2 倾向是 □
	阴虚质	1 是　　2 倾向是 □
	痰湿质	1 是　　2 倾向是 □
	湿热质	1 是　　2 倾向是 □
	血淤质	1 是　　2 倾向是 □
	气郁质	1 是　　2 倾向是 □
	特秉质	1 是　　2 倾向是 □
现存主要健康问题	脑血管疾病	1 未发现　2 缺血性卒中　3 脑出血　4 蛛网膜下腔出血 5 短暂性脑缺血发作　6 其他__________ □/□/□/□/□
	肾脏疾病	1 未发现　2 糖尿病肾病　3 肾功能衰竭　4 急性肾炎 5 慢性肾炎　6 其他__________ □/□/□/□/□
	心脏疾病	1 未发现　2 心肌梗死　3 心绞痛　4 冠状动脉血运重建　5 充血性心力衰竭　6 心前区疼痛　7 其他__________ □/□/□/□/□
	血管疾病	1 未发现　2 夹层动脉瘤　3 动脉闭塞性疾病　4 其他______ □/□/□
	眼部疾病	1 未发现　2 视网膜出血或渗出　3 视乳头水肿　4 白内障 5 其他________ □/□/□
	神经系统疾病	1 未发现　2 有 __________________________ □
	其他系统疾病	1 未发现　2 有 __________________________ □

续表

<table>
<tr><td rowspan="6">住院治疗情况</td><td rowspan="3">住院史</td><td>入/出院日期</td><td>原 因</td><td>医疗机构名称</td><td>病案号</td></tr>
<tr><td>/</td><td></td><td></td><td></td></tr>
<tr><td>/</td><td></td><td></td><td></td></tr>
<tr><td rowspan="3">家　庭
病床史</td><td>建/撤床日期</td><td>原 因</td><td>医疗机构名称</td><td>病案号</td></tr>
<tr><td>/</td><td></td><td></td><td></td></tr>
<tr><td>/</td><td></td><td></td><td></td></tr>
<tr><td rowspan="7">主要用药情况</td><td>药物名称</td><td>用法</td><td>用量</td><td>用药时间</td><td>服药依从性
1 规律　2 间断　3 不服药</td></tr>
<tr><td>1</td><td></td><td></td><td></td><td></td></tr>
<tr><td>2</td><td></td><td></td><td></td><td></td></tr>
<tr><td>3</td><td></td><td></td><td></td><td></td></tr>
<tr><td>4</td><td></td><td></td><td></td><td></td></tr>
<tr><td>5</td><td></td><td></td><td></td><td></td></tr>
<tr><td>6</td><td></td><td></td><td></td><td></td></tr>
<tr><td rowspan="4">非免疫规划预防接种史</td><td>名称</td><td>接种日期</td><td colspan="3">接种机构</td></tr>
<tr><td>1</td><td></td><td colspan="3"></td></tr>
<tr><td>2</td><td></td><td colspan="3"></td></tr>
<tr><td>3</td><td></td><td colspan="3"></td></tr>
<tr><td>健康评价</td><td colspan="5">1 体检无异常　□
2 有异常
异常 1 ________
异常 2 ________
异常 3 ________
异常 4 ________</td></tr>
<tr><td>健康指导</td><td colspan="2">1 纳入慢性病患者健康管理
2 建议复查
3 建议转诊
□/□/□/□</td><td colspan="3">危险因素控制：　□/□/□/□/□/□
1 戒烟　2 健康饮酒　3 饮食　4 锻炼
5 减体重（目标 ________）
6 建议接种疫苗________
7 其他________</td></tr>
</table>

填表说明

1. 本表用于居民首次建立健康档案以及老年人、高血压、2 型糖尿病和重性精神疾病患者等的年度健康检查。

2. 表中带有＊号的项目，在为一般居民建立健康档案时不作为免费检查项目，不同重点人群的免费检查项目按照各专项服务规范的要求执行。

3. 一般状况：

体质指数＝体重（kg）/身高的平方（m^2）。

老年人生活自理能力评估：65岁及以上老年人需填写此项，详见老年人健康管理服务规范附表。

老年人认知功能粗筛方法：告诉被检查者“我将要说三件物品的名称（如铅笔、卡车、书），请您立刻重复”。过1分钟后请其再次重复。如被检查者无法立即重复或1分钟后无法完整回忆三件物品名称为粗筛阳性，需进一步行“简易智力状态检查量表”检查。

老年人情感状态粗筛方法：询问被检查者“您经常感到伤心或抑郁吗”或“您的情绪怎么样”。如回答“是”或“我想不是十分好”，为粗筛阳性，需进一步行“老年人抑郁量表”检查。

4. 生活方式：

体育锻炼：指主动锻炼，即有意识地为强体健身而进行的活动。不包括因工作或其他需要而必须进行的活动，如为上班骑自行车、做强体力工作等。锻炼方式填写最常采用的具体锻炼方式。

吸烟情况：“从不吸烟者”不必填写“日吸烟量”、“开始吸烟年龄”、“戒烟年龄”等。

饮酒情况：“从不饮酒者”不必填写其他有关饮酒情况项目。“日饮酒量”应折合相当于白酒“××两”。白酒1两折合葡萄酒4两、黄酒半斤、啤酒1瓶、果酒4两。

职业暴露情况：指因患者职业原因造成的化学品、毒物或射线接触情况。如有，需填写具体化学品、毒物、射线名或填不详。

职业病危险因素接触史：指因患者职业原因造成的粉尘、放射物质、物理因素、化学物质的接触情况。如有，需填写具体粉尘、放射物质、物理因素、化学物质的名称或填不详。

5. 脏器功能：

视力：填写采用对数视力表测量后的具体数值，对佩戴眼镜者，可戴其平时所用眼镜测量矫正视力。

听力：在被检查者耳旁轻声耳语“您叫什么姓名”（注意检查时检查者的脸应在被检查者视线之外），判断被检查者听力状况。

运动功能：请被检查者完成以下动作：“两手触枕后部”、“捡起这支笔”、“从椅子上站起，行走几步，转身，坐下。”判断被检查者运动功能。

6. 查体：如有异常请在横线上具体说明。如可触及的淋巴结部位、个数；心脏杂音描述;肝脾肋下触诊大小等。建议有条件的地区开展眼底检查,特别是针对高血压或糖尿病患者。

眼底:如果有异常,具体描述异常结果。

足背动脉搏动:糖尿病患者必须进行此项检查。

乳腺:检查外观有无异常,有无异常泌乳及包块。

妇科:

外阴:记录发育情况及婚产式(未婚、已婚未产或经产式),如有异常情况请具体描述。

阴道:记录是否通畅,黏膜情况,分泌物量、色、性状以及有无异味等。

宫颈:记录大小、质地、有无糜烂、撕裂、息肉、腺囊肿;有无接触性出血、压痛等。

宫体:记录位置、大小、质地、活动度;有无压痛等。

附件:记录有无块物、增厚或压痛;若扪及块物,记录其位置、大小、质地;表面光滑与否、活动度、有无压痛以及与子宫及盆壁关系。左右两侧分别记录。

7. 辅助检查:该项目根据各地实际情况及不同人群情况,有选择地开展。老年人,高血压、2 型糖尿病和重性精神疾病患者的免费辅助检查项目按照各专项规范要求执行。

尿常规中的“尿蛋白、尿糖、尿酮体、尿潜血”可以填写定性检查结果,阴性填“-”,阳性根据检查结果填写“+”、“++”、“+++”或“++++”,也可以填写定量检查结果,定量结果需写明计量单位。

大便潜血、肝功能、肾功能、胸部 X 线片、B 超检查结果若有异常,请具体描述异常结果。其中 B 超写明检查的部位。

其他:表中列出的检查项目以外的辅助检查结果填写在“其他”一栏。

8. 中医体质辨识:该项由有条件的地区基层医疗卫生机构中医医务人员或经过培训的其他医务人员填写。根据不同的体质辨识,提供相应的健康指导。

体质辨识方法:采用量表的方法,依据中华中医药学会颁布的《中医体质分类与判定标准》进行测评。

9. 现存主要健康问题:指曾经出现或一直存在,并影响目前身体健康状况的疾病。可以多选。(本栏内容老年人健康管理年度体检时不需填写)

10. 住院治疗情况:指最近 1 年内的住院治疗情况。应逐项填写。日期填写年月,年份必须写 4 位。如因慢性病急性发作或加重而住院/家庭病床,请特别说明。医疗机构名称应写全称。

11. 主要用药情况(老年人健康管理年度体检时不需填写“服药依从性”一栏):对长期服药的慢性病患者了解其最近 1 年内的主要用药情况,西药填写化学名(通用名)而非商品名,中药填写药品名称或中药汤剂,用法、用量按医生医嘱填写。用药时间指在此时间段内一共服用此药的时间,单位为年、月或天。服药依从性是指对此药的依从情况,“规律”为按医嘱服药,“间断”为未按医嘱服药,频次或数量不足,“不服药”即为医生开了处方,但患者未使用此药。

12. 非免疫规划预防接种史:填写最近1年内接种的疫苗名称、接种日期和接种机构。疫苗名称填写应完整准确。

附件 5

接诊记录表

姓名：　　　　　　　　　　　　　　　　　　　　　编号□□□-□□□□□

就诊者的主观资料：   就诊者的客观资料：   评估： 处置计划：   医生签字： 接诊日期：_____ 年___月___日

填表说明

1. 本表供居民由于急性或短期健康问题接受咨询或医疗卫生服务时使用，应以能够如实反映居民接受服务的全过程为目的、根据居民接受服务的具体情况填写。

2. 就诊者的主观资料：包括主诉、咨询问题和卫生服务要求等。

3. 就诊者的客观资料：包括查体、实验室检查、影像检查等结果。

4. 评估：根据就诊者的主、客观资料作出的初步印象、疾病诊断或健康问题评估。

5. 处置计划：指在评估基础上制定的处置计划，包括诊断计划、治疗计划、病人指导计划等。

附件 6

会诊记录表

姓名：　　　　　　　　　　　　　　　　　　　　　　　编号□□□-□□□□□

会诊原因：

会诊意见：

会诊医生及其所在医疗卫生机构：

医疗卫生机构名称	会诊医生（签字）：		

责任医生：________

会诊日期：________年____月____日

填表说明

1. 本表供居民接受会诊服务时使用。

2. 会诊原因：责任医生填写患者需会诊的主要情况。

3. 会诊意见：责任医生填写会诊医生的主要处置、指导意见。

4. 会诊医生及其所在医疗卫生机构：填写会诊医生所在医疗卫生机构名称并签署会诊医生姓名。来自同一医疗卫生机构的会诊医生可以只填写一次机构名称，然后在同一行依次签署姓名。

附件 7

双向转诊单

存　根

患者姓名＿＿＿＿＿＿ 性别＿＿＿＿＿＿ 年龄＿＿＿＿ 档案编号＿＿＿＿＿＿＿＿
家庭住址＿＿＿＿＿＿＿＿＿＿＿＿＿＿＿＿＿＿＿＿＿＿ 联系电话＿＿＿＿＿＿＿＿
于＿＿＿ 年＿＿＿月＿＿＿日因病情需要，转入＿＿＿＿＿＿＿＿＿＿＿＿＿＿＿＿单位
＿＿＿＿＿＿＿＿＿＿＿＿ 科室＿＿＿＿＿＿＿＿＿＿接诊医生。

转诊医生（签字）：

年　月　日

双向转诊（转出）单

＿＿＿＿＿＿（机构名称）：

现有患者＿＿＿＿＿＿＿＿ 性别＿＿＿＿＿ 年龄＿＿＿＿＿＿ 因病情需要，需转入贵单位，请予以接诊。

初步印象：

主要现病史（转出原因）：

主要既往史：

治疗经过：

转诊医生（签字）：

联系电话：

＿＿＿＿＿＿＿＿＿＿＿＿（机构名称）

年　月　日

填表说明

1. 本表供居民双向转诊转出时使用，由转诊医生填写。

2. 初步印象：转诊医生根据患者病情做出的初步判断。

3. 主要现病史：患者转诊时存在的主要临床问题。

4. 主要既往史：患者既往存在的主要疾病史。

5. 治疗经过：经治医生对患者实施的主要诊治措施。

存　根

患者姓名＿＿＿＿＿ 性别＿＿＿＿＿年龄＿＿＿病案号＿＿＿＿＿＿＿

家庭住址＿＿＿＿＿＿＿＿＿＿＿＿＿＿＿＿＿ 联系电话＿＿＿＿＿＿＿

于＿＿＿ 年＿＿月＿＿日因病情需要，转回＿＿＿＿＿＿＿＿＿单位

＿＿＿＿＿＿＿＿接诊医生。

转诊医生（签字）：

年　月　日

双向转诊（回转）单

＿＿＿＿＿（机构名称）：

现有患者＿＿＿＿＿＿＿ 因病情需要，现转回贵单位，请予以接诊。

诊断结果＿＿＿＿＿＿＿＿＿＿ 住院病案号＿＿＿＿＿＿＿＿＿＿＿＿＿＿＿

主要检查结果：

治疗经过、下一步治疗方案及康复建议：

转诊医生（签字）：

联系电话：

＿＿＿＿＿＿＿＿＿＿（机构名称）

年　月　日

填表说明

1. 本表供居民双向转诊回转时使用，由转诊医生填写。

2. 主要检查结果：填写患者接受检查的主要结果。

3. 治疗经过：经治医生对患者实施的主要诊治措施。

4. 康复建议：填写经治医生对患者转出后需要进一步治疗及康复提出的指导建议。

附件 8

居民健康档案信息卡

（正面）

<table>
<tr><td>姓名</td><td></td><td>性别</td><td></td><td>出生日期</td><td>年　月　日</td></tr>
<tr><td colspan="4">健康档案编号</td><td colspan="2">□□-□□□□□</td></tr>
<tr><td>ABO 血型</td><td colspan="3">□A □B □O □AB</td><td>RH 血型</td><td>□Rh 阴性 □Rh 阳性 □不详</td></tr>
<tr><td colspan="6">慢性病患病情况：
□无　□高血压　□糖尿病　□脑卒中　□冠心病　□哮喘
□职业病　□其他疾病________</td></tr>
<tr><td colspan="6">过敏史：</td></tr>
</table>

（反面）

<table>
<tr><td>家庭住址</td><td></td><td>家庭电话</td><td></td></tr>
<tr><td>紧急情况联系人</td><td></td><td>联系人电话</td><td></td></tr>
<tr><td>建档机构名称</td><td></td><td>联系电话</td><td></td></tr>
<tr><td>责任医生或护士</td><td></td><td>联系电话</td><td></td></tr>
<tr><td colspan="4">其他说明：</td></tr>
</table>

填表说明

1. 居民健康档案信息卡为正反两面，根据居民信息如实填写，应与健康档案对应项目的填写内容一致。

2. 过敏史：过敏主要指青霉素、磺胺、链霉素过敏，如有其他药物或食物等其他物质（如花粉、酒精、油漆等）过敏，请写明过敏物质名称。

附件 9

填表基本要求

一、基本要求

(一)档案填写一律用钢笔或圆珠笔,不得用铅笔或红色笔书写。字迹要清楚,书写要工整。数字或代码一律用阿拉伯数字书写。数字和编码不要填出格外,如果数字填错,用双横线将整笔数码划去,并在原数码上方工整填写正确的数码,切勿在原数码上涂改。

(二)在居民健康档案的各种记录表中,凡有备选答案的项目,应在该项目栏的"□"内填写与相应答案选项编号对应的数字,如性别为男,应在性别栏"□"内填写与"1 男"对应的数字 1。对于选择备选答案中"其他"或者是"异常"这一选项者,应在该选项留出的空白处用文字填写相应内容,并在项目栏的"□"内填写与"其他"或者是"异常"选项编号对应的数字,如填写"个人基本信息表"中的既往疾病史时,若该居民曾患有"腰椎间盘突出症",则在该项目中应选择"其他",既要在"其他"选项后写明"腰椎间盘突出症",同时在项目栏"□"内填写数字 13。对各类表单中没有备选答案的项目用文字或数据在相应的横线上或方框内据情填写。

(三)在为居民提供诊疗服务过程中,涉及到疾病诊断名称时,疾病名称应遵循国际疾病分类标准编码 ICD－10 填写,涉及到疾病中医诊断病名及辨证分型时,应遵循《中医病证分类与代码》(GB/T15657－1995,TCD)。

二、居民健康档案编码

统一为居民健康档案进行编码,采用 17 位编码制,以国家统一的行政区划编码为基础,以乡镇(街道)为范围,村(居)委会为单位,编制居民健康档案唯一编码。同时将建档居民的身份证号作为统一的身份识别码,为在信息平台下实现资源共享奠定基础。

第一段为 6 位数字,表示县及县以上的行政区划,统一使用《中华人民共和国行政区划代码》(GB2260);

第二段为 3 位数字,表示乡镇(街道)级行政区划,按照国家标准《县以下行政区划代码编码规则》(GB/T10114－2003)编制;

第三段为 3 位数字,表示村(居)民委员会等,具体划分为:001－099 表示居委会,101－199 表示村委会,901－999 表示其他组织;

第四段为 5 位数字,表示居民个人序号,由建档机构根据建档顺序编制。

在填写健康档案的其他表格时,必须填写居民健康档案编号,但只需填写后 8 位编码。

三、各类检查报告单据及转诊记录粘贴

服务对象在健康体检、就诊、会诊时所做的各种化验及检查的报告单据，都应该粘贴留存归档。可以有序地粘贴在相应健康体检表、接诊记录表、会诊记录表的后面。

双向转诊（转出）单存根与双向转诊（回转）单可另页粘贴，附在相应位置上与本人健康档案一并归档。

四、其他

各类表单中涉及的日期类项目，如体检日期、访视日期、会诊日期等，按照年（4位）、月（2位）、日（2位）顺序填写。

第二节 健康教育服务规范

健康教育是通过有计划、有组织、有系统的社会教育活动,使人们自觉地采纳有益于健康的行为和生活方式,消除或减轻影响健康的危险因素,预防疾病,促进健康,提高生活质量,并对教育效果做出评价。健康教育的核心是教育人们树立健康意识、促使人们改变不健康的行为生活方式,养成良好的生活方式,以降低或消除影响健康的危险因素。通过健康教育,能帮助人们了解哪些行为是影响健康的,并能自觉地选择有益于健康的行为生活方式。健康教育的目的是增强人们的健康,使个人和群体实现健康;提高和维护健康;预防非正常死亡、疾病和残疾的发生;改善人际关系,增强人们的自我保健能力,使其破除迷信,摒弃陋习,养成良好的卫生习惯,倡导文明、健康、科学的生活方式。健康传播是健康教育与健康促进的重要手段和策略。它是指以"人人健康"为出发点,运用人际传播、大众传播、组织传播等各种传播媒介渠道和方法,为维护和促进人类健康的目的而制作、传递、分散、分享健康信息的过程。健康传播是一般传播行为在医学领域的具体和深化,并有其独自的特点和规律。社区健康教育的目的是要提高社区人群对健康的认识,使他们懂得一些基础的卫生保健知识,如基本卫生保健的内容和实施方法,帮助养成科学、文明、健康的生活习惯,增强人们的健康意识和自我保健能力,提高全民健康素质。

健康教育服务规范就是要求基层卫生服务机构的医生在广泛开展健康教育时必须遵守的规则。健康教育的目的是为了提高中国公民的健康素养,对象是全社区的居民。其中,健康教育的重点人群是妇女、老年人、残疾人、0~6岁儿童的家长、学生、职业人群等,这要求基层卫生服务机构在制定健康教育方案时,应根据每次开展的健康教育对象,制定适合不同人群需要的健康教育内涵。一般情况下,健康教育可以针对居民的健康危险因素进行,如告诉社区居民如何合理膳食,如何通过进出热能的平衡来控制体重,指导社区居民开展适合自身特点的体育运动,如何控烟限酒等;同时也可以针对社区居民的具体疾病开展个体或群体的健康教育,如高血压、糖尿病、冠心病、精神疾病等重点疾病的健康教育;还可以开展针对社区的食品、环境、饮水、突发公共卫生事件、防灾减灾、家庭急救、卫生法规、卫生政策等公共卫生问题的健康教育。健康教育的形式可包括发放健康教育材料、播放健康教育音像教材、设置健康教育宣传栏、公众健康咨询活动、健康知识讲座、个体化健康教育指导等。建立和完善适应社会发展需要的健康教育工作体系,以社区为基础,以重大卫生问题、重点场所和重点人群为重点,开展多种形式的健康教育活动,力争使社区居民基本卫生知识知晓率和人群健康相关行为形成率得到明显提高,拓宽健康教育资金筹措渠道,动员全社会参与,提高专业队伍素质,加强健康教育的规范管理。

一、服务对象

辖区内居民。

二、服务内容

(一)健康教育内容

1. 宣传普及《中国公民健康素养——基本知识与技能(试行)》。配合有关部门开展公民健康素养促进行动。

2. 对青少年、妇女、老年人、残疾人、0～6岁儿童的家长、农民工等人群进行健康教育。

3. 开展合理膳食、控制体重、适当运动、心理平衡、改善睡眠、限盐、控烟、限酒、控制药物依赖、戒毒等健康生活方式和可干预危险因素的健康教育。

4. 开展高血压、糖尿病、冠心病、哮喘、乳腺癌和宫颈癌、结核病、肝炎、艾滋病、流感、手足口病和狂犬病等重点疾病健康教育。

5. 开展食品安全、职业卫生、放射卫生、环境卫生、饮水卫生、计划生育、学校卫生等公共卫生问题健康教育。

6. 开展应对突发公共卫生事件应急处置、防灾减灾、家庭急救等健康教育。

7. 宣传普及医疗卫生法律法规及相关政策。

(二)服务形式及要求

1. 提供健康教育资料:

(1)发放印刷资料。印刷资料包括健康教育折页、健康教育处方和健康手册等。放置在乡镇卫生院、村卫生室、社区卫生服务中心(站)的候诊区、诊室、咨询台等处。每个机构每年提供不少于12种内容的印刷资料,并及时更新补充,保障使用。

(2)播放音像资料。音像资料包括录像带、VCD、DVD等视听传播资料,机构正常应诊的时间内,在乡镇卫生院、社区卫生服务中心门诊候诊区、观察室、健教室等场所或宣传活动现场播放。每个机构每年播放音像资料不少于6种。

2. 设置健康教育宣传栏。乡镇卫生院和社区卫生服务中心宣传栏不少于2个,村卫生室和社区卫生服务站宣传栏不少于1个,每个宣传栏的面积不少于$2m^2$。宣传栏一般设置在机构的户外、健康教育室、候诊室、输液室或收费大厅的明显位置,宣传栏中心位置距地面1.5～1.6m高。每个机构每2个月最少更换1次健康教育宣传栏内容。

3. 开展公众健康咨询活动。利用各种健康主题日或针对辖区重点健康问题，开展健康咨询活动并发放宣传资料。每个乡镇卫生院、社区卫生服务中心每年至少开展9次公众健康咨询活动。

4. 举办健康知识讲座。定期举办健康知识讲座，引导居民学习、掌握健康知识及必要的健康技能，促进辖区内居民的身心健康。每个乡镇卫生院和社区卫生服务中心每个月至少举办1次健康知识讲座，村卫生室和社区卫生服务站每两个月至少举办1次健康知识讲座。

5. 开展个体化健康教育。乡镇卫生院、村卫生室和社区卫生服务中心(站)的医务人员在提供门诊医疗、上门访视等医疗卫生服务时，要开展有针对性的个体化健康知识和健康技能的教育。

三、服务流程

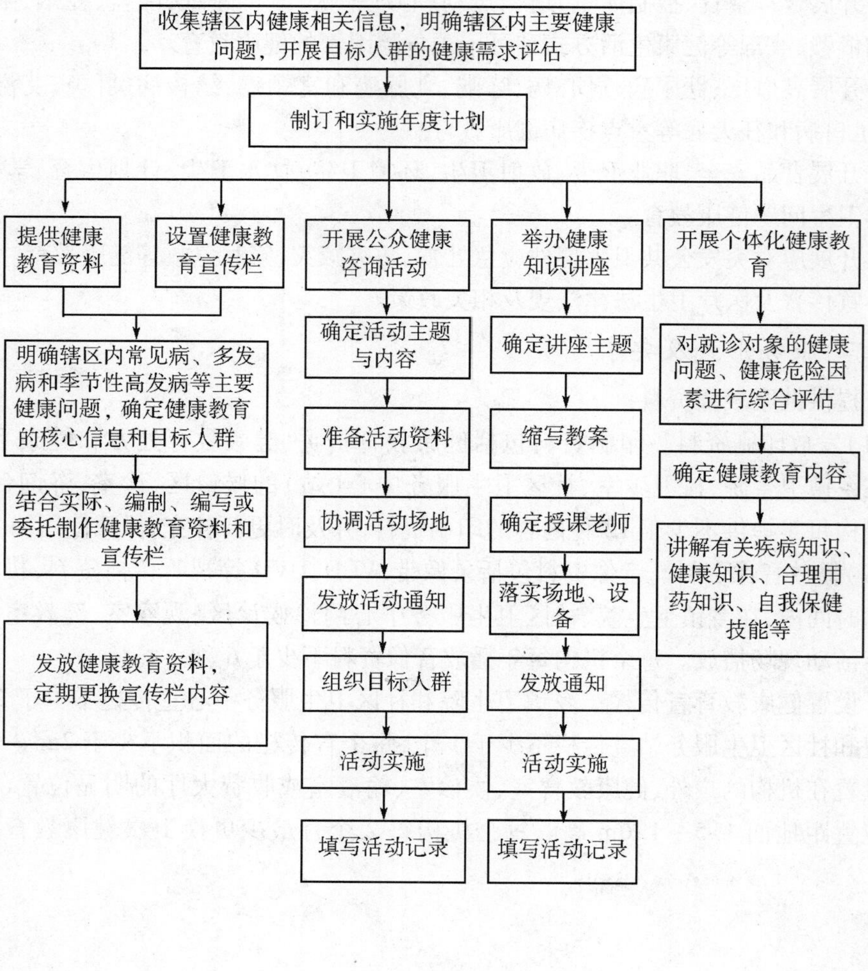

四、服务要求

1. 乡镇卫生院和社区卫生服务中心应配备专(兼)职人员开展健康教育工作,每年接受健康教育专业知识和技能培训不少于8学时。树立全员提供健康教育服务的观念,将健康教育与日常提供的医疗卫生服务结合起来。

2. 具备开展健康教育的场地、设施、设备,并保证设施设备完好、正常使用。

3. 制订健康教育年度工作计划,保证其可操作性和可实施性。健康教育内容要通俗易懂,并确保其科学性、时效性。健康教育材料可委托专业机构统一设计、制作,有条件的地区可利用互联网、手机短信等新媒体开展健康教育。

4. 有完整的健康教育活动记录和资料,包括文字、图片、影音文件等,并存档保存。每年做好年度健康教育工作的总结评价。

5. 加强与乡镇政府、街道办事处、村(居)委会、社会团体等辖区其他单位的沟通和协作,共同做好健康教育工作。

6. 充分发挥健康教育专业机构的作用,接受健康教育专业机构的技术指导和考核评估。

7. 运用中医理论知识,在饮食起居、情志调摄、食疗药膳、运动锻炼等方面,对城乡居民开展养生保健知识宣教等中医健康教育,在健康教育印刷资料、音像资料的种类、数量、宣传栏更新次数以及讲座、咨询活动次数等方面,应有一定比例的中医药内容。

五、考核指标

1. 发放健康教育印刷资料的种类和数量。

2. 播放健康教育音像资料的种类、次数和时间。

3. 健康教育宣传栏设置和内容更新情况。

4. 举办健康教育讲座和健康教育咨询活动的次数和参加人数。

六、附件

健康教育活动记录表

附件

健康教育活动记录表

活动时间：	活动地点：
活动形式：	
活动主题：	
组织者：	
接受健康教育人员类别：	接受健康教育人数：
健康教育资料发放种类及数量：	
活动内容：	
活动总结评价：	
存档材料请附后 □书面材料　□图片材料　□印刷材料　□影音材料　□签到表 □其他材料	

填表人（签字）：　　　　负责人（签字）：

填表时间：　　年　　月　　日

第三节 预防接种服务规范

预防接种是将抗原或抗体注入机体，使机体获得对某些疾病的特异性抵抗力，从而保护易感人群，预防传染病发生。预防接种包括人工自动免疫和人工被动免疫。人工自动免疫是指通过人工免疫方法，使宿主自身的免疫系统产生对于相关传染病的保护作用，其疫苗包括减毒活疫苗（由无毒或弱毒菌株或病毒株所制成，如白百破三联疫苗）、灭活疫苗（用加热、化学等方法杀死的病原微生物或提取、纯化的病原微生物组分（如复合亚单位、类毒素、多糖聚合物）制成，如甲肝疫苗）、重组疫苗（通过遗传学重组机制来生产疫苗，如乙肝重组疫苗）、DNA 疫苗（旨在将病原微生物的某种专门组分的裸露 DNA 编码直接注入机体内，如正在研究的结核病 DNA 疫苗）。人工被动免疫是指将含有抗体的血清或其制剂注入机体，使机体立即获得抗体而受到保护。人工被动免疫制品包括免疫血清和丙种球蛋白。疫苗又可以分为计划内疫苗和计划外疫苗。其中，计划内疫苗又称为一类疫苗，是国家规定纳入计划免疫，属于免费疫苗；计划外疫苗又称为二类疫苗，是自费疫苗。预防接种应根据疾病预防控制规划，按照国家和省级规定的免疫程序，由合格的接种单位和接种人员给适宜的接种对象进行接种疫苗，以提高人群免疫水平，达到预防和控制针对传染病发生和流行的目的。只有严格按照合理程序实施接种，才能充分发挥疫苗的免疫效果，使被接种者获得和维持高度免疫水平，逐渐建立完善的免疫屏障，有效控制相应传染病的流行。预防接种方法包括皮上划痕、注射（包括皮下注射、皮内注射和肌肉注射）、口服、喷雾吸入等。预防接种可能会出现疫苗反应，疫苗虽经灭活或减毒处理，但毕竟是一种蛋白或具抗原性的其他物质，对人体仍有一定的刺激作用而引起的反应。正常反应是指局部出现较轻的轻度肿胀和疼痛等和全身有发热和周身不适等反应。无论局部还是全身的正常反应一般不需要特殊处理，多喂水并注意休息即可。异常反应包括局部感染、无菌性脓肿、晕针、过敏性休克、皮疹、血管神经性水肿等。

基层卫生服务机构在开展预防接种时，应严格按照国务院颁布的《疫苗流通和预防接种管理条例》规定和 2011 年国家公共卫生服务规范中的预防接种服务规范进行。下面讲述 2011 预防接种服务规范的内容。

一、服务对象

辖区内 0 ~6 岁儿童和其他重点人群。

二、服务内容

(一)预防接种管理

1. 及时为辖区内所有居住满3个月的0～6岁儿童建立预防接种证和预防接种卡等儿童预防接种档案。

2. 采取预约、通知单、电话、手机短信、网络、广播通知等适宜方式，通知儿童监护人，告知接种疫苗的种类、时间、地点和相关要求。在边远山区、海岛、牧区等交通不便的地区，可采取入户巡回的方式进行预防接种。

3. 每半年对辖区内儿童的预防接种卡进行1次核查和整理。

(二)预防接种

根据国家免疫规划疫苗免疫程序，对适龄儿童进行常规接种。在部分省份对重点人群接种出血热疫苗。在重点地区对高危人群实施炭疽疫苗、钩体疫苗应急接种。根据传染病控制需要，开展乙肝、麻疹、脊灰等疫苗强化免疫、群体性接种工作和应急接种工作。

1. 接种前的工作。接种工作人员在对儿童接种前应查验儿童预防接种证(卡、簿)或电子档案，核对受种者姓名、性别、出生日期及接种记录，确定本次受种对象、接种疫苗的品种。询问受种者的健康状况以及是否有接种禁忌等，告知受种者或者其监护人所接种疫苗的品种、作用、禁忌、不良反应以及注意事项，可采用书面或(和)口头告知的形式，并如实记录告知和询问的情况。

2. 接种时的工作。接种工作人员在接种操作时再次查验核对受种者姓名、预防接种证、接种凭证和本次接种的疫苗品种，核对无误后严格按照《预防接种工作规范》规定的接种月(年)龄、接种部位、接种途径、安全注射等要求予以接种。

3. 接种后的工作。告知儿童监护人，受种者在接种后应在留观室观察30分钟。接种后及时在预防接种证、卡(簿)上记录，与儿童监护人预约下次接种疫苗的种类、时间和地点。有条件的地区录入计算机并进行网络报告。

(三)疑似预防接种异常反应处理

如发现疑似预防接种异常反应，接种人员应按照《全国疑似预防接种异常反应监测方案》的要求进行处理和报告。

三、服务流程

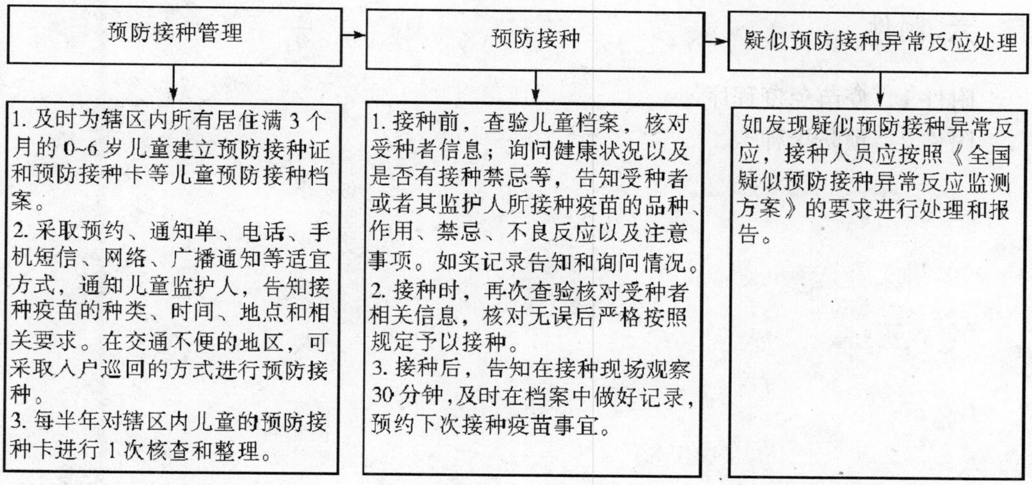

四、服务要求

1. 接种单位必须是区县级卫生行政部门指定的预防接种单位，并具备《疫苗储存和运输管理规范》规定的冷藏设施、设备和冷链管理制度，并按照要求进行疫苗的领发和冷链管理，保证疫苗质量。

2. 承担预防接种的人员应当具备执业医师、执业助理医师、执业护士或者乡村医生资格，并经过县级或以上卫生行政部门组织的预防接种专业培训，考核合格后持证方可上岗。

3. 基层医疗卫生机构应积极通过公安、乡镇（街道）、村（居）委会等多种渠道，利用提供其他医疗服务、发放宣传资料、入户排查等方式，向预防接种服务对象或监护人传播相关信息，主动做好辖区内服务对象的发现和管理。

4. 根据预防接种需要，合理安排接种门诊开放频率、开放时间和预约服务的时间，提供便利的接种服务。

5. 应按照《疫苗流通和预防接种管理条例》、《预防接种工作规范》、《全国疑似预防接种异常反应监测方案》等相关规定做好预防接种服务工作。

五、考核指标

1. 建证率＝年度辖区内建立预防接种证人数/年度辖区内应建立预防接种证人数

×100%。

2. 某种疫苗接种率 = 年度辖区内某种疫苗年度实际接种人数/某种疫苗年度应接种人数 ×100%。

六、附件

附件 1　疫苗免疫程序

附件 2　预防接种卡

附件 1

疫苗免疫程序

疫　苗	接种对象月(年)龄	接种剂次	接种部位	接种途径	接种剂量/剂次	备　注
乙肝疫苗	0、1、6 月龄	3	上臂三角肌	肌内注射	酵母苗 5μg/0.5ml，CHO 苗 10μg/1ml、20μg/1ml	出生后 24 小时内接种第 1 剂次，第 1、2 剂次间隔≥28 天
卡介苗	出生时	1	上臂三角肌中部略下处	皮内注射	0.1ml	
脊灰疫苗	2、3、4 月龄，4 周岁	4		口服	1 粒	第 1、2 剂次，第 2、3 剂次间隔均≥28 天
百白破疫苗	3、4、5 月龄，18 ~24 月龄	4	上臂外侧三角肌	肌内注射	0.5ml	第 1、2 剂次，第 2、3 剂次间隔均≥28 天
白破疫苗	6 周岁	1	上臂三角肌	肌内注射	0.5ml	
麻风疫苗（麻疹疫苗）	8 月龄	1	上臂外侧三角肌下缘附着处	皮下注射	0.5ml	
麻腮风疫苗（麻腮疫苗、麻疹疫苗）	18 ~24 月龄	1	上臂外侧三角肌下缘附着处	皮下注射	0.5ml	
乙脑（减毒）	8 月龄，2 周岁	2	上臂外侧三角肌下缘附着处	皮下注射	0.5ml	
流脑 A	6 ~18 月龄	2	上臂外侧三角肌附着处	皮下注射	30μg/0.5ml	第 1、2 剂次间隔 3 个月
流脑 A + C	3 周岁，6 周岁	2	上臂外侧三角肌附着处	皮下注射	100μg/0.5ml	2 剂次间隔≥3 年；第 1 剂次与 A 群流脑疫苗第 2 剂次间隔≥12 个月
甲肝（减毒）	18 月龄	1	上臂外侧三角肌附着处	皮下注射	1ml	

续表

疫　苗	接种对象月(年)龄	接种剂次	接种部位	接种途径	接种剂量/剂次	备　注
出血热疫苗(双价)	16～60周岁	3	上臂外侧三角肌	肌内注射	1ml	接种第1剂次后14天接种第2剂次,第3剂次在第1剂次接种后6个月接种
炭疽疫苗	炭疽疫情发生时,病例或病畜间接接触者及疫点周围高危人群	1	上臂外侧三角肌附着处	皮上划痕	0.05ml(2滴)	病例或病畜的直接接触者不能接种
钩体疫苗	流行地区可能接触疫水的7～60岁高危人群	2	上臂外侧三角肌附着处	皮下注射	成人第1剂0.5ml,第2剂1.0ml,7～13岁剂量减半,必要时7岁以下儿童依据年龄、体重酌量注射,不超过成人剂量1/4	接种第1剂次后7～10天接种第2剂次
乙脑灭活疫苗	8月龄(2剂次),2周岁,6周岁	4	上臂外侧三角肌下缘附着处	皮下注射	0.5ml	第1、2剂次间隔7～10天
甲肝灭活疫苗	18月龄,24～30月龄	2	上臂三角肌附着处	肌内注射	0.5ml	2剂次间隔≥6个月

注:1. CHO疫苗用于新生儿母婴阻断的剂量为20μg/ml。

2. 未收入药典的疫苗,其接种部位、途径和剂量参见疫苗使用说明书。

附件 2

预防接种卡

姓名　　　　　　　　　　　　　　　　　　　　　　　　　　编号□□□－□□□□□

性别：______　出生日期：____ 年____ 月____ 日

监护人姓名：________________ 与儿童关系：__________ 联系电话：______________

家庭现住址：______ 县(区)______ 乡镇(街道)

户籍地址：1 同家庭地址　2 ____ 省____ 市____ 县(区)____ 乡镇(街道)

迁入时间：____ 年__ 月__ 日　迁出时间：____ 年__ 月__ 日　迁出原因：__________

疫苗异常反应史：____

接种禁忌：____

传染病史：____

建卡日期：__________ 年____ 月____ 日　　　　建卡人：______________________

疫苗与剂次		接种日期	接种部位	疫苗批号	接种医生	备注
乙肝疫苗	1					
	2					
	3					
卡介苗						
脊灰疫苗	1					
	2					
	3					
	4					
百白破疫苗	1					
	2					
	3					
	4					
白破疫苗						
麻风疫苗						

续表

疫苗与剂次		接种日期	接种部位	疫苗批号	接种医生	备注
麻腮风疫苗	1					
	2					
麻腮疫苗						
麻疹疫苗	1					
	2					
A 群流脑疫苗	1					
	2					
A + C 群流脑疫苗	1					
	2					
乙脑(减毒)活疫苗	1					
	2					
乙脑灭活疫苗	1					
	2					
	3					
	4					
甲肝减毒活疫苗						
甲肝灭活疫苗	1					
	2					
其他疫苗						

填表说明

1. 姓名:根据儿童居民身份证的姓名填写。可暂缺,儿童取名后应及时补充记录。

2. 出生日期：按照年（4 位）、月（2 位）、日（2 位）顺序填写，如 19490101。

3. 监护人姓名：只填写一个，并在“与儿童关系”中注明母亲、父亲或其他关系。

4. 家庭现住址：只填写至乡级。

5. 户籍住址：若同家庭现住址，则在“同家庭现住址”前数字 1 上划“√”，若不同，请具体填写，只填写至乡级。

6. 异常反应史、接种禁忌和传染病史：在每次接种前询问后填写。

7. 每次完成接种后，接种医生应将接种日期、接种部位、疫苗批号、生产企业、接种单位等内容登记到预防接种证中，并及时签名；同时将接种日期、接种部位、疫苗批号、接种医生等内容登记到儿童预防接种卡中。其中，“接种部位”只填写注射用疫苗的接种部位，左侧用 1 表示，右侧用 2 表示；“有效日期”指有效截止日期。

8. “备注”栏用于记录某疫苗某剂次接种的其他重要信息。例如：接种乙肝疫苗的种类（酵母苗/CHO 苗）、接种百白破疫苗的种类（全细胞苗/无细胞苗）、特殊情况下的不同接种剂量等等。

9. 接种其他疫苗时，按上述内容进行登记。

第四节 0~6岁儿童健康管理服务规范

0~6岁儿童健康管理应根据不同年龄段机体的解剖、生理、病理等各方面的特点提供有针对性的服务。0~6岁儿童在医学上可分为:新生儿期、婴儿期、幼儿期、学龄前期。

新生儿期是指从胎儿娩出脐带结扎时起至生后足28天。新生儿可以根据胎龄分为:足月儿(胎龄满37足周至不满42足周)、早产儿(胎龄满28足周至不满37足周)、过期产儿(胎龄满42足周及以上);还可以根据出生体重分为:低出生体重(出生1小时内体重不足2500g者)、正常体重(体重在2500~3999g之间者)、巨大儿(体重超过4000g者)。新生儿各系统和脏器发育尚未成熟,如神经系统、体温调节中枢、消化系统、肾脏、免疫功能较低等,且胎儿在母体内一直过着舒适的"寄生生活",突然从母体分娩出来,自食其力生活,适应比子宫内温度低的环境,独立呼吸、摄取营养,是一个突然的转变。由于生存的需要,新生儿期的生理特点是各器官系统在功能上正朝着逐渐成熟、完善,逐渐适应宫外生活环境,发生着有利于生存的变化,但又容易出现不适应现象。新生儿期可出现生理性黄疸、假月经、生理性乳腺增大、生理性体重下降、"马牙"、"板牙"、"螳螂嘴"等特殊生理状态,这均系正常现象,一般不必处理。新生儿访视是此期健康管理的核心内容。新生儿访视的目的是指导家长做好新生儿护理,宣讲科学育儿知识,做到早期预防、早期发现、早期治疗,提高存活率,降低患病率与死亡率。访视的方法和内容归纳起来为:一看、二问、三检查、四宣传、五处理。一看是指新生儿一般情况,皮肤颜色、呼吸节律快慢,吸吮力和反应性,室内清洁、通风、温度和卫生条件等。二问是指胎次产次,出生时体重、身长、有无产伤窒息,阿氏评分以及喂养、睡眠情况,二便是否正常,有无疾病征象,是否接种卡介苗与乙肝疫苗。三检查是指测量体重及系统体格检查,观看有无黄疸或消退情况,口腔、皮肤及脐带有无异常,以便尽早发现疾病征象。四宣传是指讲解正确的护理和科学育儿知识,正确的母乳喂养方法,保暖方法及要求,皮肤黏膜的护理,衣着等问题。五处理是指当发现有疾病时如鹅口疮、尿布皮炎、脐带感染等,应予及时处治,并交代病情,争取家长观察和配合。新生儿还应注意对先天性或遗传性疾病(如先心、痴呆等)进行筛查。新生儿应纳入儿童系统管理。

婴儿期是指出生后到满1周岁,幼儿期是指1周岁后到满3周岁,也可把此两期全称为婴幼儿期,此期儿童称为婴幼儿。婴幼儿期是一生中体格发育速度最快的时期,尤其在生后头6个月为迅速,生后1年内体重,3倍于出生体重,3岁时4倍于出生体重,1岁时身长比出生时增加50%,到3岁时增加2倍,头围、胸围也迅速发育。此期营养需要量大，食物的种类和性质变化多，但此时期小儿的胃肠道消化、吸收功能尚未完全发育成熟，所以容易发生营养紊乱和腹泻。婴幼儿期健康管理服务的主要内容宜包括：第一，合理营养。应根据婴幼儿的生长发育特点和营养需要，满足热能和蛋白质的需要，促进和鼓励母乳喂养，合理添加辅食，充分保证断奶期间(6个月至2岁)的营养需要；进行儿童营养知识的宣传教育，使每位家长了解婴幼儿喂养知识和技术，自觉地实行母乳喂养和科学喂养；及时了解和判断婴幼儿的营养状况，以便早期发现营养不良和肥胖症，早期纠正。第二，早期教养，促进智力发展。应该根据婴幼儿神经精神的发育规律，结合日常生活照料，有计划、有目的地进行教养训练，促进智力发展，同时通过定期智力筛查，早期发现在智力发展有偏离的儿童，及时采取康复措施，促进智力恢复正常。第三，预防接种。要接受全程、足量的预防接种，增强对传染病的抵抗力。第四，体格锻炼。结合婴幼儿日常生活安排，有计划有目的地、因地制宜地进行体格锻炼。第五，生长发育监测。早期发现儿童的营养状况的异常，早期采取干预措施。第六，定期健康检查。早期发现发育缺陷和疾病，早期进行矫正和治疗。第七，加强对营养不良、贫血、先天性心脏病、低出生体重儿、早产儿、精神发育迟滞和反复感染等体弱儿的健康管理。

学龄前期儿童是指3周岁到满6周岁前的儿童。大部分学龄前儿童进入幼儿园过集体生活，亦有部分属散居儿童。学龄前儿童的身高、体重发育速度已减慢，但四肢的增长较快，脊柱的发育已趋成熟，头围已接近成人，乳牙龋患率较高，中枢神经系统功能已趋成熟，动作协调，精细动作发育逐渐成熟，有较大的自由活动和模仿能力，好奇心强；语言发展已相当成熟，能复诵故事情节，并逐步形成自我个性特点；消化系统功能已发育成熟，各种消化酶发育完全，肠道吸收功能良好；活动量大，消耗热能与营养多，但每餐的进食量不大，容易饥饿；细胞免疫、体液免疫、吞噬等功能已较完善，对多种传染病已具备免疫力，但有些免疫反应性疾病(如急性肾小球肾炎、结缔组织病)开始增多。学龄前期儿童健康管理服务的主要内容宜包括：第一，营养指导。活动量大，需要的营养量也大，要保证热能和蛋白质的摄入，还宜平衡膳食。第二，定期体格检查及常见病、多发病防治。每年1次体格检查，注意对肠道寄生虫病、缺铁性贫血、龋齿、沙眼、甲型肝炎、营养不良、假性近视等疾病的防范。第三，意外事故的预防。应加强预防意外事故的宣传教育。第四，预防接种和传染病的控制。重点是做好计划免疫、按免疫程序完成各种预防接种的初种和加强免疫，加强预防传染病的管理。第五，体格锻炼。可结合游戏、户外活动和日常生活进行体育运动等锻炼。第六，心理卫生保健。加强语言发展，促进大脑中枢发育成熟，预防口吃；满足儿童的好奇心，帮助儿童想象力、思考力的发展，帮助其明确是非观念，培养良好的品德和品格。第七，健康教育。可针对饮食卫生习惯、意外事故、道德、意志、记忆、思维、常见疾病等方面进行教育，尽量结合游戏进行。

一、服务对象

辖区内居住的0～6岁儿童。

二、服务内容

(一)新生儿家庭访视

新生儿出院后1周内,医务人员到新生儿家中进行访视,同时进行产后访视。了解出生时情况、预防接种情况,在开展新生儿疾病筛查的地区了解新生儿疾病筛查情况等。观察家居环境,重点询问和观察喂养、睡眠、大小便、黄疸、脐部情况、口腔发育等。为新生儿测量体温、记录出生时的体重、身长,进行体格检查,同时建立《0～6岁儿童保健手册》。根据新生儿的具体情况,有针对性地对家长进行母乳喂养、护理和常见疾病预防指导。如果发现新生儿未接种卡介苗和第1剂乙肝疫苗,提醒家长尽快补种。如果发现新生儿未接受新生儿疾病筛查,告知家长到具备筛查条件的医疗保健机构补筛查。对于低出生体重、早产、双多胎或有出生缺陷的新生儿,根据实际情况增加访视次数。

(二)新生儿满月健康管理

新生儿满28天后,结合接种乙肝疫苗第二针,在乡镇卫生院、社区卫生服务中心进行随访。重点询问和观察新生儿的喂养、睡眠、大小便、黄疸等情况,对其进行体重、身长测量、体格检查和发育评估。

(三)婴幼儿健康管理

满月后的随访服务均应在乡镇卫生院、社区卫生服务中心进行,偏远地区可在村卫生室、社区卫生服务站进行,时间分别在3、6、8、12、18、24、30、36月龄时,共8次。有条件的地区,建议结合儿童预防接种时间增加随访次数。服务内容包括:询问上次随访到本次随访之间的婴幼儿喂养、患病等情况,进行体格检查,做生长发育和心理行为发育评估,进行母乳喂养、辅食添加、心理行为发育、意外伤害预防、口腔保健、中医保健、常见疾病防治等健康指导。在婴幼儿6～8、18、30月龄时分别进行1次血常规检测。在6、12、24、36月龄时使用观察法分别进行1次听力筛查。在每次进行预防接种前,均要检查有无禁忌症,若无,体检结束后接受疫苗接种。

(四)学龄前儿童健康管理

为4～6岁儿童每年提供一次健康管理服务。散居儿童的健康管理服务应在乡镇卫生院、社区卫生服务中心进行,集体儿童可在托幼机构进行。服务内容包括询问上次随访到本次随访之间的膳食、患病等情况,进行体格检查,生长发育和心理行为发育评估，血常规检测和视力筛查，进行合理膳食、心理行为发育、意外伤害预防、口腔保健、中医保健、常见疾病防治等健康指导。在每次进行预防接种前均要检查有无禁忌症，若无，体检结束后接受疫苗接种。

（五）健康问题处理

对健康管理中发现的有营养不良、贫血、单纯性肥胖等情况的儿童，应当分析其原因，给出指导或转诊的建议。对口腔发育异常（唇腭裂、高腭弓、诞生牙）、龋齿、视力低常或听力异常儿童应及时转诊。

三、服务流程

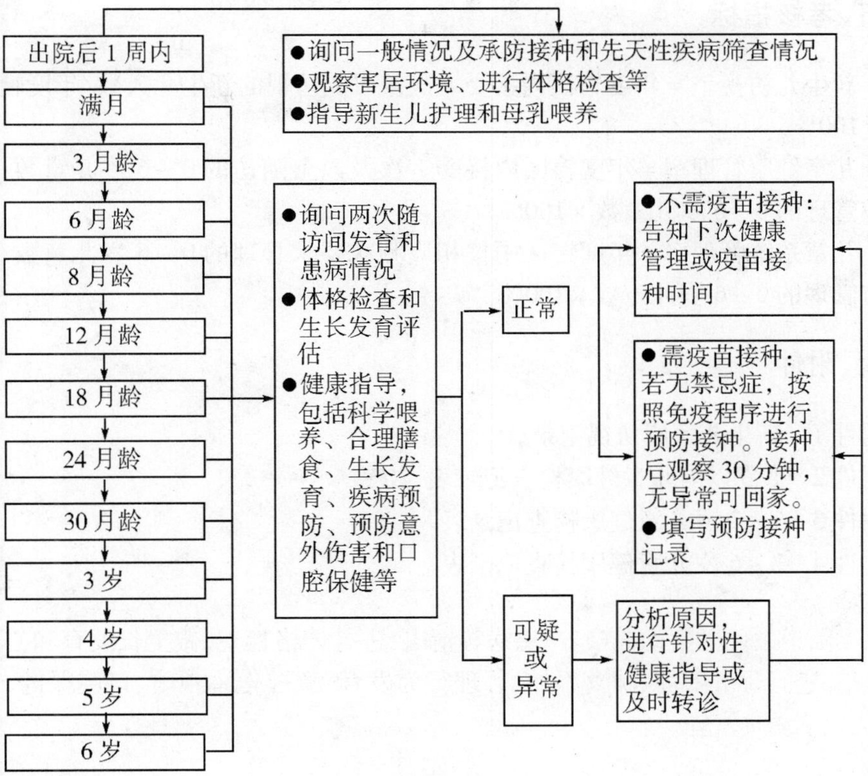

四、服务要求

1. 开展儿童健康管理的乡镇卫生院、村卫生室和社区卫生服务中心（站）应当具备所需的基本设备和条件。

2. 从事儿童健康管理工作的人员（含乡村医生）应取得相应的执业资格，并接受过儿童保健专业技术培训，按照国家儿童保健有关规范的要求进行儿童健康管理。

3. 乡镇卫生院、村卫生室和社区卫生服务中心（站）应通过妇幼卫生网络、预防接种系统以及日常医疗卫生服务等多种途径掌握辖区中的适龄儿童数，并加强与托幼机构的联系，取得配合，做好儿童的健康管理。

4. 加强宣传，向儿童监护人告知服务内容，使更多的儿童家长愿意接受服务。

5. 儿童健康管理服务在时间上应与预防接种时间相结合。鼓励在儿童每次接受免疫规划范围内的预防接种时，对其进行体重、身长（高）测量，并提供健康指导服务。

6. 每次服务后及时记录相关信息，纳入儿童健康档案。

7. 积极应用中医药方法，为儿童提供生长发育与疾病预防等健康指导。

五、考核指标

1. 新生儿访视率 = 年度辖区内接受 1 次及以上访视的新生儿人数/年度辖区内活产数 ×100%。

2. 儿童健康管理率 = 年度辖区内接受 1 次及以上随访的 0 ~6 岁儿童数/年度辖区内应管理的 0 ~6 岁儿童数 ×100%。

3. 儿童系统管理率 = 年度辖区中按相应频次要求管理的 0 ~6 岁儿童数/年度辖区内应管理的 0 ~6 岁儿童数 ×100%。

六、附件

附件 1　新生儿家庭访视记录表
附件 2　1 岁以内儿童健康检查记录表
附件 3　1 ~2 岁儿童健康检查记录表
附件 4　3 ~6 岁儿童健康检查记录表

附件 1

新生儿家庭访视记录表

姓名：　　　　　　　　　　　　　　　　　　　　　　　　　　　　编号□□□-□□□□□

<table>
<tr><td>性　别</td><td colspan="2">0 未知的性别　1 男　2 女
9 未说明的性别　□</td><td>出生日期</td><td colspan="2">□□□□ □□ □□</td></tr>
<tr><td>身份证号</td><td colspan="2"></td><td>家庭住址</td><td colspan="2"></td></tr>
<tr><td>父亲</td><td>姓名</td><td>职业</td><td>联系电话</td><td colspan="2">出生日期</td></tr>
<tr><td>母亲</td><td>姓名</td><td>职业</td><td>联系电话</td><td colspan="2">出生日期</td></tr>
<tr><td colspan="2">出生孕周________周</td><td colspan="4">母亲妊娠期患病情况 1 糖尿病 2 妊娠期高血压 3 其他______　□</td></tr>
<tr><td colspan="2">助产机构名称__________</td><td colspan="4">出生情况　1 顺产　2 胎头吸引　3 产钳　4 剖宫　5 双多胎　6 臀位　7 其他__________________　□/□</td></tr>
<tr><td colspan="3">新生儿窒息 1 无　2 有
（Apgar 评分 1 分钟　　5 分钟　　不详）　□</td><td colspan="3">是否有畸型　　1 无　　2 有______　□</td></tr>
<tr><td colspan="6">新生儿听力筛查　1 通过　2 未通过　3 未筛查　4 不详　□</td></tr>
<tr><td colspan="6">新生儿疾病筛查 1 甲低 2 苯丙酮尿症 3 其他遗传代谢病______　□</td></tr>
<tr><td colspan="2">新生儿出生体重____ kg</td><td colspan="2">目前体重　____ kg</td><td colspan="2">出生身长____ cm</td></tr>
<tr><td colspan="2">喂养方式 1 纯母乳 2 混合 3 人工　□</td><td colspan="2">*吃奶量________ml/次</td><td colspan="2">*吃奶次数____ 次/日</td></tr>
<tr><td colspan="2">*呕吐　1 无　2 有　□</td><td colspan="2">*大便　1 糊状 2 稀　□</td><td colspan="2">*大便次数____ 次/日</td></tr>
<tr><td colspan="2">体温　________ ℃</td><td colspan="2">脉率______ 次/分钟</td><td colspan="2">呼吸频率______次/分钟</td></tr>
<tr><td colspan="3">面色 1 红润　2 黄染 3 其他____________</td><td colspan="3">黄疸部位 1 面部 2 躯干 3 四肢 4 手足　□</td></tr>
<tr><td colspan="6">前囟　________cm × ________cm　1 正常 2 膨隆 3 凹陷 4 其他____________________　□</td></tr>
<tr><td colspan="3">眼外观　1 未见异常　2 异常__________　□</td><td colspan="3">四肢活动度 1 未见异常 2 异常________　□</td></tr>
<tr><td colspan="3">耳外观　1 未见异常　2 异常__________　□</td><td colspan="3">颈部包块　1 无　2 有__________　□</td></tr>
<tr><td colspan="3">鼻　　1 未见异常　2 异常__________　□</td><td colspan="3">皮肤　1 未见异常 2 湿疹 3 糜烂 4 其他____　□</td></tr>
<tr><td colspan="3">口　腔　1 未见异常　2 异常__________　□</td><td colspan="3">肛门　　1 未见异常 2 异常________　□</td></tr>
<tr><td colspan="3">心肺听诊 1 未见异常　2 异常__________　□</td><td colspan="3">外生殖器　1 未见异常 2 异常________　□</td></tr>
<tr><td colspan="3">腹部触诊 1 未见异常　2 异常__________　□</td><td colspan="3">脊柱　　1 未见异常 2 异常________　□</td></tr>
</table>

续表

脐带　1未脱 2脱落 3脐部有渗出 4其他__________		□
转诊建议　1无　2有 原因:__________ 机构及科室:__________		□
指导 1喂养指导 2发育指导 3防病指导 4预防伤害指导 5口腔保健指导		□/□/□/□/□
本次访视日期　　年　月　日	下次随访地点	
下次随访日期　　年　月　日	随访医生签名	

填表说明

1. 姓名:填写新生儿的姓名。如没有取名则填写母亲姓名+之男或之女。

2. 出生日期:按照年(4位)、月(2位)、日(2位)顺序填写,如19490101。

3. 身份证号:填写新生儿身份证号,若无,可暂时空缺,待户口登记后再补填。

4. 父亲、母亲情况:分别填写新生儿父母的姓名、职业、联系电话、出生日期。

5. 出生孕周:指新生儿出生时母亲怀孕周数。

6. 新生儿听力筛查:询问是否做过新生儿听力筛查,将询问结果相应在"通过"、"未通过"、"未筛查"上划"√"。若不清楚在"不详"上划"√"。

7. 新生儿疾病筛查:询问是否做过新生儿甲低、新生儿苯丙酮尿症及其他遗传代谢病的筛查,筛查过的在相应疾病上面划"√";若是其他遗传代谢病,将筛查的疾病名称填入。

8. 喂养方式:

母乳喂养:指婴儿只吃母乳,不加任何其他食品,但允许在有医学指征的情况下,加喂药物、维生素和矿物质。

混合喂养:指婴儿在喂母乳同时,喂其他乳类及乳制品。

人工喂养:指无母乳,完全喂其他乳类和代乳品。将询问结果在相应方式上划"√"。

9. "*"为低出生体重、双胎或早产儿需询问项目。

10. 查体:

眼外观:婴儿有目光接触,眼球能随移动的物体移动,结膜无充血、溢泪、溢脓时,判断为未见异常,否则为异常。

耳外观:当外耳无畸形、外耳道无异常分泌物、无外耳湿疹时,判断为未见异常,否则为异常。

鼻:当外观正常且双鼻孔通气良好时,判断为未见异常,否则为异常。

口腔:当无唇腭裂、高腭弓、诞生牙、口腔炎症(口炎或鹅口疮)及其他口腔异常时,判断为未见异常,否则为异常。

心肺:当未闻及心脏杂音,心率和肺部呼吸音无异常时,判断为未见异常,否则为异常。

腹部:肝脾触诊无异常时,判断为未见异常,否则为异常。

四肢活动度:上下肢活动良好且对称,判断为未见异常,否则为异常。

颈部包块:触摸颈部是否有包块,根据触摸结果,在"有"或"无"上划"√"。

皮肤:当无色素异常,无黄疸、发绀、苍白、皮疹、包块、硬肿、红肿等,腋下、颈部、腹股沟部、臀部等皮肤皱褶处无潮红或糜烂时,判断为未见异常,否则为其他相应异常。

肛门:当肛门完整无畸形时,判断为未见异常,否则为异常。

外生殖器:当男孩无阴囊水肿、鞘膜积液、隐睾,女孩无阴唇粘连,外阴颜色正常时,判断为未见异常,否则为异常。

11. 指导:做了哪些指导请在对应的选项上划"√",可以多选,未列出的其他指导请具体填写。

12. 下次随访日期:根据儿童情况确定下次随访的日期,并告知家长。

附件 2

1 岁以内儿童健康检查记录表

姓名：　　　　　　　　　　　　　　　　　　　　　　　　　编号□□□-□□□□□

月龄		满月	3 月龄	6 月龄	8 月龄
随访日期					
体重(kg)		____上 中 下	____上 中 下	____上 中 下	____上 中 下
身长(cm)		____上 中 下	____上 中 下	____上 中 下	____上 中 下
头围(cm)					
体格检查	面色	1 红润 2 黄染 3 其他	1 红润 2 黄染 3 其他	1 红润 2 其他	1 红润 2 其他
	皮肤	1 未见异常 2 异常	1 未见异常 2 异常	1 未见异常 2 异常	1 未见异常 2 异常
	前囟	1 闭合　2 未闭 ____cm × ____ cm	1 闭合　2 未闭 ____cm × ____ cm	1 闭合　2 未闭 ____cm × ____ cm	1 闭合　2 未闭 ____cm × ____ cm
	颈部包块	1 有　2 无	1 有　2 无	1 有　2 无	——————
	眼外观	1 未见异常 2 异常	1 未见异常 2 异常	1 未见异常 2 异常	1 未见异常 2 异常
	耳外观	1 未见异常 2 异常	1 未见异常 2 异常	1 未见异常 2 异常	1 未见异常 2 异常
	听力	——————	——————	1 通过 2 未通过	——————
	口腔	1 未见异常 2 异常	1 未见异常 2 异常	出牙数(颗)____	出牙数(颗)____
	心肺	1 未见异常 2 异常	1 未见异常 2 异常	1 未见异常 2 异常	1 未见异常 2 异常
	腹部	1 未见异常 2 异常	1 未见异常 2 异常	1 未见异常 2 异常	1 未见异常 2 异常
	脐部	1 未脱 2 脱落 3 脐部有渗出 4 其他	1 未见异常 2 异常	——————	——————
	四肢	1 未见异常 2 异常	1 未见异常 2 异常	1 未见异常 2 异常	1 未见异常 2 异常
	可疑佝偻病症状	——————	1 无　2 夜惊 3 多汗　4 烦躁	1 无　2 夜惊 3 多汗　4 烦躁	1 无　2 夜惊 3 多汗　4 烦躁
	可疑佝偻病体征	1 无 2 颅骨软化 3 方颅 4 枕秃	1 无 2 颅骨软化 3 方颅 4 枕秃	1 肋串珠 2 肋外翻 3 肋软骨沟 4 鸡胸 5 手镯征	1 肋串珠 2 肋外翻 3 肋软骨沟 4 鸡胸 5 手镯征
	肛门/外生殖器	1 未见异常 2 异常	1 未见异常 2 异常	1 未见异常 2 异常	1 未见异常 2 异常
	血红蛋白值	________ g/L	________ g/L	________ g/L	________ g/L

续表

户外活动	______ 小时/日	______小时/日	______ 小时/日	______ 小时/日
服用维生素 D	____IU/日	____IU/日	____IU/日	____IU/日
发育评估	1 通过　2 未过	1 通过　2 未过	1 通过　2 未过	1 通过　2 未过
两次随访间患病情况	1 未患病　2 患病	1 未患病　2 患病	1 未患病　2 患病	1 未患病　2 患病
其他				
转诊建议	1 无 2 有 原因:__________ 机构及科室:____ ______________	1 无 2 有 原因:__________ 机构及科室:____ ______________	1 无 2 有 原因:__________ 机构及科室:____ ______________	1 无 2 有 原因:__________ 机构及科室:____ ______________
指导	1 科学喂养 2 生长发育 3 疾病预防 4 预防意外伤害 5 口腔保健	1 科学喂养 2 生长发育 3 疾病预防 4 预防意外伤害 5 口腔保健	1 科学喂养 2 生长发育 3 疾病预防 4 预防意外伤害 5 口腔保健	1 科学喂养 2 生长发育 3 疾病预防 4 预防意外伤害 5 口腔保健
下次随访日期				
随访医生签名				

填表说明

1. 填表时,按照项目栏的文字表述,将在对应的选项上划"√"。若有其他异常,请具体描述。"__________"表示本次随访时该项目不用检查。

2. 体重、身长:指检查时实测的具体数值。并根据卫生部选用的儿童生长发育参照标准,判断儿童体格发育情况,在相应的"上"、"中"、"下"上划"√"。

3. 体格检查:

(1)满月:皮肤、颈部包块、眼外观、耳外观、心肺、腹部、脐部、四肢、肛门/外生殖器未见异常的判定标准同新生儿家庭访视。满月及 3 月龄时,当无口腔炎症(口炎或鹅口疮)及其他口腔异常时,判断为未见异常,否则为异常。

(2)3、6、8 月龄:

皮肤:当无皮疹、湿疹、增大的体表淋巴结等,判断为未见异常,否则为异常。

眼外观:结膜无充血、溢泪、溢脓判断为未见异常,否则为异常。

耳外观:当外耳无湿疹、畸形、外耳道无异常分泌物时,判断为未见异常,否则为异常。

听力:6 月龄时使用行为测听的方法进行听力筛查。检查时应避开婴儿视线,分别从不同的方向给予不同强度的声音，观察孩子的反应，大致地估测听力正常与否。

口腔：3 月龄时，当无口腔炎症（口炎或鹅口疮）及其他口腔异常时，判断为未见异常，否则为异常。6 月龄和 8 月龄时按实际出牙数填写。

心肺：当未闻及心脏杂音，肺部呼吸音也无异常时，判断为未见异常，否则为异常。

腹部：肝脾触诊无异常，判断为未见异常，否则为异常。

脐部：无脐疝，判断为未见异常，否则为异常。

四肢：上下肢活动良好且对称，判断为未见异常，否则为异常。

可疑佝偻病症状：根据症状的有无在对应选项上划"√"。

可疑佝偻病体征：根据体征的有无在对应选项上划"√"。

肛门/外生殖器：男孩无阴囊水肿，无睾丸下降不全；女孩无阴唇粘连，肛门完整无畸形，判断为未见异常，否则为异常。

4. 户外活动：询问家长儿童在户外活动的平均时间后填写。

5. 服用维生素 D：填写具体的维生素 D 名称、每日剂量，按实际补充量填写，未补充则填写"0"。

6. 发育评估：按照"儿童生长发育监测图"的运动发育指标进行评估。每项发育指标至箭头右侧月龄通过的，为通过，否则为不通过。

7. 两次随访间患病情况：填写上次随访（访视）到本次随访间儿童所患疾病情况，若有，填写具体疾病名称。

8. 指导：做了哪些指导请在对应的选项上划"√"，可以多选，未列出的其他指导请具体填写。

9. 下次随访日期：根据儿童情况确定下次随访日期，并告知家长。

附件 3

1～2 岁儿童健康检查记录表

姓名:　　　　　　　　　　　　　　　　　　　　　　编号□□□-□□□□□

月(年)龄		12 月龄	18 月龄	24 月龄	30 月龄
随访日期					
体重(kg)		____上 中 下	____上 中 下	____上 中 下	____上 中 下
身长(cm)		____上 中 下	____上 中 下	____上 中 下	____上 中 下
体格检查	面色	1 红润　2 其他	1 红润　2 其他	1 红润　2 其他	1 红润　2 其他
	皮肤	1 未见异常 2 异常	1 未见异常 2 异常	1 未见异常 2 异常	1 未见异常 2 异常
	前囟	1 闭合 2 未闭 ____cm×____cm	1 闭合 2 未闭 ____cm×____cm	1 闭合 2 未闭 ____cm×____cm	____
	眼外观	1 未见异常 2 异常	1 未见异常 2 异常	1 未见异常 2 异常	1 未见异常 2 异常
	耳外观	1 未见异常 2 异常	1 未见异常 2 异常	1 未见异常 2 异常	1 未见异常 2 异常
	听力	1 通过 2 未通过	____	1 通过 2 未通过	____
	出牙/龋齿数(颗)	/	/	/	/
	心肺	1 未见异常 2 异常	1 未见异常 2 异常	1 未见异常 2 异常	1 未见异常 2 异常
	腹部	1 未见异常 2 异常	1 未见异常 2 异常	1 未见异常 2 异常	1 未见异常 2 异常
	四肢	1 未见异常 2 异常	1 未见异常 2 异常	1 未见异常 2 异常	1 未见异常 2 异常
	步态	____	1 未见异常 2 异常	1 未见异常 2 异常	1 未见异常 2 异常
	可疑佝偻病体征	1“O”型腿 2“X”型腿	1“O”型腿 2“X”型腿	1“O”型腿 2“X”型腿	____
	血红蛋白值	____	____g/L	____	____g/L
户外活动		____小时/日	____小时/日	____小时/日	____小时/日
服用维生素 D		____IU/日	____IU/日	____IU/日	____
发育评估		1 通过　2 未过	1 通过　2 未过	1 通过　2 未过	____
两次随访间患病情况		1 未患病　2 患病	1 未患病　2 患病	1 未患病　2 患病	1 未患病　2 患病

续表

其他				
转诊建议	1 无　　2 有 原因：__________ 机构及科室：______ ________________	1 无　　2 有 原因：__________ 机构及科室：______ ________________	1 无　　2 有 原因：__________ 机构及科室：______ ________________	1 无　　2 有 原因：__________ 机构及科室：______ ________________
指　导	1 科学喂养 2 生长发育 3 疾病预防 4 预防意外伤害 5 口腔保健 __________	1 科学喂养 2 生长发育 3 疾病预防 4 预防意外伤害 5 口腔保健 __________	1 合理膳食 2 生长发育 3 疾病预防 4 预防意外伤害 5 口腔保健 __________	1 合理膳食 2 生长发育 3 疾病预防 4 预防意外伤害 5 口腔保健 __________
下次随访日期				
随访医生签名				

填表说明

1. 填表时，按照项目栏的文字表述，根据查体结果在对应的序号上划“√”。“——————”表示本次随访时该项目不用检查。

2. 体重、身长：指检查时实测的具体数值。并根据卫生部选用的儿童生长发育参照标准，判断儿童体格发育情况，在相应的“上”、“中”、“下”上划“√”。

3. 体格检查：

皮肤：当无皮疹、湿疹、增大的体表淋巴结等，判断为未见异常，否则为异常。

前囟：如果未闭，请填写具体的数值。

眼外观：结膜无充血、无溢泪、无流脓，判断为未见异常，否则为异常。

耳外观：外耳无湿疹、畸形、外耳道无异常分泌物，判断为未见异常，否则为异常。

听力：使用行为测听的方法进行听力筛查。检查时应避开小儿的视线，分别从不同的方向给予不同强度的声音，观察孩子的反应，根据所给声音的大小，大致地估测听力正常与否。

出牙数/龋齿数（颗）：填入出牙颗数和龋齿颗数。出现褐色或黑褐色斑点或斑块，表面粗糙，甚至出现明显的牙体结构破坏为龋齿。

心肺：当未闻及心脏杂音，肺部呼吸音也无异常时，判断为未见异常，否则为异常。

腹部：肝脾触诊无异常，判断为未见异常，否则为异常。

四肢：上下肢活动良好且对称，判断为未见异常，否则为异常。

步态：无跛行，判断为未见异常，否则为异常。

佝偻病体征:根据体征的有无在对应选项上划"√"。

4. 户外活动:询问家长儿童在户外活动的平均时间后填写。

5. 服用维生素 D:填写具体的维生素 D 名称、每日剂量,按实际补充量填写。未补充,填写"0"。

6. 发育评估:按照"儿童生长发育监测图"的运动发育指标进行评估(见服务规范指南)。每项发育指标至箭头右侧月龄通过的,为通过。否则为不通过。

7. 两次随访间患病情况:填写上次随访到本次随访间儿童所患疾病情况,若有,填写具体疾病名称。

8. 其他:将需要记录又不在标目限制范围之内的内容时记录在此。

9 转诊建议:转诊无、有在相应数字上划"√"。并将转诊原因及接诊机构名称填入。

10. 指导:做了哪些指导请在对应的选项上划"√",可以多选,未列出的其他指导请具体填写。

11. 下次随访日期:根据儿童情况确定下次随访的日期,并告知家长。

附件 4

3～6 岁儿童健康检查记录表

姓名：　　　　　　　　　　　　　　　　　　　　　　　　　　　　编号□□□-□□□□□

月龄		3 岁	4 岁	5 岁	6 岁
随访日期					
体重(kg)		____上 中 下	____上 中 下	____上 中 下	____上 中 下
身长(cm)		____上 中 下	____上 中 下	____上 中 下	____上 中 下
体格发育评价		1 正常 2 低体重 3 消瘦 4 发育迟缓 5 超重	1 正常 2 低体重 3 消瘦 4 发育迟缓 5 超重	1 正常 2 低体重 3 消瘦 4 发育迟缓 5 超重	1 正常 2 低体重 3 消瘦 4 发育迟缓 5 超重
体格检查	视力	________			
	听力	1 通过 2 未过	________	________	________
	牙数(颗)/龋齿数	/	/	/	/
	心肺	1 未见异常 2 异常	1 未见异常 2 异常	1 未见异常 2 异常	1 未见异常 2 异常
	腹部	1 未见异常 2 异常	1 未见异常 2 异常	1 未见异常 2 异常	1 未见异常 2 异常
	血红蛋白值	______ g/L	______ g/L	______ g/L	______ g/L
	其他				
两次随访间患病情况		1 无 2 肺炎______次 3 腹泻______次 4 外伤______次 5 其他______	1 无 2 肺炎______次 3 腹泻______次 4 外伤______次 5 其他______	1 无 2 肺炎______次 3 腹泻______次 4 外伤______次 5 其他______	1 无 2 肺炎______次 3 腹泻______次 4 外伤______次 5 其他______
转诊建议		1 无 2 有 原因：______ 机构及科室：______ ______	1 无 2 有 原因：______ 机构及科室：______ ______	1 无 2 有 原因：______ 机构及科室：______ ______	1 无 2 有 原因：______ 机构及科室：______ ______

续表

指导	1 合理膳食 2 生长发育 3 疾病预防 4 预防意外伤害 5 口腔保健 ______	1 合理膳食 2 生长发育 3 疾病预防 4 预防意外伤害 5 口腔保健 ______	1 合理膳食 2 生长发育 3 疾病预防 4 预防意外伤害 5 口腔保健 ______	1 合理膳食 2 生长发育 3 疾病预防 4 预防意外伤害 5 口腔保健 ______
下次随访日期				
随访医生签名				

填表说明

1. 填表时，按照项目栏的文字表述，在对应的选项前划"√"。若有其他异常，请具体描述。"————"表示本次随访时该项目不用检查。

2. 体重、身长：指检查时实测的具体数值。并根据卫生部选用的儿童生长发育参照标准，判断儿童体格发育情况，在相应的"上"、"中"、"下"上划"√"，并作出体格发育评价。

3. 体格检查：

(1) 视力检查：填写具体数据，使用国际视力表或对数视力表均可。

(2) 听力检查：3 岁时使用行为测听的方法进行听力筛查，将结果在相应数字上划"√"。

(3) 牙齿数与龋齿数：据实填写牙齿数和龋齿数。出现褐色或黑褐色斑点或斑块，表面粗糙，甚至出现明显的牙体结构破坏为龋齿。

(4) 心肺：当未闻及心脏杂音，肺部呼吸音也无异常时，判断为未见异常，否则为异常。

(5) 腹部：肝脾触诊无异常，判断为未见异常，否则为异常。

(6) 血红蛋白值：填写实际测查数据。

(7) 其他：将体格检查中需要记录又不在标目限制范围之内的内容记录在此。

4. 两次随访间患病情况：在所患疾病后填写住院次数。

5. 其他：当有表格上未列入事宜，但须记录时，在"其他"栏目上填写。

6. 指导：做了哪些指导请在对应的选项上划"√"，可以多选，未列出的其他指导请具体填写。

7. 下次随访日期：根据儿童情况确定下次随访的日期，并告知家长。

第五节　孕产妇健康管理服务规范

孕产妇健康管理包括孕妇健康管理和产妇的健康管理。孕期是指妇女从怀孕到生产的一段时期。孕期妇女健康管理是社区医务人员通过对孕妇进行产前访视与定期检查指导、孕期卫生保健知识指导、自我监护与营养指导,以保障孕期妇女的身心健康以及胎儿的正常生长发育。孕期妇女常见的健康问题主要有:早孕反应、腰背痛、下肢水肿与痉挛、流产或胎儿致畸。孕期妇女健康管理内容有产前检查、心理卫生指导、生理卫生指导(个人卫生、穿着指导、口腔卫生、乳房护理、性生活指导、合理运动、保证睡眠、适当工作)、饮食指导(一是保证足够液体摄入,鼓励进食多糖类碳水化合物和富含蛋白质的食物;二是避免摄入高脂肪、油炸或刺激性食物、添加防腐剂或色素的食物、高盐或高糖食物;三是不宜吸烟、饮酒,并应尽量避免被动吸烟等)、用药指导(孕期在使用任何非处方药前均应先询问医生,选择适当的药物,切不可滥用抗生素类、抗肿瘤类、解热镇痛类、激素类药物)、自我监护指导(胎动监护、胎心监测指导)。

产褥期是产妇从胎盘娩出至全身各器官(乳房除外)逐渐恢复到未孕状态的一段时期,一般需时6周。产褥期常见的健康问题有:产后出血,居室环境、饮食、运动、清洁卫生等日常保健知识缺乏,母乳喂养知识缺乏,会阴切口感染,子宫复旧不良。针对产褥期常见的健康问题,全科医生应该在家庭访视时,收集产妇资料,评估产妇需求,针对每个人出现的问题或健康需要,提供个性化卫生服务与保健指导。产后家庭访视一般为4次,第一次于产妇出院3天内,第二次于产后7天,第三次于产后14天,第四次于产后28天。如为高危产妇或发现异常情况时,应酌情增加访视次数。产后访视内容:一是了解分娩日期、产程、产次、有无分娩异常、有无妊娠并发症等;二是评估子宫收缩情况、恶露的性状、腹部或会阴伤口的愈合情况;三是检查乳房有无肿胀、评估乳汁分泌情况;四是评估生命体征、一般状态、饮食与睡眠及大小便情况;五是评估产妇的心理社会状态及其家庭的支持情况等;六是了解新生儿发育、喂养、睡眠、大小便、皮肤颜色,测量心率、呼吸、体重及身长、脐带脱落、脐周肿胀及分泌物、臀部红肿、尿布疹等情况;七是计划生育指导。

一、服务对象

辖区内居住的孕产妇。

二、服务内容

（一）孕早期健康管理

孕12周前为孕妇建立《孕产妇保健手册》，并进行第1次产前随访。

1. 孕12周前由孕妇居住地的乡镇卫生院、社区卫生服务中心建立《孕产妇保健手册》。

2. 孕妇健康状况评估。询问既往史、家族史、个人史等，观察体态、精神等，并进行一般体检、妇科检查和血常规、尿常规、血型、肝功能、肾功能、乙型肝炎检查，有条件的地区建议进行血糖、阴道分泌物、梅毒血清学试验、HIV抗体检测等实验室检查。

3. 开展孕早期个人卫生、心理和营养保健指导，特别要强调避免致畸因素和疾病对胚胎的不良影响，同时进行产前筛查和产前诊断的宣传告知。

4. 根据检查结果填写第1次产前随访服务记录表，对具有妊娠危险因素和可能有妊娠禁忌症或严重并发症的孕妇，及时转诊到上级医疗卫生机构，并在2周内随访转诊结果。

（二）孕中期健康管理

孕16～20周、21～24周各进行1次随访，对孕妇的健康状况和胎儿的生长发育情况进行评估和指导。

1. 孕妇健康状况评估。通过询问、观察、一般体格检查、产科检查、实验室检查对孕妇健康和胎儿的生长发育状况进行评估，识别需要做产前诊断和需要转诊的高危重点孕妇。

2. 对未发现异常的孕妇，除了进行孕期的个人卫生、心理、运动和营养指导外，还应进行预防出生缺陷的产前筛查和产前诊断的宣传告知。

3. 对发现有异常的孕妇，要及时转至上级医疗卫生机构。出现危急征象的孕妇，要立即转上级医疗卫生机构。

（三）孕晚期健康管理

1. 督促孕产妇在孕28～36周、37～40周去有助产资质的医疗卫生机构各进行1次随访。

2. 开展孕产妇自我监护方法、促进自然分娩、母乳喂养以及孕期并发症、合并症防治指导。

3. 对随访中发现的高危孕妇，应根据就诊医疗卫生机构的建议酌情增加随访次数。随访中若发现有意外情况，建议其及时转诊。

（四）产后访视

乡镇卫生院、村卫生室和社区卫生服务中心（站）在收到分娩医院转来的产妇分娩信息后，应于3～7天内到产妇家中进行产后访视，进行产褥期健康管理，加强母乳喂养和新生儿护理指导，同时进行新生儿访视。

1. 通过观察、询问和检查，了解产妇一般情况、乳房、子宫、恶露、会阴或腹部伤口恢复等情况。

2. 对产妇进行产褥期保健指导，对母乳喂养困难、产后便秘、痔疮、会阴或腹部伤口等问题进行处理。

3. 发现有产褥感染、产后出血、子宫复旧不佳、妊娠合并症未恢复者以及产后有抑郁等问题的产妇，应及时转至上级医疗卫生机构进一步检查、诊断和治疗。

4. 通过观察、询问和检查了解新生儿的基本情况。

（五）产后42天健康检查

1. 乡镇卫生院、社区卫生服务中心为正常产妇做产后健康检查，异常产妇到原分娩医疗卫生机构检查。

2. 通过询问、观察、一般体检和妇科检查，必要时进行辅助检查对产妇恢复情况进行评估。

3. 对产妇应进行性保健、避孕、预防生殖道感染、纯母乳喂养6个月、婴幼儿营养等方面的指导。

三、服务流程

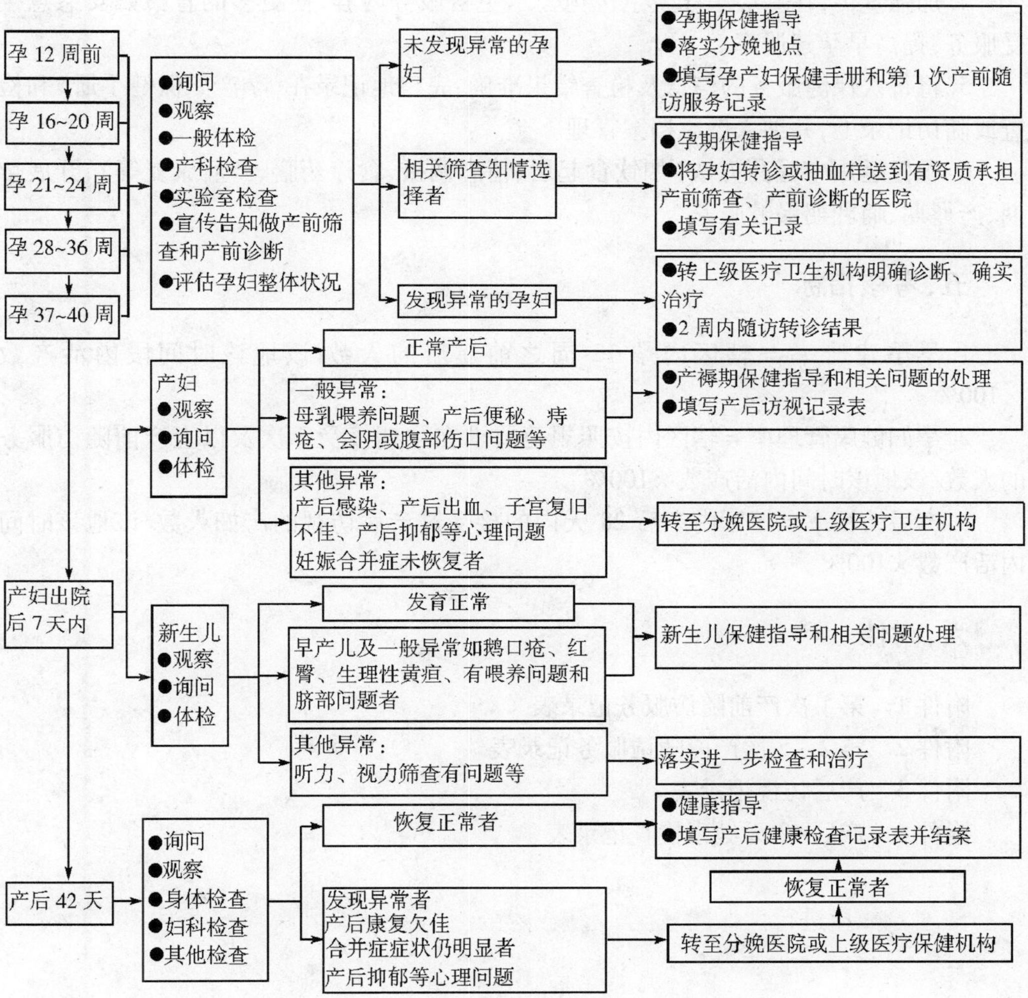

四、服务要求

1. 开展孕产妇健康管理的乡镇卫生院和社区卫生服务中心应当具备服务所需的基本设备和条件。

2. 从事孕产妇健康管理服务工作的人员应取得相应的执业资格，并接受过孕产妇保健专业技术培训，按照国家孕产妇保健有关规范要求，进行孕产妇全程追踪与管理工作。

3. 加强与村(居)委会、妇联、计生等相关部门的联系,掌握辖区内孕产妇人口信息。

4. 加强宣传,在基层医疗卫生机构公示免费服务内容,使更多的育龄妇女愿意接受服务,提高早孕建册率。

5. 将每次保健服务的信息及检查结果准确、完整地记录在《孕产妇保健手册》和检查或随访记录上,并纳入健康档案管理。

6. 积极运用中医药方法(如饮食起居、情志调摄、食疗药膳、产后康复等),开展孕期、产褥期、哺乳期保健服务。

五、考核指标

1. 早孕建册率 = 辖区内孕 12 周之前建册的人数/该地该时间段内活产数 ×100%。

2. 孕妇健康管理率 = 辖区内按照规范要求在孕期接受 5 次及以上产前随访服务的人数/该地该时间内活产数 ×100%。

3. 产后访视率 = 辖区内产后 28 天内的接受过产后访视的产妇人数/该地该时间内活产数 ×100%。

六、附件

附件 1　第 1 次产前随访服务记录表

附件 2　第 2 ~5 次产前随访服务记录表

附件 3　产后访视记录表

附件 4　产后 42 天健康检查记录表

附件 1

第 1 次产前随访服务记录表

姓名:　　　　　　　　　　　　　　　　　　　　　　　　编号□□□－□□□□□

填表日期	年　月　日		填表孕周	周	
孕妇年龄					
丈夫姓名		丈夫年龄		丈夫电话	
孕　次		产　　次	阴道分娩____ 次　剖宫产______ 次		
末次月经	年　月　日　或不详	预 产 期	年　月　日		
既往史	1 无 2 心脏病 3 肾脏疾病 4 肝脏疾病 5 高血压 6 贫血 7 糖尿病 8 其他______ □/□/□/□/□/□/□				
家族史	1 遗传性疾病史　2 精神疾病史　3 其他________			□/□/□	
个人史	1 吸烟　2 饮酒　3 服用药物　4 接触有毒有害物质 5 接触放射线　6 其他________________			□/□/□/□/□	
妇科手术史	1 无　2 有__________			□	
孕产史	1 流产____ 2 死胎____ 3 死产____ 4 新生儿死亡___ 5 出生缺陷儿____				
身　高	cm		体重	kg	
体质指数			血压	/　mmHg	
听　　诊	心脏:1 未见异常 2 异常__________ □		肺部:1 未见异常 2 异常________ □		
妇科检查	外阴:1 未见异常 2 异常__________ □		阴道:1 未见异常 2 异常________ □		
	宫颈:1 未见异常 2 异常__________ □		子宫:1 未见异常 2 异常________ □		
	附件:1 未见异常 2 异常________ □				

续表

辅助检查	血常规		血红蛋白值_______ g/L 白细胞计数值_______ /L 血小板计数值_______ /L 其他_______
	尿常规		尿蛋白_____ 尿糖_____ 尿酮体_____ 尿潜血_____ 其他_____
	血型	ABO	
		Rh	
	血糖		____ mmol/L
	肝功能		血清谷丙转氨酶____ U/L 血清谷草转氨酶____ U/L 白蛋白_____ g/L 总胆红素____ μmol/L 结合胆红素____ μmol/L
	肾功能		血清肌酐_____ μmol/L 血尿素氮_____ mmol/L
	阴道分泌物		1 未见异常 2 滴虫 3 假丝酵母菌 4 其他____ □/□/□
			阴道清洁度:1 Ⅰ度 2 Ⅱ度 3 Ⅲ度 4 Ⅳ度 □
	乙型肝炎五项		乙型肝炎表面抗原____ 乙型肝炎表面抗体____ 乙型肝炎 e 抗原____ 乙型肝炎 e 抗体____ 乙型肝炎核心抗体____
	梅毒血清学试验		1 阴性 2 阳性 □
	HIV 抗体检测		1 阴性 2 阳性 □
	B 超		
总体评估	1 未见异常 2 异常____________________ □		
保健指导	1 个人卫生 2 心理 3 营养 4 避免致畸因素和疾病对胚胎的不良影响 5 产前筛查宣传告知 6 其他_______ □/□/□/□/□		
转诊 1 无 2 有 □ 原因:_______________ 机构及科室:_________________			
下次随访日期	年 月 日	随访医生签名	

填表说明

1. 本表由医生在第一次接诊孕妇(尽量在孕 12 周前)时填写。若未建立居民健康档案,需同时建立。随访时填写各项目对应情况的数字。

2. 填表孕周:为填写此表时孕妇的怀孕周数。

3. 孕次:怀孕的次数,包括本次妊娠。

4. 产次:指此次怀孕前,孕期超过 28 周的分娩次数。

5. 末次月经:此怀孕前最后一次月经的第一天。

6. 预产期:可按照末次月经推算,为末次月经日期的月份加 9 或减 3,为预产期月份数;天数加 7,为预产期日。

7. 既往史:孕妇曾经患过的疾病,可以多选。

8. 家族史:填写孕妇父亲、母亲、丈夫、兄弟姐妹或其他子女中是否曾患遗传性疾病或精神疾病,若有,请具体说明。

9. 个人史:可以多选。

10. 孕产史:根据具体情况填写,若有,填写次数,若无,填写“0”。

11. 体质指数 = 体重(kg)/身高的平方(m^2)。

12. 体格检查、妇科检查及辅助检查:进行相应检查,并填写检查结果。

13. 总体评估:根据孕妇总体情况进行评估,若发现异常,具体描述异常情况。

14. 保健指导:填写相应的保健指导内容,可以多选。

15. 转诊:若有需转诊的情况,具体填写。

16. 下次随访日期:根据孕妇情况确定下次随访查日期,并告知孕妇。

17. 随访医生签名:随访完毕,核查无误后随访医生签署其姓名。

附件 2

第 2 ~ 5 次产前随访服务记录表

姓名：　　　　　　　　　　　　　　　　　　　　　　　　　编号□□□ - □□□□□

项　目		第 2 次	第 3 次	第 4 次	第 5 次
随访日期					
孕周(周)					
主　诉					
体重(kg)					
产科检查	宫底高度(cm)				
	腹围(cm)				
	胎位				
	胎心率(次/分钟)				
血压(mmHg)		/	/	/	/
血红蛋白(g/L)					
尿蛋白(g/L)					
其他辅助检查					
分　类		1 未见异常 □ 2 异常 ________	1 未见异常 □ 2 异常 ________	1 未见异常 □ 2 异常 ________	1 未见异常 □ 2 异常 ________

续表

指　　导	1. 个人卫生 2. 膳食 3. 心理 4. 运动 5 其他____	1. 个人卫生 2. 膳食 3. 心理 4. 运动 5. 自我监护 6. 母乳喂养 7 其他____	1. 个人卫生 2. 膳食 3. 心理 4. 运动 5. 自我监测 6. 分娩准备 7. 母乳喂养 8 其他____	1. 个人卫生 2. 膳食 3. 心理 4. 运动 5. 自我监测 6. 分娩准备 7. 母乳喂养 8 其他____
转　　诊	1 无 2 有　□ 原因：__________ 机构及科室：	1 无 2 有　□ 原因：__________ 机构及科室：	1 无 2 有　□ 原因：__________ 机构及科室：	1 无 2 有　□ 原因：__________ 机构及科室：
下次随访日期				
随访医生签名				

填表说明

1. 孕周：为此次随访时的妊娠周数。

2. 主诉：填写孕妇自述的主要症状和不适。

3. 体重：填写此次测量的体重。

4. 产科检查：按照要求进行产科检查，填写具体数值。

5. 血红蛋白、尿蛋白：填写血红蛋白、尿蛋白检测结果。

6. 其他检查：若有其他辅助检查，填写此处。

7. 分类：根据此次随访的情况，对孕妇进行分类，若发现异常，写明具体情况。

8. 指导：可以多选，未列出的其他指导请具体填写。

9. 转诊：若有需转诊的情况，具体填写。

10. 下次随访日期：根据孕妇情况确定下次随访日期，并告知孕妇。

11. 随访医生签名：随访完毕，核查无误后医生签名。

12. 第 4 次和第 5 次产前随访服务，应该在确定好的分娩医疗卫生机构或有助产资质的医疗卫生机构进行相应的检查，由乡镇卫生院和社区卫生服务中心提供健康管理服务和记录。

附件 3

产后访视记录表

姓名：　　　　　　　　　　　　　　　　　　　　　　　　编号□□□－□□□□□

随访日期	年　　月　　日
体温	℃
一般健康情况	
一般心理状况	
血　压	/　　　　mmHg
乳　房	1 未见异常　2 异常________ □
恶　露	1 未见异常　2 异常________ □
子　宫	1 未见异常　2 异常________ □
伤　口	1 未见异常　2 异常________ □
其　他	
分　类	1 未见异常　2 异常________ □
指　导	1 个人卫生 2 心理 3 营养 4 母乳喂养 5 新生儿护理与喂养 6 其他________ □/□/□/□/□
转　诊	1 无　2 有 □ 原因：________ 机构及科室：________

续表

下次随访日期	
随访医生签名	

填表说明

1. 本表为产妇出院后 3 ~7 天内由医务人员到产妇家中进行产后检查时填写，产妇情况填写此表，新生儿情况填写“新生儿家庭访视表”。

2. 一般健康状况：对产妇一般情况进行检查，具体描述并填写。

3. 血压：测量产妇血压，填写具体数值。

4. 乳房、恶露、子宫、伤口：对产妇进行检查，若有异常，具体描述。

5. 分类：根据此次随访情况，对产妇进行分类，若为其他异常，具体写明情况。

6. 指导：可以多选，未列出的其他指导请具体填写。

7. 转诊：若有需转诊的情况，具体填写。

8. 随访医生签名：随访完毕，核查无误后随访医生签名。

附件4

产后42天健康检查记录表

姓名： 编号□□□-□□□□□

随访日期	年 月 日
一般健康情况	
一般心理状况	
血 压	/mmHg
乳 房	1未见异常 2异常______ □
恶 露	1未见异常 2异常______ □
子 宫	1未见异常 2异常______ □
伤 口	1未见异常 2异常______ □
其 他	
分 类	1已恢复 2未恢复______ □
指 导	1性保健 2避孕 3婴儿喂养及营养 4其他______ □/□/□
处 理	1结案 2转诊 原因：______ 机构及科室：______ □
随访医生签名	

填表说明

1.一般健康状况：对产妇一般情况进行检查，具体描述并填写。

2. 血压：如有必要，测量产妇血压，填写具体数值。

3. 乳房、恶露、子宫、伤口：对产妇进行检查，若有异常，具体描述。

4. 分类：根据此次随访情况，对产妇进行分类，若为未恢复，具体写明情况。

5. 指导：可以多选，未列出的其他指导请具体填写。

6. 处理：若产妇已恢复正常，则结案。若有需转诊的情况，具体填写。

7. 随访医生签名：检查完毕，核查无误后检查医生签名。

第六节　老年人健康管理服务规范

人口老龄化已成为当今世界众所瞩目的问题,老年人口迅速增长带来了许多健康问题,全科医师在老年健康问题处理中发挥越来越重要的作用。老年期是人生的最后阶段,老年人是指达到或超过老年年龄的人。世界卫生组织(WHO)老年期标准:65 岁以上者为老年人,欧美及工业发达国家均采用这一标准。亚洲太平洋地区老年学会定义老年期标准:60 岁以上者为老年人。中华医学会老年学分会老年期标准:60 岁以上作为我国划分老年人的标准,其中 69 岁以下者为低龄老人,70～79 岁者为中龄老人,80 岁及以上者为高龄老人。人口老龄化是一种社会现象,是指社会总人口中老年人数量达到一定比例,并持续增长的过程。它是现代人口发展的必然趋势,是社会文明进步的表现。国际上通用的标准是将 65 岁及以上老年人口占总人口的比例≥7%,或 60 岁及以上老年人口占总人口的比例≥10%,作为进入老龄化社会的标准。2005 年年底,中国 60 岁以上老年人口近 1.44 亿,老年人口比例已超过 10%。按照国际通行标准,我国总体上已经成为老年型社会,同时也是世界上老年人绝对数最多、人口老龄化速度最快的国家之一。随着老年人的不断增加,老年人的医疗保健需求将成为影响社会经济发展的重要因素,联合国明确提出,将健康老龄化作为全球解决老龄问题的奋斗目标。健康老龄化(healthy aging)是指个人在进入老年期时,在躯体、心理、智力、社会、经济五个方面的功能仍能保持良好状态。可见,加强老年医疗保障和卫生服务,增进老年期健康,是提高老龄社会全民健康和生命质量的重要内容。

老年人的机体功能、主要器官系统明显衰退、功能下降,心理方面出现感知觉下降、智力衰退、记忆思维能力下降等变化,出现保守、孤独、任性等人格变化,还可出现情绪不稳、易激动、忧郁悲观和意志消沉等情感表现,不再担任社会和家庭的中心角色,面对子女离家或丧偶等家庭结构变化和社会地位、社会声望下降等问题,不能适应这种角色转换,从而导致疾病多发、医疗保健需求增多。资料显示,我国慢性病患病率约为 17%,其中 60 岁以上人群是一般人群患病率的 2.5～3 倍,达 42.5%～55%,心血管、脑血管、恶性肿瘤、呼吸系统疾病、消化系统疾病及损伤和中毒等慢性疾病尤其严重,同时其年均患病天数是一般人群的 2.2 倍。由于老年人就诊次数较多、住院人数多、住院时间长及心、脑血管和肿瘤等疾病的治疗费用高,所以老年人的医疗费用随着老龄人口不断增加而上升。老龄问题的出现、人口老龄化进程的加速和各种疾病的消长变化,促使我们对老年健康管理事业的关注,要求更加重视发挥全科医师综合性、协调性、可及性、人格化服务功能的优势,积极开展老年慢性病的社区综合防治研究。在社区内建立慢性病的档案,通过监测获得较准确的发病率、致残率、致死率和有关危险因素等资料，通过老年人健康管理工作的开展，在社区内针对老年人危险因素和保护因素进行综合防治，减轻国家的经济损失和社会负担，实现健康老龄化的目标。

老年人健康管理服务的内容应包括：以慢性病为重点的疾病预防、自我保健、健康教育、周期性健康检查、合理营养指导、长期医疗照顾、心理健康咨询和自我调节指导、生活方式干预和健康状况评估等内容。老年人健康管理服务的形式应贯穿在社区疾病综合干预、家庭病床服务、医院和家庭护理、家庭访视、服药管理、社区康复等各个服务环节；老年人健康管理服务还应以高龄、独居丧偶、新近出院、精神障碍等老年人为重点，建立健全老年人群的健康档案，保证服务的连续性。积极开展社区调查，了解社区存在的主要老年健康问题，动员社区资源，对社区常见老年健康问题进行分级管理；注重社区老年健康信息收集评估，制订社区老年人健康维护工作计划等，逐步建立老年人健康系统管理，使老年人健康管理工作系统化、制度化、规范化。

一、服务对象

2011 年国家公共卫生服务中老年人健康管理的服务对象是指辖区内 65 岁及以上的常住居民。这与中华医学会老年学分会制定的“60 岁以上”的老年期标准不同。

二、服务内容

每年为老年人提供 1 次健康管理服务，包括生活方式和健康状况评估、体格检查、辅助检查和健康指导。

1. 生活方式和健康状况评估。通过问诊及老年人健康状态自评，了解其基本健康状况、体育锻炼、饮食、吸烟、饮酒、慢性疾病常见症状、既往所患疾病治疗及目前用药和生活自理能力等情况。

2. 体格检查。包括体温、脉搏、呼吸、血压、身高、体重、腰围、皮肤、浅表淋巴结、心脏、肺部、腹部等常规体格检查，并对口腔、视力、听力和运动功能等进行粗测判断。

3. 辅助检查。包括血常规、尿常规、肝功能（血清谷草转氨酶、血清谷丙转氨酶和总胆红素）、肾功能（血清肌酐和血尿素氮）、空腹血糖、血脂和心电图检测。

4. 健康指导。告知健康体检结果并进行相应健康指导。

（1）对发现已确诊的原发性高血压和 2 型糖尿病等患者，纳入相应的慢性病患者健康管理。

（2）对体检中发现有异常的老年人，建议定期复查。

（3）进行健康生活方式以及疫苗接种、骨质疏松预防、防跌倒措施、意外伤害预防和自救等健康指导。

（4）告知或预约下一次健康管理服务的时间。

三、服务流程

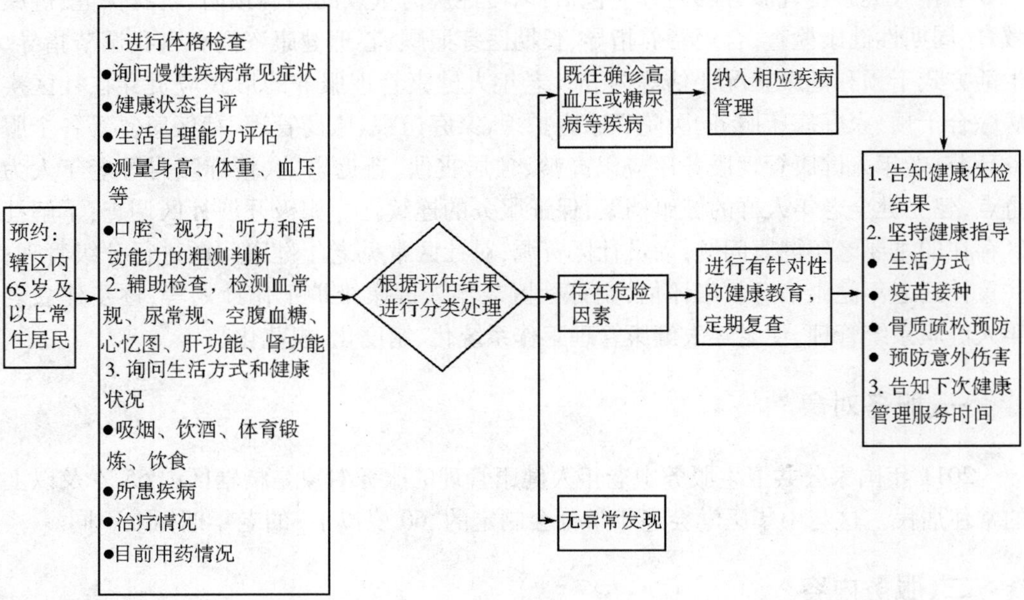

四、服务要求

1. 开展老年人健康管理服务的乡镇卫生院和社区卫生服务中心应当具备服务内容所需的基本设备和条件。

2. 加强与村(居)委会、派出所等相关部门的联系，掌握辖区内老年人口信息变化。加强宣传，告知服务内容，使更多的老年人愿意接受服务。

3. 每次健康检查后及时将相关信息记入健康档案。具体内容详见《城乡居民健康档案管理服务规范》健康体检表。对于已纳入相应慢性病健康管理的老年人，本次健康管理服务可作为一次随访服务。

4. 积极应用中医药方法为老年人提供养生保健、疾病防治等健康指导。

五、考核指标

1. 老年人健康管理率＝接受健康管理人数/年内辖区内65岁及以上常住居民数×100%。

2. 健康体检表完整率＝抽查填写完整的健康体检表数/抽查的健康体检表数×100%。

六、附件

老年人生活自理能力评估表

附表

老年人生活自理能力评估表

该表为自评表,根据表中5个方面进行评估,将各方面判断评分汇总后,0~3分者为可自理,4~8分者为轻度依赖,9~18分者为中度依赖;≥19分者为不能自理。

评估事项、内容与评分	程度等级				
	可自理	轻度依赖	中度依赖	不能自理	判断评分
(1)进餐:使用餐具将饭菜送入口、咀嚼、吞咽等活动	独立完成(0分)	—(0分)	需要协助,如切碎、搅拌食物等(3分)	完全需要帮助(5分)	
(2)梳洗:梳头、洗脸、刷牙、剃需洗澡等活动	独立完成(0分)	能独立地洗头、梳头、洗脸、刷牙、剃须等,洗澡需要协助(1分)	在协助下和适当的时间内,能完成部分梳洗活动(3分)	完全需要帮助(7分)	
(3)穿衣:穿衣裤、袜子、鞋子等活动	独立完成(0分)	—(0分)	需要协助,在适当的时间内完成部分穿衣(3分)	完全需要帮助(5分)	
(4)如厕:小便、大便等活动及自控	不需协助,可自控(0分)	偶尔失禁,但基本上能如厕或使用便具(1分)	经常失禁,在很多提示和协助下尚能如厕或使用便具(5分)	完全失禁,完全需要帮助(10分)	
(5)活动:站立、室内行走、上下楼梯、户外活动	独立完成所有活动(0分)	借助较小的外力或辅助装置能完成站立、行走、上下楼梯等(1分)	借助较大的外力才能完成站立、行走,不能上下楼梯(5分)	卧床不起,活动完全需要帮助(10分)	
总评分:________					

第七节　高血压患者健康管理服务规范

高血压病是指在静息状态下动脉收缩压和/或舒张压增高(≥140/90mmHg),常伴有脂肪和糖代谢紊乱以及心、脑、肾和视网膜等器官功能性或器质性改变。由于部分高血压患者并无明显的临床症状,高血压又被称为人类健康的“无形杀手”。在我国,高血压普遍存在着患病率高、死亡率高、残疾率高的“三高”和知晓率低、治疗率低、控制率低的“三低”特点。2004年“中国居民营养与健康状况调查报告”中指出:我国成人高血压患病率为18.8%,估计全国现患病人数为1.6亿,而人群高血压知晓率、治疗率和控制率分别为30.2%、24.7%和6.1%。这些数字使我国成为世界上高血压危害最严重的国家之一。我国高血压发病率有北方高于南方、男性高于女性的特点;另外我国农村高血压发病率正在快速上升,“城乡差别”明显减少。更令人担忧的是,高血压患病率的增加趋势,年轻人群比老年人更明显。35岁至44岁人群高血压患病增长率男性为74%,女性为62%。

总体来讲,在过去几十年中,我国高血压的患病率正在快速增加。我国成年人中估计的高血压人数已经从1960年的3000万增加到1980年的5900万,而后又增加到1991年的9400万,而现在是1.6亿,每年新增高血压患者600多万。高血压患者经常并发心、脑、肾、周围血管和眼等器官的改变,常见并发症有冠心病、左心室肥厚、心脏扩大和心力衰竭、一过性脑缺血、脑卒中、肾小动脉硬化、肾萎缩和肾功能不全、动脉粥样硬化、眼底出血、失明等,每年有150万人死于由高血压引起的中风。因此,提高对高血压病的认识,对早期预防、及时治疗有极其重要的意义。

目前,从高血压的分类来看,国家的标准是:正常血压为收缩压<130mmHg,舒张压<85 mmHg;正常高值为收缩压130~139mmHg,舒张压85~89mmHg;一级(轻度)高血压为收缩压140~159mmHg,舒张压90~99mmHg;二级(中度)高血压为收缩压160~179mmHg,舒张压100~109mmHg;三级(重度)高血压为收缩压180~209mmHg,舒张压110~119mmHg;四级(极重度)高血压为收缩压≥210 mmHg,舒张压≥120 mmHg。相对较为明确的高血压的危险因素包括:遗传、年龄、体重超重或肥胖、高盐饮食、吸烟、持续精神紧张、缺乏运动、慢性饮酒或酗酒。针对高血压的危险因素,从三级预防的角度看,其一级预防措施包括:控制体重、合理膳食、进行有规律的体育锻炼、限

酒、减轻精神压力,保持平衡心理、戒烟;二级预防措施包括:定期健康查体、35 岁以上人群就诊测血压、全人群普查血压等;三级预防措施包括:对病人长期随访指导、选择合理的治疗方案。

随着全球健康管理理念的兴起与运用,高血压的健康管理自然而然成为当今慢性非传染性疾病的首选。选择高血压进行管理的主要原因,是其发病率高、增长速度快、并发症多、致残致死率高,主动控制效果突出。目前,我国对高血压控制效果不好的主要原因是:理想化的防治理念与社会优先需求发生严重冲突。由于筹资机制不完善,在条条管理、条块分割的管理服务体制下,部门利益和公共责任发生严重冲突,使许多公共卫生任务不能有效利用基层卫生服务平台,降低了疾病控制效率和效力;专科化的、防治脱节的控制模式,防治效果有限;缺乏相应的基层卫生服务适宜技术和相关的技术标准,医疗质量得不到保障;"以人为本"的理念仅停留在管理者和服务者的口头上,没有转化为实际行动;只有责任,没有有效激励。为突出以人为本的思想,关注服务对象和服务的提供者的根本利益,贯彻预防为主的方针,应注重防治结合、医护结合,注重规范化建设,避免条块分割管理服务模式,强调特殊性和普遍性的结合,提高服务质量,提高管理效力,降低管理成本,控制医疗费用。

一、服务对象

辖区内 35 岁及以上原发性高血压患者。

二、服务内容

(一)筛查

1. 对辖区内 35 岁及以上常住居民,每年在其第一次到乡镇卫生院、村卫生室、社区卫生服务中心(站)就诊时,为其测量血压。

2. 对第一次发现收缩压≥140mmHg 和(或)舒张压≥90mmHg 的居民,在去除可能引起血压升高的因素后预约其复查,非同日 3 次血压高于正常,可初步诊断为高血压。如有必要,建议转诊到上级医院确诊,2 周内随访转诊结果。对已确诊的原发性高血压患者,纳入高血压患者健康管理。对可疑继发性高血压患者,及时转诊。

3. 建议高危人群每半年至少测量 1 次血压,并接受医务人员的生活方式指导。

(二)随访评估

对原发性高血压患者,每年要提供至少 4 次面对面的随访。

1. 测量血压并评估是否存在危急情况，如出现收缩压≥180mmHg 和（或）舒张压≥110mmHg；意识改变、剧烈头痛或头晕、恶心呕吐、视力模糊、眼痛、心悸、胸闷、喘憋不能平卧及处于妊娠期或哺乳期，同时血压高于正常等危急情况之一，或存在不能处理的其他疾病时，需在处理后紧急转诊。对于紧急转诊者，乡镇卫生院、村卫生室、社区卫生服务中心（站）应在 2 周内主动随访转诊情况。

2. 若不需紧急转诊，应询问上次随访到此次随访期间的症状。

3. 测量体重、心率，计算体质指数（BMI）。

4. 询问患者疾病情况和生活方式，包括心脑血管疾病、糖尿病、吸烟、饮酒、运动、摄盐情况等。

5. 了解患者服药情况。

（三）分类干预

1. 对血压控制满意（收缩压 < 140 且舒张压 < 90mmHg）、无药物不良反应、无新发并发症或原有并发症无加重的患者，预约进行下一次随访时间。

2. 对第一次出现血压控制不满意，即收缩压≥140 mmHg 且舒张压≥90mmHg，或出现药物不良反应的患者，结合其服药依从性，必要时增加现用药物剂量、更换或增加不同类的降压药物，2 周内随访。

3. 对连续两次出现血压控制不满意或药物不良反应难以控制，以及出现新的并发症或原有并发症加重的患者，建议其转诊到上级医院，2 周内主动随访转诊情况。

4. 对所有的患者进行有针对性的健康教育，与患者一起制定生活方式改进目标，并在下一次随访时评估进展。告诉患者出现哪些异常时应立即就诊。

（四）健康体检

对原发性高血压患者，每年进行 1 次较全面的健康检查，可与随访相结合。内容包括体温、脉搏、呼吸、血压、身高、体重、腰围、皮肤、浅表淋巴结、心脏、肺部、腹部等常规体格检查，并对口腔、视力、听力和运动功能等进行粗测判断。具体内容参照《城乡居民健康档案管理服务规范》健康体检表。

三、服务流程

（一）高血压筛查流程

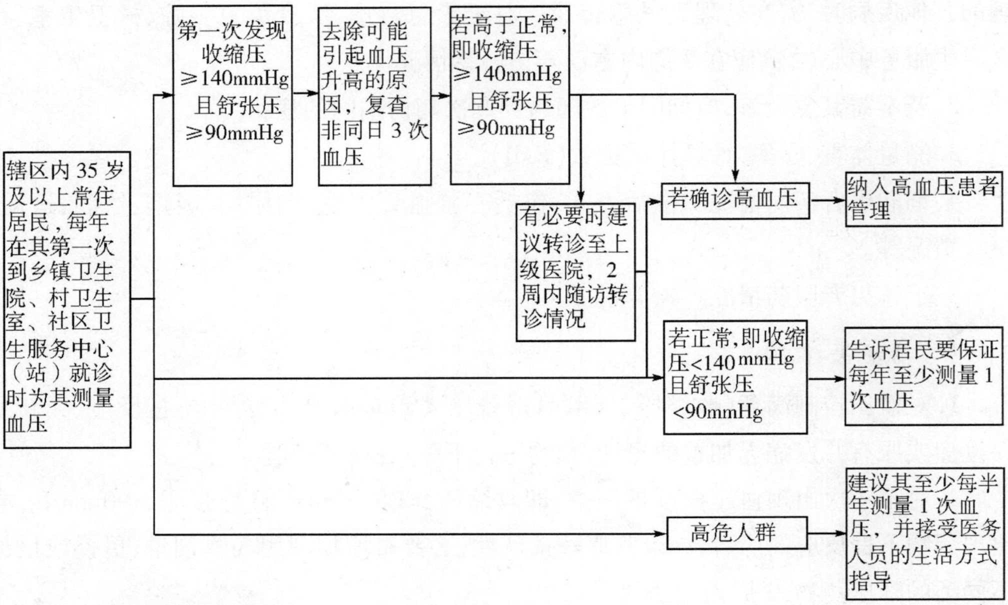

（二）高血压患者随访流程

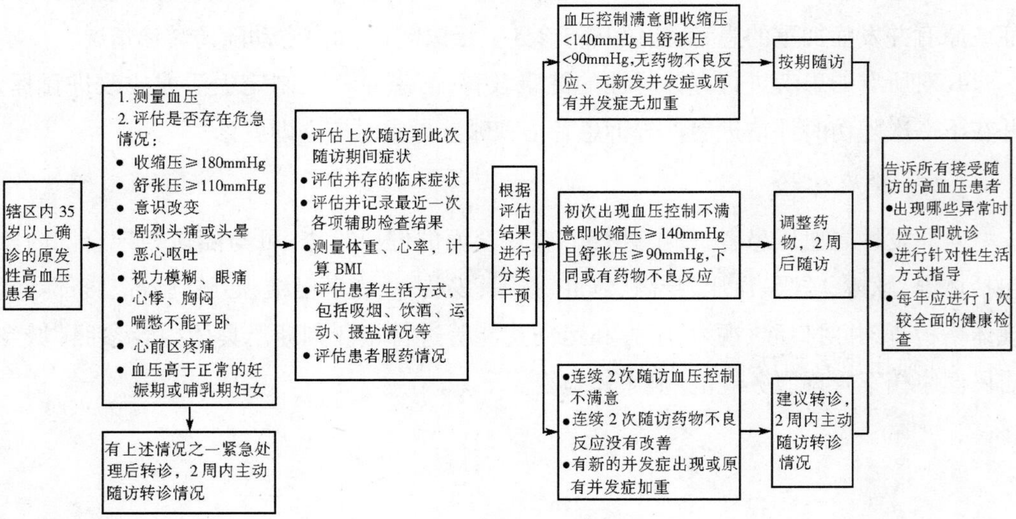

四、服务要求

1. 高血压患者的健康管理由医生负责，应与门诊服务相结合，对未能按照管理要求接受随访的患者，乡镇卫生院、村卫生室、社区卫生服务中心（站）医务人员应主动与患者联系，保证管理的连续性。

2. 随访包括预约患者到门诊就诊、电话追踪和家庭访视等方式。

3. 乡镇卫生院、村卫生室、社区卫生服务中心（站）可通过本地区社区卫生诊断和门诊服务等途径筛查和发现高血压患者。有条件的地区，对人员进行规范培训后，可参考《中国高血压防治指南》对高血压患者进行健康管理。

4. 发挥中医药在改善临床症状、提高生活质量、防治并发症中的特色和作用，积极应用中医药方法开展高血压患者健康管理服务。

5. 加强宣传，告知服务内容，使更多的患者和居民愿意接受服务。

6. 每次提供服务后及时将相关信息记入患者的健康档案。

五、考核指标

1. 高血压患者健康管理率 = 年内已管理高血压人数/年内辖区内高血压患者总人数 ×100%。

注：辖区高血压患病总人数估算：辖区常住成年人口总数 × 成年人高血压患病率（通过当地流行病学调查、社区卫生诊断获得或是选用本省（区、市）或全国近期高血压患病率指标）。

2. 高血压患者规范管理率 = 按照规范要求进行高血压患者管理的人数/年内管理高血压患者人数 ×100%。

3. 管理人群血压控制率 = 最近一次随访血压达标人数/已管理的高血压人数 ×100%。

六、附件

高血压患者随访服务记录表

附件

高血压患者随访服务记录表

姓名：　　　　　　　　　　　　　　　　　　　　　　编号□□□-□□□□□

随访日期		年　月　日	年　月　日	年　月　日	年　月　日
随访方式		1门诊 2家庭 3电话 □	1门诊 2家庭 3电话 □	1门诊 2家庭 3电话 □	1门诊 2家庭 3电话 □
症状	1无症状 2头痛头晕 3恶心呕吐 4眼花耳鸣 5呼吸困难 6心悸胸闷 7鼻衄出血不止 8四肢发麻 9下肢水肿	□/□/□/□/□/□/□/□	□/□/□/□/□/□/□/□	□/□/□/□/□/□/□/□	□/□/□/□/□/□/□/□
		其他：	其他：	其他：	其他：
体征	血压(mmHg)				
	体重(kg)	/	/	/	/
	体质指数	/	/	/	/
	心　率				
	其　他				
生活方式指导	日吸烟量(支)	/	/	/	/
	日饮酒量(两)	/	/	/	/
	运　动	次/周　分钟/次 次/周　分钟/次	次/周　分钟/次 次/周　分钟/次	次/周　分钟/次 次/周　分钟/次	次/周　分钟/次 次/周　分钟/次

续表

生活方式指导	摄盐情况（咸淡）	轻中重　/轻中重	轻中重　/轻中重	轻中重　/轻中重	轻中重　/轻中重
	心理调整	1良好　2一般　3差　□	1良好　2一般　3差　□	1良好　2一般　3差　□	1良好　2一般　3差　□
	遵医行为	1良好　2一般　3差□	1良好　2一般　3差□	1良好　2一般　3差□	1良好　2一般　3差□
辅助检查					
服药依从性		1规律2间断　3不服药□	1规律2间断　3不服药□	1规律2间断　3不服药□	1规律2间断　3不服药□
药物不良反应		1无2有____□	1无2有____□	1无2有____□	1无2有____□
此次随访分类		1控制满意2控制不满意3不良反应4并发症　□	1控制满意2控制不满意3不良反应4并发症　□	1控制满意2控制不满意3不良反应4并发症　□	1控制满意2控制不满意3不良反应4并发症　□
用药情况	药物名称1				
	用法用量	每日　次 / 每次　mg	每日　次 / 每次　mg	每日　次 / 每次　mg	每日　次 / 每次　mg
	药物名称2				
	用法用量	每日　次 / 每次　mg	每日　次 / 每次　mg	每日　次 / 每次　mg	每日　次 / 每次　mg
	药物名称3				
	用法用量	每日　次 / 每次　mg	每日　次 / 每次　mg	每日　次 / 每次　mg	每日　次 / 每次　mg
	其他药物				
	用法用量	每日　次 / 每次　mg	每日　次 / 每次　mg	每日　次 / 每次　mg	每日　次 / 每次　mg
转诊	原因				
	机构及科别				
下次随访日期					
随访医生签名					

填表说明

1. 本表为高血压患者在接受随访服务时由医生填写。每年的健康体检后填写城乡居民健康档案管理服务规范的健康体检表。

2. 体征：体质指数＝体重（kg）/身高的平方（m^2），体重和体质指数斜线前填写目前情况,斜线后下填写下次随访时应调整到的目标。如果是超重或是肥胖的高血压患者,要求每次随访时测量体重并指导患者控制体重;正常体重人群可每年测量一次体重及体质指数。如有其他阳性体征,请填写在“其他”一栏。

3. 生活方式指导:在询问患者生活方式时,同时对患者进行生活方式指导,与患者共同制定下次随访目标。

日吸烟量:斜线前填写目前吸烟量,不吸烟填“0”,吸烟者写出每天的吸烟量“××支”,斜线后填写吸烟者下次随访目标吸烟量“××支”。

日饮酒量:斜线前填写目前饮酒量,不饮酒填“0”,饮酒者写出每天的饮酒量相当于白酒“××两”,斜线后填写饮酒者下次随访目标饮酒量相当于白酒“××两”。白酒1两相当于葡萄酒4两,黄酒半斤,啤酒1瓶,果酒4两。

运动:填写每周几次,每次多少分钟。即“××次/周,××分钟/次”。横线上填写目前情况,横线下填写下次随访时应达到的目标。

摄盐情况:斜线前填写目前摄盐的咸淡情况。根据患者饮食的摄盐情况,按咸淡程度在列出的“轻、中、重”之一上划“√”分类,斜线后填写患者下次随访目标摄盐情况。

心理调整:根据医生印象选择对应的选项。

遵医行为:指患者是否遵照医生的指导去改善生活方式。

4. 辅助检查:记录患者在上次随访到这次随访之间到各医疗机构进行的辅助检查结果。

5. 服药依从性:“规律”为按医嘱服药、“间断”为未按医嘱服药,频次或数量不足、“不服药”即为医生开了处方,但患者未使用此药。

6. 药物不良反应:如果患者服用的降压药物有明显的药物不良反应,请具体描述哪种药物,何种不良反应。

7. 此次随访分类:根据此次随访时的分类结果,由随访医生在4种分类结果中选择一项在“□”中填上相应的数字。“控制满意”意为血压控制满意,无其他异常、“控制不满意”意为血压控制不满意,无其他异常、“不良反应”意为存在药物不良反应、“并发症”意为出现新的并发症或并发症出现异常。如果患者同时并存几种情况,则填写最严重的一种情况,同时结合上次随访情况确定患者下次随访时间,并告知患者。

8. 用药情况:根据患者整体情况,为患者开具处方,并填写在表格中,写明用法、用量。

9. 转诊:如果转诊要写明转诊的医疗机构及科室类别,如××市人民医院心内科,并在原因一栏写明转诊原因。

10. 下次随访日期:根据患者此次随访分类,确定下次随访日期,并告知患者。

11. 随访医生签名:随访完毕,核查无误后随访医生签署其姓名。

第八节　2 型糖尿病患者健康管理服务规范

随着经济社会的快速发展,人民生活水平不断提高,生活模式的现代化,人们体力活动日渐减少,大众自我保健意识相对滞后,加之人口的老龄化,无论发达国家还是发展中国家,糖尿病的发病率正在逐年增加。当今糖尿病已对人类健康和生命构成严重威胁,其较高的患病率、致残、病死率,已经给社会带来沉重的经济负担,造成劳动力的巨大损失。据国际糖尿病联盟(The International Diabetes Federation, IDF)统计,20 世纪 90 年代,全球糖尿病患者约为 1 亿人,然而到 2007 年,该数字已经迅速增长到2.46 亿人,而且每年正在以 6% 的速度递增,预计到 2025 年全球将有 3.8 亿人受到糖尿病的困扰。早在 20 世纪 80 年代初期,我国有糖尿病患者将近 4000 万人,已经成为仅次于印度的糖尿病第二大国,95.0% 为 2 型糖尿病患者。1998 年对我国 11 省(直辖市)社区人群的调查结果显示,中国糖尿病(DM)标化患病率为 3.21%,糖耐量低减(IGT)标化患病率为 4.76%。2008 年国家第四次卫生服务调查结果显示,糖尿病已经成为我国第二位单病种的慢性病,糖尿病患者数量已超过 9240 万人,居世界第一位,总糖尿病患病率为 9.7%(其中男性为 10.6%、女性为 8.8%),糖尿病前期患病率分别为 15.5%(男性为 16.1%、女性为 14.9%),治疗糖尿病及其并发症的医疗总费用每年超过 300 亿元,占医疗卫生总费用的 8% 以上。糖尿病因其危害大、难治愈、费用高等特点,已成为严重威胁着人类生存和健康的社会性问题,是我国第四大致死原因。

目前,糖尿病已经成为全球范围内患病率、致残率、病死率较高的慢性病,对人类健康和生命构成严重威胁,如何对糖尿病进行更富成效的预防与治疗已成为医学上面临的严峻挑战。世界各地的学者对糖尿病的病因进行了广泛的研究,不同年龄、性别、职业、种族、受教育水平、遗传易感性和低体重出生儿等因素均与糖尿病的患病有密切相关,已被肯定的影响糖尿病的因素还包括:热能摄入过多的营养因素、体力活动减少的运动因素、体脂相对或绝对增多的肥胖因素、体内胰岛素水平、吸烟,尚需进一步证实的药物及应激等因素。可见,糖尿病是一种多病因的代谢疾病,特点是慢性高血糖,伴随因胰岛素分泌和/或作用缺陷引起的糖,脂肪和蛋白质代谢紊乱。由于糖尿病的慢性、终生性的疾病特点,所以,糖尿病防治的关键在于早期诊断、早期治疗和严格地控制病情,预防和延缓并发症的出现。国外预防糖尿病的成功经验给予的启迪是重视一级预防,即重视 3 大措施:一是糖尿病防治知识健康教育。让社区居民了解糖尿病的危害因素、临床表现及并发症,认识糖尿病的危害和预防的重要性及措施。二是提倡健康的生活方式。改变不良的饮食习惯,避免高脂肪饮食,多吃蔬菜和富含维生素的食品;防治超重和肥胖,保持理想体重;增加体育锻炼和进行适当体力劳动;戒除烟酒等不良嗜好。三是关注高危人群。尽早发现和治疗高血压、冠心病和高脂血症；对老年人、妊娠妇女尤其是肥胖者以及其他高危人群，应定期进行健康体检。

健康管理是以现代健康概念为核心（生理、心理和社会适应能力），适应新的医学模式转变（生理—心理—社会医学模式），弘扬“治未病”传统思想，运用管理学的理论和方法，通过对个体或群体健康状况及影响健康的危险因素进行全面检测、评估和干预，实现促进健康为目标的全人全程的健康服务过程，用最优化的资源投入获取最大的健康效益。随着全球健康管理理念的兴起与运用，糖尿病的健康管理效应变得越具成效。糖尿病健康管理的核心内容包括：通过筛查或基本途径发现病人并及时登记，建档管理；建立保健合同，为患者实施个体化治疗和保健方案，通过合同的约束与患者保持联系，及时将药物、保健知识、保健技能送达患者，提高依从性，指导患者知识更新、行为改变、合理营养、加强运动；对患者血糖进行监测，在血糖监测下进行治疗，对管理效果进行评估，必要时调整治疗与保健方案；教“四懂四会”：懂得糖尿病的危害、懂得控制糖尿病的保健知识、懂得主要危险因素、懂得与医生联系的重要性；会自测血糖、会自己注射胰岛素、会观察合并症的症状、会对足眼心脑进行自我保健。近年来，随着我国经济社会的快速发展，不良生活方式与行为引发的慢性病也快速增长，糖尿病患病形势尤为严重。在此背景下，对糖尿病有效防治办法的寻找就变得刻不容缓。

一、服务对象

糖尿病健康管理的对象为辖区内35岁及以上经过医院确诊2型糖尿病患者。从管理的对象来看，35岁以下的2型糖尿病患者和1型糖尿病患者及其他类型的糖尿病患者均不属于健康管理的范围。

二、服务内容

（一）筛查

对筛检工作中发现的2型糖尿病高危人群进行有针对性的健康教育，建议其每年至少测量1次空腹血糖，并接受医务人员的健康指导。筛检是指用简便、易行的工具与方法，早期发现临床前期的疾病或危险因子，以达到早期治疗或去除、改变危险因素的目的。筛检的结果可以帮助了解社区的一些现象。

（二）随访评估

对确诊的2型糖尿病患者，每年提供4次免费空腹血糖检测，至少进行4次面对面的随访。

1. 测量空腹血糖和血压，并评估是否存在危急情况。一是当患者空腹血糖≥16.7

mmol/L 时，应怀疑患者可能出现了酮症酸中毒；当患者空腹血糖≤3.9mmol/L，怀疑低血糖，应紧急处理后立即转诊。二是当患者收缩压≥180mmHg 且舒张压≥110mmHg 时，可能出现危险或紧急情况，应重点观察，可选择转诊。三是当患者出现意识模糊、瞻妄、昏迷等情况时，需在紧急处理后立即转诊。四是当患者出现呼气有烂苹果样丙酮味（酮臭味）、心慌、心悸、出汗、食欲减退、恶心、呕吐、多饮（口渴）、多尿、腹痛、有深大呼吸、皮肤潮红、发热时，需在紧急处理后立即转诊。五是当患者出现持续性心动过速（心率超过 100 次/分钟）时，可能出现并发症加重，应选择转诊。六是当患者出现体温超过 39℃或有其他的突发异常情况，如视力突然骤降、妊娠期及哺乳期血糖高于正常等危险情况之一，或存在不能处理的其他疾病时，需在处理后紧急转诊。对于紧急转诊者，乡镇卫生院、村卫生室、社区卫生服务中心（站）应在 2 周内主动随访转诊情况。

2. 若不需紧急转诊，询问上次随访到此次随访期间的症状。

3. 测量体重，计算体质指数（BMI），检查足背动脉搏动。

4. 询问患者。询问的内容：一是症状，如多食、多饮、多尿、消瘦、乏力、视力模糊、浮肿、手脚麻木、手足疼痛、四肢发凉、皮肤感染。二是疾病情况。如心脑血管疾病、肾脏疾病、眼部疾病、神经系统疾病等情况。三是生活习惯和行为方式。如吸烟、饮酒、体育锻炼、饮食、睡眠、心理状态情况等。

5. 了解患者服药情况。

（三）分类干预

1. 对血糖控制满意（空腹血糖值＜7.0mmol/L），无药物不良反应、无新发并发症或原有并发症无加重的患者，预约进行下一次随访。

2. 对第一次出现空腹血糖控制不满意（空腹血糖值≥7.0mmol/L）或药物不良反应的患者，结合其服药依从情况进行指导，必要时增加现有药物剂量、更换或增加不同类的降糖药物，2 周内随访。

3. 对连续两次出现空腹血糖控制不满意或药物不良反应难以控制以及出现新的并发症或原有并发症加重的患者，建议其转诊到上级医院，2 周内主动随访转诊情况。

4. 对所有的患者进行针对性的健康教育，与患者一起制定生活方式改进目标并在下一次随访时评估进展。告诉患者出现哪些异常时应立即就诊。

（四）健康体检

对确诊的 2 型糖尿病患者，每年进行 1 次较全面的健康体检，体检可与随访相结合。内容包括体温、脉搏、呼吸、血压、身高、体重、腰围、皮肤、浅表淋巴结、心脏、肺部、腹部等常规体格检查，并对口腔、视力、听力和运动功能等进行粗测判断。具体内容参照《城乡居民健康档案管理服务规范》健康体检表。

三、服务流程

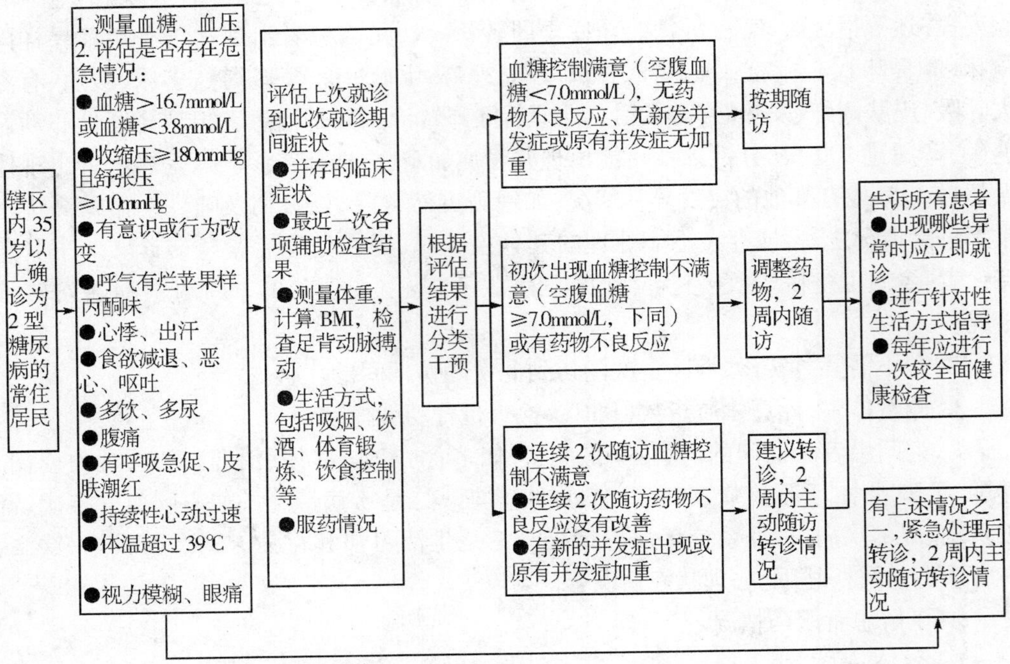

四、服务要求

1. 2型糖尿病患者的健康管理由医生负责，应与门诊服务相结合，对未能按照健康管理要求接受随访的患者，乡镇卫生院、村卫生室、社区卫生服务中心（站）应主动与患者联系，保证管理的连续性。

2. 随访包括预约患者到门诊就诊、电话追踪和家庭访视等方式。

3. 乡镇卫生院、村卫生室、社区卫生服务中心（站）要通过本地区社区卫生诊断和门诊服务等途径筛查和发现2型糖尿病患者，掌握辖区内居民2型糖尿病的患病情况。

4. 发挥中医药在改善临床症状、提高生活质量、防治并发症中的特色和作用，积极应用中医药方法开展糖尿病患者健康管理服务。

5. 加强宣传，告知服务内容，使更多的患者愿意接受服务。

6. 每次提供服务后及时将相关信息记入患者的健康档案。

五、考核指标

1. 糖尿病患者健康管理率 = 年内已管理糖尿病患者人数/年内辖区内糖尿病患者总人数 × 100%。

注：辖区内糖尿病患者总人数估算：辖区常住成年人口总数 × 成年人糖尿病患病率［通过当地流行病学调查、社区卫生诊断获得或是选用本省（区、市）或全国近期 2 型糖尿病患病率指标］。

2. 糖尿病患者规范健康管理率 = 按照要求进行糖尿病患者健康管理的人数/年内管理糖尿病患者人数 × 100%。

3. 管理人群血糖控制率 = 最近一次随访空腹血糖达标人数/已管理的糖尿病患者人数 × 100%。

六、附件

2 型糖尿病患者随访服务记录表

附件

2 型糖尿病患者随访服务记录表

姓名：　　　　　　　　　　　　　　　　　　　　　　　　编号□□□－□□□□□

<table>
<tr><td colspan="2">随访日期</td><td></td><td></td><td></td><td></td></tr>
<tr><td colspan="2">随访方式</td><td>1 门诊 2 家庭
3 电话　□</td><td>1 门诊 2 家庭
3 电话　□</td><td>1 门诊 2 家庭
3 电话　□</td><td>1 门诊 2 家庭
3 电话　□</td></tr>
<tr><td rowspan="2">症
状</td><td rowspan="2">1 无症状
2 多饮
3 多食
4 多尿
5 视力模糊
6 感染
7 手脚麻木
8 下肢浮肿
9 体重明显下降</td><td>□/□/□/□
/□/□/□/□</td><td>□/□/□/□
/□/□/□/□</td><td>□/□/□/□
/□/□/□/□</td><td>□/□/□/□
/□/□/□/□</td></tr>
<tr><td>其他</td><td>其他</td><td>其他</td><td>其他</td></tr>
<tr><td rowspan="5">体
征</td><td>血压(mmHg)</td><td></td><td></td><td></td><td></td></tr>
<tr><td>体重(kg)</td><td>/</td><td>/</td><td>/</td><td>/</td></tr>
<tr><td>体质指数</td><td>/</td><td>/</td><td>/</td><td>/</td></tr>
<tr><td>足背动脉搏动</td><td>1 未触及 2 触及□</td><td>1 未触及 2 触及□</td><td>1 未触及 2 触及□</td><td>1 未触及 2 触及□</td></tr>
<tr><td>其　他</td><td></td><td></td><td></td><td></td></tr>
</table>

续表

生活方式指导	日吸烟量	/ 支	/ 支	/ 支	/ 支
	日饮酒量	/ 两	/ 两	/ 两	/ 两
	运　动	次/周　分钟/次 次/周　分钟/次	次/周　分钟/次 次/周　分钟/次	次/周　分钟/次 次/周　分钟/次	次/周　分钟/次 次/周　分钟/次
	主食(g/天)	/	/	/	/
	心理调整	1 良好 2 一般 3 差 □	1 良好 2 一般 3 差 □	1 良好 2 一般 3 差 □	1 良好 2 一般 3 差 □
	遵医行为	1 良好 2 一般 3 差 □	1 良好 2 一般 3 差 □	1 良好 2 一般 3 差 □	1 良好 2 一般 3 差 □
辅助检查	空腹血糖值	______mmol/L	______mmol/L	______mmol/L	______mmol/L
	其他检查	糖化血红蛋白__% 检查日期:__月__日 ______ ______ ______	糖化血红蛋白__% 检查日期:__月__日 ______ ______ ______	糖化血红蛋白__% 检查日期:__月__日 ______ ______ ______	糖化血红蛋白__% 检查日期:__月__日 ______ ______ ______
服药依从性		1 规律 2 间断 3 不服药 □	1 规律 2 间断 3 不服药 □	1 规律 2 间断 3 不服药 □	1 规律 2 间断 3 不服药 □
药物不良反应		1 无 2 有 □	1 无 2 有 □	1 无 2 有 □	1 无 2 有 □
低血糖反应		1 无 2 偶尔 3 频繁□	1 无 2 偶尔 3 频繁□	1 无 2 偶尔 3 频繁□	1 无 2 偶尔 3 频繁□
此次随访分类		1 控制满意 2 控制不满意 3 不良反应 4 并发症 □	1 控制满意 2 控制不满意 3 不良反应 4 并发症 □	1 控制满意 2 控制不满意 3 不良反应 4 并发症 □	1 控制满意 2 控制不满意 3 不良反应 4 并发症 □

续表

用药情况	药物名称 1								
	用法用量	每日 次	每次 mg	每日 次	每次 mg	每日 次	每次 mg	每日 次	每次 mg
	药物名称 2								
	用法用量	每日 次	每次 mg	每日 次	每次 mg	每日 次	每次 mg	每日 次	每次 mg
	药物名称 3								
	用法用量	每日 次	每次 mg	每日 次	每次 mg	每日 次	每次 mg	每日 次	每次 mg
	胰岛素	种类： 用法和用量：		种类： 用法和用量：		种类： 用法和用量：		种类： 用法和用量：	
转诊	原　因								
	机构及科别								
下次随访日期									
随访医生签名									

填表说明

1. 本表为 2 型糖尿病患者在接受随访服务时由医生填写。每年的健康体检填写居民健康档案的健康体检表。

2. 体征：体质指数 = 体重（kg）/身高的平方（m^2），体重和体质指数斜线前填写目前情况，斜线后填写下次随访时应调整到的目标。如果是超重或是肥胖的患者，要求每次随访时测量体重并指导患者控制体重；正常体重人群可每年测量一次体重及体质指数。如有其他阳性体征，请填写在“其他”一栏。

3. 生活方式指导：在询问患者生活方式时，同时对患者进行生活方式指导，与患者共同制定下次随访目标。

日吸烟量：斜线前填写目前吸烟量，不吸烟填“0”，吸烟者写出每天的吸烟量“××支”，斜线后填写吸烟者下次随访目标吸烟量“××支”。

日饮酒量：斜线前填写目前饮酒量，不饮酒填“0”，饮酒者写出每天的饮酒量相当于白酒“××两”，斜线后填写饮酒者下次随访目标饮酒量相当于白酒“××两”。白酒 1 两相当于葡萄酒 4 两，黄酒半斤，啤酒 1 瓶，果酒 4 两。

运动：填写每周几次，每次多少分钟。即“××次/周，××分钟/次”。横线上填写目前情况，横线下填写下次随访时应达到的目标。

主食：根据患者的实际情况估算主食（米饭、面食、饼干等淀粉类食物）的摄入量。为每天各餐的合计量。

心理调整：根据医生印象选择对应的选项。

遵医行为:指患者是否遵照医生的指导去改善生活方式。

4. 辅助检查:为患者进行空腹血糖检查,记录检查结果。若患者在上次随访到此次随访之间到各医疗机构进行过糖化血红蛋白或其他辅助检查,应如实记录。

5. 服药依从性:“规律”为按医嘱服药,“间断”为未按医嘱服药,频次或数量不足,“不服药”即为医生开了处方,但患者未使用此药。

6. 药物不良反应:如果患者服用的降糖药物有明显的药物不良反应,具体描述哪种药物,何种不良反应。

7. 低血糖反应:根据上次随访到此次随访之间患者出现的低血糖反应情况。

8. 此次随访分类:根据此次随访时的分类结果,由责任医生在 4 种分类结果中选择一项在“□”中填上相应的数字。“控制满意”意为血糖控制满意,无其他异常、“控制不满意”意为血糖控制不满意,无其他异常、“不良反应”意为存在药物不良反应、“并发症”意为出现新的并发症或并发症出现异常。如果患者同时并存几种情况,填写最严重的一种情况,同时结合上次随访情况确定患者下次随访时间,并告知患者。

9. 用药情况:根据患者整体情况,为患者开具处方,并填写在表格中,写明用法、用量。

10. 转诊:如果转诊要写明转诊的医疗机构及科室类别,如 × × 市人民医院心内科,并在原因一栏写明转诊原因。

11. 下次随访日期:根据患者此次随访分类,确定下次随访日期,并告知患者。

12. 随访医生签名:随访完毕,核查无误后随访医生签署其姓名。

第九节　重性精神疾病患者管理服务规范

一、服务对象和重性精神疾病基本概念

（一）服务对象

1.《重性精神疾病患者管理服务规范》中服务对象是指辖区内诊断明确、在家居住（包括家庭、康复与照料机构等，精神专科医院除外）的重性精神疾病患者，也就是指在本辖区内有固定居所的患者。

2. 户籍人口。指公民依照《中华人民共和国户口登记条例》已在其经常居住地的公安户籍管理机关登记了常住户口的人，不管其是否外出，也不管外出时间长短，只要在某地注册有常住户口，则为该地区的户籍人口。

3. 流动人口。为暂时离开住地而没有实现户口迁移的各种移动人口。

（二）重性精神疾病基本概念

1. 重性精神疾病。重性精神疾病是指临床表现有幻觉、妄想、严重思维障碍、行为紊乱等精神病性症状，且患者社会生活能力严重受损的一组精神疾病。发病时，患者丧失对疾病的自知力或者对行为的控制力，并可能导致危害公共安全和他人人身安全的行为，长期患病者可以造成社会功能严重损害。主要包括精神分裂症、分裂情感性障碍、偏执性精神病、双相障碍、癫痫所致精神障碍、精神发育迟滞伴发精神障碍。

2. 精神分裂症。精神分裂症多起病于青壮年，思维、情感、行为等多方面的障碍以及精神活动与环境不协调。

3. 分裂情感性障碍。分裂情感性障碍是指一组精神分裂症状和情感症状（躁狂或抑郁）同时存在又同样突出的精神障碍。

4. 偏执性精神病。偏执性精神病以系统妄想为主要临床症状，若有幻觉则历时短暂且不突出。

5. 双相障碍。双相障碍有抑郁发作（心境低落为主）、躁狂发作（心境高涨为主），严重时可有幻觉、妄想等精神病性症状。

6. 癫痫所致精神障碍。癫痫所致精神障碍大致分为发作性和非发作性两种。发作性表现为感知觉、记忆、思维、精神运动性发作、情绪变化及短暂分裂症样发作。非

发作性表现为慢性分裂症样精神病、神经症、人格障碍及智能衰退等。

7. 精神发育迟滞伴发精神障碍。精神发育迟滞伴发精神分裂症最常见，症状以行为、情感障碍为突出，常见症状为与外界不交往，刻板，冲动。主要表现有紧张性行为、情感不适切、平淡，性行为不检点，思维贫乏等。

8. 精神疾病患者。精神疾病患者是指已被精神卫生医疗专科机构明确诊断的患者。

二、服务内容

（一）患者信息管理

在将重性精神疾病患者纳入管理时，需由家属提供或直接转自原承担治疗任务的专业医疗卫生机构的疾病诊疗相关信息，同时为患者进行一次全面评估，为其建立一般居民健康档案，并按照要求填写重性精神疾病患者个人信息补充表。

1. 发现疑似患者。由社区卫生服务中心和乡镇卫生院组织，在辖区人群中开展疑似患者调查。在线索调查中，要充分依靠乡镇政府/街道办事处、村民委员会/居民委员会和当地民政、残联、救助管理站等的力量，提供搜集信息。

2. 登记已确诊患者。社区卫生服务中心和乡镇卫生院从家属或各级精神卫生专业机构获得重性精神疾病患者的诊疗相关信息后，应及时登记纳入管理治疗，并开展基础管理。

3. 诊断复核及全面评估。社区卫生服务中心和乡镇卫生院对疑似患者在人员资质、诊断条件具备的情况下，可以做出诊断；条件不具备，或者不能确定诊断的，请上级精神卫生专业机构进行诊断或者复核诊断。对已明确诊断的患者，在开展管理治疗之前应进行一次全面评估。

4. 填写相关表格。对纳入管理的患者，应填写一般居民健康档案及重性精神疾病患者个人信息补充表。

（二）随访评估

1. 随访目的。随访的主要目的是提供精神卫生、用药和家庭护理等方面的信息，督导患者服药，防止复发，及时发现疾病复发或加重的征兆，给予相应处置或转诊，并进行紧急处理。

2. 随访次数。对应管理的重性精神疾病患者每年至少随访 4 次。

3. 随访内容:

(1)每次随访应对患者进行危险性评估。

①危险性评估。根据患者病史及目前的状况,评估冲动和暴力行为发生的可能性以及可能带来的不良后果,进行危险性评估。

②危险性评估分级。分6级,具体如下:

0级:无符合以下1~5级中的任何行为。

1级:口头威胁,喊叫,但没有打砸行为。

2级:打砸行为,局限在家里,针对财物。能被劝说制止。

3级:明显打砸行为,不分场合,针对财物;不能接受劝说而停止。

4级:持续的打砸行为,不分场合,针对财物或人,不能接受劝说而停止。包括自伤、自杀。

5级:持管制性危险武器的针对人的任何暴力行为,或者纵火、爆炸等行为,无论在家里还是在公共场合。

(2)检查患者的精神状况,包括感觉、知觉、思维、情感和意志行为、自知力等。

①感觉。是人们借助于感觉器官感知外界事物和内部器官的活动状况,是对外界事物的个别属性的反映,是人类最初级的心理过程。常见的感觉障碍有感觉倒错、感觉过敏、感觉减退等。

②知觉。是对某一具体事物的各种属性、以及它们相互关系的整体的反映。常见的知觉障碍有错觉、幻觉、感知综合障碍等。

③思维。是人类认识活动的最高形式,通过对事物的分析、比较、综合、抽象和概括来进行,是一种用推理或判断间接地反映事物本质的认识活动。常见的思维障碍有思维联想障碍。如:思维奔逸、思维迟缓、思维贫乏、思维松弛、思维破裂、象征性思维等;思维内容障碍。如各种妄想等。

④情感。人们在感知事物时产生的喜、怒、哀、乐等体验和表情总称为情感活动,是人类对客观事物的主观态度。常见的情感障碍有情感高涨、情感低落、情感淡漠等。

⑤意志行为。人在生活和社会实践中,为了达到既定目的而采取的制定和执行计划、克服困难、完成任务的行动,称意志活动。执行意志活动的是行为。常见的意志行为障碍有意志缺乏、矛盾意向、兴奋状态、木僵状态、离奇行动等。

⑥自知力。是指病人对其本身精神病状态的认识能力,即能否察觉或识别自己有病和精神状态是否正常,能否正确分析和判断,并指出自己既往和现在的表现与体验

中哪些是属于病态的能力。

(3)询问患者的躯体疾病、社会功能情况、服药情况及各项实验室检查结果等。

社会功能情况:包括个人生活料理,如洗漱、饮食、大小便等,家务劳动,生产劳动及工作,学习能力,社会人际交往等。

服药情况:指服药依从性,如是规律、间断或不服药等。

(三)分类管理

1. 分类依据。根据患者的危险性分级、精神症状是否消失、自知力是否完全恢复,工作、社会功能是否恢复,以及患者是否存在药物不良反应或躯体疾病情况,对患者进行分类干预。

2. 分类管理:

(1)病情不稳定患者。若危险性为3~5级或精神病症状明显、自知力缺乏、有急性药物不良反应或严重躯体疾病,对症处理后立即转诊到上级医院。必要时报告当地公安部门,协助送院治疗。对于未住院的患者,在精神专科医师、居委会人员、民警的共同协助下,2周内随访。

(2)病情基本稳定患者。若危险性为1~2级,或精神症状、自知力、社会功能状况至少有一方面较差,首先应判断是病情波动或药物疗效不佳,还是伴有药物不良反应或躯体症状恶化。分别采取在规定剂量范围内调整现用药物剂量和查找原因对症治疗的措施,必要时与患者原主管医生取得联系,或在精神专科医师指导下治疗,经初步处理后观察2周,若情况趋于稳定,可维持目前治疗方案,3个月时随访;若初步处理无效,则建议转诊到上级医院,2周内随访转诊情况。

(3)病情稳定患者。若危险性为0级,且精神症状基本消失,自知力基本恢复,社会功能处于一般或良好,无严重药物不良反应,躯体疾病稳定,无其他异常,继续执行上级医院制定的治疗方案,3个月时随访。

(4)每次随访根据患者病情的控制情况,对患者及其家属进行有针对性的健康教育和生活技能训练等方面的康复指导,对家属提供心理支持和帮助。

(四)健康体检

在患者病情许可的情况下,征得监护人与患者本人同意后,每年进行1次健康检查,可与随访相结合。内容包括一般体格检查、血压、体重、血常规(含白细胞分类)、转氨酶、血糖、心电图。

三、服务流程

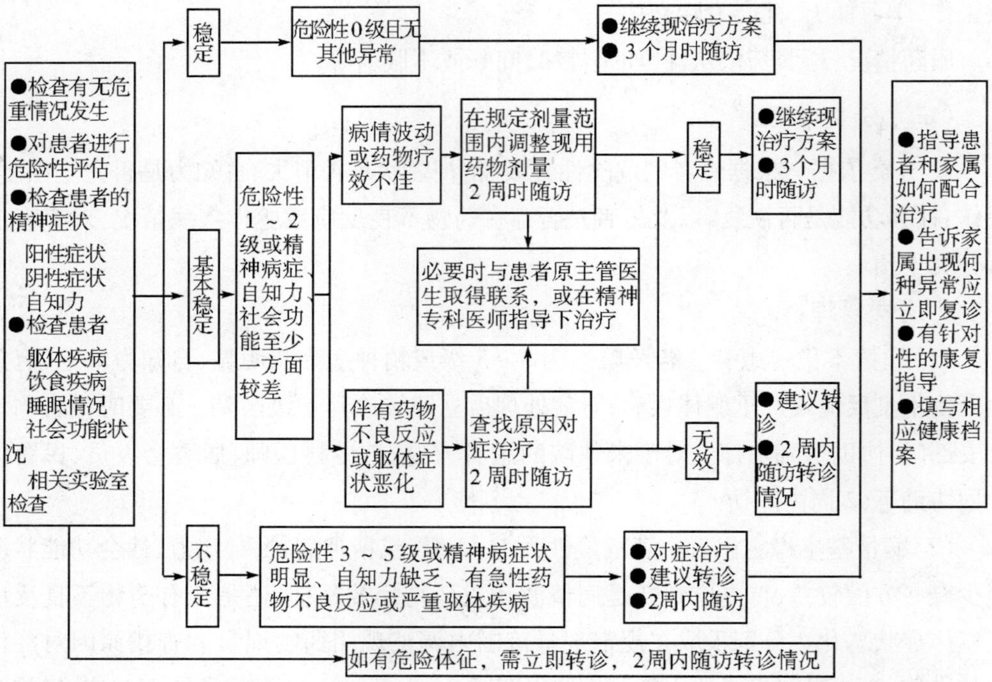

四、服务要求

（一）人员培训

配备接受过重性精神疾病管理相关培训的专（兼）职人员，开展相关健康管理工作。

1. 培训目的。使基层医疗卫生工作人员掌握必要的重性精神疾病管理治疗知识和技能、相关工作要求和规定，能够开展社区（乡镇）患者管理。

2. 培训人员。基层医疗卫生工作人员，包括在社区卫生和乡村卫生机构中从事精神疾病管理防治工作的精防医生、精防护士等。

社区其他相关人员，包括患者家属、公安机关人员、居委会（村委会）干部、社区助残员等。

3. 培训内容。培训内容包括：重性精神疾病治疗服务管理、重性精神疾病基本知识、患者家属护理教育、其他人员相关知识与技能等。

（二）健康教育与宣传

加强宣传，鼓励和帮助病人进行生活功能康复训练，指导患者参与社会活动，接受职业训练。

1. 职责和任务。对首诊确诊为重性精神疾病的患者及其亲属，在进行临床治疗的同时开出健康教育处方，降低患者及家属的病耻感，提高他们对于重性精神疾病的应对能力，预防向慢性和残疾转化。对于慢性精神病病人，健康教育要围绕提高自知力和社会适应能力为主。预防措施以早发现为主，在社区中要积极开展早期识别重性精神疾病的宣传教育，鼓励疑有重性精神疾病的人员尽量早去正规的精神卫生专业机构咨询。

2. 方式：

（1）在农村可以通过精神卫生专业机构下乡送知识送技术的方式，提高乡村医生对于常见重性精神疾病早期症状的识别能力和跟踪随访治疗能力。在乡镇卫生院重点培养精神卫生专（兼）职人员熟悉宣传要点和核心信息，利用广播、电视和宣传材料等为农村常住及流动人口、乡镇企业工人等进行重性精神疾病防治宣传教育。

（2）在城市依托健康教育机构和社区卫生服务机构开展重性精神疾病防治知识的普及宣传工作。要积极倡导社区居民对已经患有重性精神疾病的患者和家庭给予理解和关心，平等对待病人，促进社区和谐稳定。

（三）资料信息管理

资料信息管理是加强与相关部门加强联系，及时为辖区内新发现的重性精神疾病患者建立健康档案并按时更新。随访包括预约患者到门诊就诊、电话追踪和家庭访视等方式。

所有参加重性精神疾病管理治疗服务的人员，在工作完成后，应及时将有关资料、信息交资料管理员集中管理，不得据为己有，不得丢失、自行销毁或拒绝归档。各社区卫生中心及乡镇卫生院应当确定专人负责管理患者个案资料，不得泄漏相关信息。

五、考核指标

1. 重性精神疾病患者管理率＝所有登记在册的确诊重性精神疾病患者数/（辖区内 15 岁及以上人口总数×患病率）×100%。

2. 重性精神疾病患者规范管理率＝每年按照规范要求进行管理的确诊重性精神疾病患者数/所有登记在册的确诊重性精神疾病患者数×100%。

3. 重性精神疾病患者稳定率＝最近一次随访时分类为病情稳定的患者数/所有登记在册的确诊重性精神疾病患者数×100%。

六、附件

附件 1　重性精神疾病患者个人信息补充表

附件 2　重性精神疾病患者随访服务记录表

附件 1

重性精神疾病患者个人信息补充表

姓名：　　　　　　　　　　　　　　　　　　　　　　　　编号□□□ - □□□□□

监护人姓名		与患者关系	
监护人住址		监护人电话	
辖区村(居)委会联系人、电话			
知情同意	1 同意参加管理　2 不同意参加管理 签字：________________ 签字时间_______年_____月_____日　□		
初次发病时间	_______年_____月_____日		
既往主要症状	1 幻觉　2 交流困难　3 猜疑　4 喜怒无常　5 行为怪异　6 兴奋话多　7 伤人毁物　8 悲观厌世　9 无故外走　10 自语自笑　11 孤僻懒散　12 其他______________ □/□/□/□/□/□/□/□/□/□/□/□		
既往治疗情况 门诊	1 未治　2 间断门诊治疗　3 连续门诊治疗　□ 首次抗精神病药治疗时间___年___月___日		
既往治疗情况 住院	曾住精神专科医院/综合医院精神专科_____次		
目前诊断情况	诊断_______ 确诊医院_______确诊日期_______		
最近一次治疗效果	1 痊愈　2 好转　3 无变化　4 加重　□		
患病对家庭社会的影响	1 轻度滋事_______次　2 肇事_______次　3 肇祸_______次 4 自伤_______次　5 自杀未遂_______次　6 无		
关锁情况	1 无关锁　2 关锁　3 关锁已解除　□		
经济状况	1 贫困，在当地贫困线标准以下　2 非贫困　3 不详　□		
专科医生的意见（如果有请记录）			
填表日期	年　月　日	医 生 签 字	

填表说明

1. 对于重性精神疾病患者，在建立居民健康档案时，除填写个人基本信息表外，还应填写此表。在随访中发现个人信息有所变更时，要及时变更。

2. 监护人姓名：法律规定的、目前行使监护职责的人。

3. 监护人住址及监护人电话：填写患者监护人目前的居住地址及可以随时联系的电话。

4. 初次发病时间：患者首次出现精神症状的时间，尽可能精确，可只填写到年份。

5. 既往主要症状：根据患者从第一次发病到填写此表之时的情况，填写患者曾出现过的主要症状。

6. 既往治疗情况：根据患者接受的门诊和住院治疗情况填写。首次抗精神病药治疗时间，尽可能精确，可只填写到年份。若未住过精神专科医院或综合医院精神科，填写“0”，住过院的填写次数。

7. 目前诊断情况：填写患者目前所患精神疾病的诊断名称，并填写确诊医院名称和日期。

8. 患病对家庭社会的影响：根据患者从第一次发病到填写此表时的情况，若未发生过，填写“0”；若发生过，填写相应的次数。

轻度滋事：是指公安机关出警但仅作一般教育等处理的案情。例如患者打、骂他人或者扰乱秩序，但没有造成生命财产损害的，属于此类。

肇事：是指患者的行为触犯了我国《治安管理处罚法》但未触犯《刑法》。例如患者有行凶伤人毁物等，但未导致被害人轻、重伤的。

肇祸：是指患者的行为触犯了《刑法》，属于犯罪行为的。

9. 关锁情况：关锁是指出于非医疗目的，使用某种工具（如绳索、铁链、铁笼等）限制患者的行动自由。

10. 经济状况：指患者经济状况。贫困是指低保户。

11. 专科医生意见：是指建档时由家属提供或患者原治疗医疗机构提供的精神专科医生的意见。如没有相关信息则填写“无”。

附件 2

重性精神疾病患者随访服务记录表

姓名：　　　　　　　　　　　　　　　　　　　　　　编号□□□-□□□□□

随访日期	______年____月____日	
危险性	0（0 级） 1(1 级） 2(2 级） 3(3 级） 4(4 级） 5(5 级） □	
目前症状	1 幻觉 2 交流困难 3 猜疑 4 喜怒无常 5 行为怪异 6 兴奋话多 7 伤人毁物 8 悲观厌世 9 无故外走 10 自语自笑 11 孤僻懒散 12 其他______ □/□/□/□/□/□/□/□/□/□/□/□	
自知力	1 自知力完全 2 自知力不全 3 自知力缺失 □	
睡眠情况	1 良好 2 一般 3 较差 □	
饮食情况	1 良好 2 一般 3 较差 □	
社会功能情况	个人生活料理	1 良好 2 一般 3 较差 □
	家务劳动	1 良好 2 一般 3 较差 □
	生产劳动及工作	1 良好 2 一般 3 较差 9 此项不适用 □
	学习能力	1 良好 2 一般 3 较差 □
	社会人际交往	1 良好 2 一般 3 较差 □
患病对家庭社会的影响	1 轻度滋事______次 2 肇事______次 3 肇祸______次 4 自伤______次 5 自杀未遂______次 6 无	
关锁情况	1 无关锁 2 关锁 3 关锁已解除 □	
住院情况	0 从未住院 1 目前正在住院 2 既往住院，现未住院 末次出院时间______年____月____日 □	
实验室检查	1 无 2 有______ □	
服药依从性	1 规律 2 间断 3 不服药 □	
药物不良反应	1 无 2 有______ □	
治疗效果	1 痊愈 2 好转 3 无变化 4 加重 □	

续表

是否转诊	1否　2是 转诊原因:______________________________ 转诊至机构及科室:______________________ □		
用药情况	药物1:	用法:每日(月)　次	每次剂量　mg
	药物2:	用法:每日(月)　次	每次剂量　mg
	药物3:	用法:每日(月)　次	每次剂量　mg
康复措施	1生活劳动能力　2职业训练　3学习能力　4社会交往　5其他________ □/□/□/□		
本次随访分类	1不稳定　2基本稳定　3稳定　0未访到 □		
下次随访日期	________年____月____日	随访医生签名	

填表说明

1. 目前症状:填写从上次随访到本次随访期间发生的情况。

2. 自知力:是患者对其自身精神状态的认识能力。

自知力完全:患者精神症状消失,真正认识到自己有病,能透彻认识到哪些是病态表现,并认为需要治疗。

自知力不全:患者承认有病,但缺乏正确认识和分析自己病态表现的能力。

自知力缺失:患者否认自己有病。

3. 患病对家庭社会的影响:填写从上次随访到本次随访期间发生的情况。若未发生过,填写"0";若发生过,填写相应的次数。

4. 实验室检查:记录从上次随访到此次随访期间的实验室检查结果,包括在上级医院或其他医院的检查。

5. 服药依从性:"规律"为按医嘱服药,"间断"为未按医嘱服药,服药频次或数量不足,"不服药"即为医生开了处方,但患者未使用此药。

6. 药物不良反应:如果患者服用的药物有明显的药物不良反应,应具体描述哪种药物,以及何种不良反应。

7. 此次随访分类:根据从上次随访到此次随访期间患者的总体情况进行选择。未访到指本次随访阶段因各种情况未能直接或间接访问到患者。

8. 是否转诊:根据患者此次随访的情况,确定是否要转诊,若给出患者转诊建议,填写转诊医院的具体名称。

9. 用药情况:根据患者的总体情况,填写患者即将服用的抗精神病药物名称,并写明用法。

10. 康复措施:根据患者此次随访的情况,给出应采取的康复措施,可以多选。

11. 下次随访日期:根据患者的情况确定下次随访时间,并告知患者和家属。

第十节　传染病及突发公共卫生事件报告和处理服务规范

传染病是由病源性细菌、病毒、立克次体和原虫等引起的一类疾病,它可以在人间、动物间或人与动物间传播。传染病流行过程是指病原体从已受感染者排出,经过一定的传播途径,侵入易感者机体而形成新的感染,并不断发生、发展的过程。传染病流行有传染源、传播途径、易感人群三个重要的环节;同时,也受到自然因素、社会因素两个因素的影响。预防传染必须针对三个环节,针对传染源的措施有三:一是针对病人应做到早发现、早诊断、早报告、早隔离、早治疗。二是针对病原携带者应做到登记、管理、随访。三是针对接触者可以考虑为检疫对象(与传染源接触并有受感染可能者),进行隔离观察(在指定场所进行观察,限制活动范围,实施诊察、检验和治疗)、医学观察(乙类和丙类传染病接触者可正常工作、学习,但需接受体检、测量体温、病原学检查和必要的卫生处理)。针对传播途径的措施主要是消毒。消毒是指用化学、物理、生物的方法杀灭或消除环境中致病性微生物的一种措施。消毒可分为预防性消毒和疫源地消毒,预防性消毒是指对可能受到病原微生物污染的场所和物品施行消毒,而疫源地消毒是指对现有或曾经有传染源存在的场所进行消毒,其目的是消灭传染源排出的致病性微生物。消毒还可分为随时消毒和终末消毒。随时消毒是指当传染源还存在于疫源地时所进行的消毒;终末消毒是指当传染源痊愈、死亡或离开后所做的一次性彻底消毒,从而完全清除传染源所播散、留下的病原微生物。

针对易感者的措施主要包括免疫预防、药物预防、个人防护。目前我国规定的传染病分为三类:甲类传染病 2 种:鼠疫、霍乱;乙类传染病 25 种:传染性非典型肺炎、艾滋病、病毒性肝炎、脊髓灰质炎、人感染高致病性禽流感、麻疹、流行性出血热、狂犬病、流行性乙型脑炎、登革热、炭疽、细菌性和阿米巴性痢疾、肺结核、伤寒和副伤寒、流行性脑脊髓膜炎、百日咳、白喉、新生儿破伤风、猩红热、布鲁氏菌病、淋病、梅毒、钩端螺旋体病、血吸虫病、疟疾;丙类传染病 11 种:流行性感冒、流行性腮腺炎、风疹、急性出血性结膜炎、麻风病、流行性和地方性斑疹伤寒、黑热病、包虫病、丝虫病,除霍乱、细菌性和阿米巴性痢疾、伤寒和副伤寒以外的感染性腹泻病、手足口病。

从宏观角度来看,传染病预防的措施应包括:开展卫生宣传教育、消除各种传染病传播媒介、加强管理和改善公共卫生状况、做好计划免疫工作、严格遵守各项卫生制度(如健康检查制度,消毒管理制度,菌种和毒种管理制度)、做好专业人员的防护和医疗保健、自然疫源地建设项目的卫生调查、充分发挥预防保健组织作用等。

作为医疗卫生机构,在传染病预防控制中应履行下列职责是:①实施传染病预防控制规划、计划和方案;②收集、分析和报告传染病监测信息,预测传染病的发生、流行趋势;③开展对传染病疫情调查、现场处理及其效果评价;④开展传染病实验室检测、诊断、病原学鉴定;⑤实施免疫规划,负责预防性生物制品的使用管理;⑥开展健康教育、咨询,普及传染病防治知识。作为基层卫生机构,在传染病预防控制中应重点做好传染病的管理。

突发公共卫生事件主要是指突然发生,造成或可能造成社会公众健康严重损害的重大传染病疫情、群体性不明原因疾病、重大食物和职业中毒以及其他严重影响公众健康的事件。突发公共卫生事件的主要特征为:时间分布各异、地点分布各异、在公共领域发生、造成身心损伤、影响多个方面、后期效应、突如其来、具有相对性。突发公共卫生事件包括:疾病暴发、自然灾害、人为事故三类,同时又可以分为特别重大(1级)、重大(2级)、较大(3级)、一般(4级)四级。突发公共卫生事件应急处理应明确工作目的和原则、建立组织机构、划分各机构的职责、强调预测预警、随时做好应急响应、善后处理、社会救助、保险、调查总结、加强保障措施、做好宣传培训和演习。作为基层卫生服务机构,在突发公共卫生事件发生后,主要应做到早报告与规范管理。

传染病及突发公共卫生事件报告和处理服务规范的内容包括:

一、服务对象

辖区内服务人口。

二、服务内容

(一)传染病疫情和突发公共卫生事件风险管理

在疾病预防控制机构和其他专业机构指导下,乡镇卫生院、村卫生室和社区卫生服务中心(站)协助开展传染病疫情和突发公共卫生事件风险排查、收集和提供风险信息,参与风险评估和应急预案制(修)订。突发公共卫生事件,是指突然发生,造成或者可能造成社会公众健康严重损害的重大传染病疫情、群体性不明原因疾病、重大食物和职业中毒以及其他严重影响公众健康的事件。

(二)传染病和突发公共卫生事件的发现、登记

乡镇卫生院、村卫生室和社区卫生服务中心(站)应规范填写门诊日志、入/出院登记本、X线检查和实验室检测结果登记本。首诊医生在诊疗过程中发现传染病病人及疑似病人后,按要求填写《中华人民共和国传染病报告卡》;如果发现或怀疑为突发公共卫生事件时,按要求填写《突发公共卫生事件相关信息报告卡》。

(三)传染病和突发公共卫生事件相关信息报告

1. 报告程序与方式。具备网络直报条件的机构,在规定时间内进行传染病和/或

突发公共卫生事件相关信息的网络直报；不具备网络直报条件的，按相关要求通过电话、传真等方式进行报告，同时向辖区县级疾病预防控制机构报送《传染病报告卡》和/或《突发公共卫生事件相关信息报告卡》。

2. 报告时限。发现甲类传染病和乙类传染病中的肺炭疽、传染性非典型肺炎、脊髓灰质炎、人感染高致病性禽流感病人或疑似病人，或发现其他传染病、不明原因疾病暴发和突发公共卫生事件相关信息时，应按有关要求于2小时内报告。发现其他乙、丙类传染病病人、疑似病人和规定报告的传染病病原携带者，应于24小时内报告。

3. 订正报告和补报。发现报告错误，或报告病例转归或诊断情况发生变化时，应及时对《传染病报告卡》和/或《突发公共卫生事件相关信息报告卡》等进行订正；对漏报的传染病病例和突发公共卫生事件，应及时进行补报。

（四）传染病和突发公共卫生事件的处理

1. 病人医疗救治和管理。按照有关规范要求，对传染病病人、疑似病人采取隔离、医学观察等措施，对突发公共卫生事件伤者进行急救，及时转诊，书写医学记录及其他有关资料并妥善保管。

2. 传染病密切接触者和健康危害暴露人员的管理。协助开展传染病接触者或其他健康危害暴露人员的追踪、查找，对集中或居家医学观察者提供必要的基本医疗和预防服务。

3. 流行病学调查。协助对本辖区病人、疑似病人和突发公共卫生事件开展流行病学调查，收集和提供病人、密切接触者、其他健康危害暴露人员的相关信息。

4. 疫点疫区处理。做好医疗机构内现场控制、消毒隔离、个人防护、医疗垃圾和污水的处理工作。协助对被污染的场所进行卫生处理，开展杀虫、灭鼠等工作。

5. 应急接种和预防性服药。协助开展应急接种、预防性服药、应急药品和防护用品分发等工作，并提供指导。

6. 宣传教育。根据辖区传染病和突发公共卫生事件的性质和特点，开展相关知识技能和法律法规的宣传教育。

（五）协助上级专业防治机构做好结核病和艾滋病患者的宣传、指导服务和及非住院病人的治疗管理工作

相关技术要求参照有关规定。

三、服务流程

风险管理 → 发现、登记 → 报告 → 处理

风险管理	发现、登记	报告	处理
1.协助进行风险排查。 2.收集和提供风险信息。 3.参与风险评估。 4.参与应急预案制订。	1.首诊医生在诊疗过程中发现传染病病人、疑似病人后，按要求填写《中华人民共和国传染病报告卡》。 2.如发现或怀疑为突发公共卫生事件时，按要求填写《突发公共卫生事件和关信息报告卡》。	1.报告程序和方式： 具备网络真报条件的责任报告单位，在规定时间内进行传染病和/或突发公共卫生事件相关信息的网络直报；不具备网络直报条件的责任报告单位，按相关要求通过电话、传真等方式进行传染病和/或突发公共卫生事件相关信息报告，同时向辖区县级疾病预防控制机构报送《传染病报告卡》和/或《突发公共卫生事件相关信息报告卡》。 2.报告时限： 发现甲类传染病和乙类传染病中的肺炭疽、传染性非典型肺炎、脊髓灰质炎、人感染高致病性禽流感病人或疑似病人，或发现其他传染病、不明原因疾病暴发和突发公共卫生事件相关信息时，应按有关要求于2小时内报告。发现其他乙、丙类传染病病人、疑似病人和规定报告的传染病病原携带者，应于24小时内报告。 3.订正报告和补报： 发现报告错误，或报告病例转归或诊断情况发生变化时，应及时对《传染病报告卡》和/或《突发公共卫生事件相关信息报告卡》等进行订正；对漏报的传染病病例和/或突发公共卫生事件，应及时进行补报。	1.病人医疗救治和管理。 2.传染病接触者和健康危害暴露人员的管理。 3.流行病学调查。 4.疫点疫区处理。 5.应急接种和预防性服药。 6.宣传教育。

四、服务要求

1.乡镇卫生院、村卫生室和社区卫生服务中心（站）应按照《中华人民共和国传染病防治法》、《突发公共卫生事件应急条例》、《国家突发公共卫生事件应急预案》等法律法规要求，建立健全传染病和突发公共卫生事件报告管理制度，协助开展传染病和突发公共卫生事件的报告和处置。

2.乡镇卫生院、村卫生室和社区卫生服务中心（站）要配备专（兼）职人员负责传染病疫情及突发公共卫生报告管理工作，定期对工作人员进行相关知识和技能的培训。

3.乡镇卫生院、村卫生室和社区卫生服务中心（站）要做好相关服务记录，《传染病报告卡》和《突发公共卫生事件相关信息报告卡》应至少保留3年。

五、考核指标

1.传染病疫情报告率＝报告卡片数/登记传染病病例数×100%。

2. 传染病疫情报告及时率 = 报告及时的病例数/报告传染病病例数 ×100%。

3. 突发公共卫生事件相关信息报告率 = 及时报告的突发公共卫生事件相关信息数/应报告突发公共卫生事件相关信息数 ×100%。

第十一节　卫生监督协管服务规范

卫生监督是指国家授权卫生部门对所辖区内的企业、事业单位贯彻执行国家的卫生法令、条例和标准的情况进行监督和管理，对违反卫生法规并造成危害人体健康的条件进行严肃处理。目前，我国卫生监督机构有卫生监督所、劳动卫生与职业病防治院（所）、环境卫生监测站、食品卫生检验所、放射卫生防护站等。基层卫生机构如农村的乡镇卫生院、村卫生室和城市的社区卫生服务中心与社区卫生服务站，可在卫生行政部门领导和相关部门的许可下，执行卫生监督协管服务。其卫生监督协管服务的主要内容，包括食品安全、职业卫生、饮用水卫生安全、学校卫生、非法行医和非法采供血、公共卫生场所卫生等方面。

卫生监督可分为预防性卫生监督和经常性卫生监督两类。预防性卫生监督是对新建、改建、扩建、续建的，涉及食品安全、职业卫生、饮水安全等卫生问题的设施、企业等在规划、设计、建设、投产验收阶段进行的卫生监督。经常性卫生监督是对已经运营的厂矿企业、事业单位进行的日常监督检查。各卫生学科的工作对象专业范围不同，经常性卫生监督检查的重点也有所不同。劳动卫生的经常性卫生监督主要内容有：劳动条件中职业性有害因素是否存在及其危害程度；生产环境中的毒害因素是否符合卫生标准，有害作业岗位是否已设置有效的防护措施，其使用维修情况及其效果如何；是否对接触职业危害因素的职工进行就业前及就业后的定期健康检查，结果如何；对健康检查等资料的登记及管理如何，发现职业病患者后是否及时处理；劳动岗位有无安全卫生操作规程，接触尘毒工人是否配戴必要的个体防护用品及其定期检查更新制度如何等。

卫生监督的主要依据是国家相关法律、法规、规章制度、政策、标准等，如《传染病防治法》、《职业病防治法》、《国境卫生检疫法》、《食品卫生法》、《药品管理法》、《执业医师法》、《人口与计划生育法》、《红十字会法》、《国际卫生条约》、《生活饮用水卫生标准》等。卫生监督的证据是指用以证明卫生违法案件真实情况的一切事实。卫生监督的证据收集宜注重客观性、关联性、合法性；证据收集宜以物证、书证、视听资料、证人证言、当事人的陈述、鉴定结论、勘验笔录、现场笔录等为主；卫生监督的证据收集必须按照主动、及时、客观、全面、依法进行、依靠社区居民、充分运用先进的科学检测手段等基本要求进行；在卫生监督证据的使用环节，必须按照重证据研究、重调查研究、查证核实、忠于事实真相、符合逻辑推理、合法运用等基本要求操作。

一、服务对象

辖区内居民。

二、服务内容

（一）食品安全信息报告

发现或怀疑有食物中毒、食源性疾病、食品污染等对人体健康造成危害或可能造成危害的线索和事件，及时报告卫生监督机构并协助调查。

（二）职业卫生咨询指导

在医疗服务过程中，发现从事接触或可能接触职业危害因素的服务对象，并对其开展针对性的职业病防治咨询、指导，对发现的可疑职业病患者向职业病诊断机构报告。

（三）饮用水卫生安全巡查

协助卫生监督机构对农村集中式供水、城市二次供水和学校供水进行巡查，协助开展饮用水水质抽检服务，发现异常情况及时报告；协助有关专业机构对供水单位从业人员开展业务培训。

（四）学校卫生服务

协助卫生监督机构定期对学校传染病防控开展巡访，发现问题隐患及时报告；指导学校设立卫生宣传栏，协助开展学生健康教育。协助有关专业机构对校医（保健教师）开展业务培训。

（五）非法行医和非法采供血信息报告

定期对辖区内非法行医、非法采供血开展巡访，发现相关信息及时向卫生监督机构报告。

三、服务流程

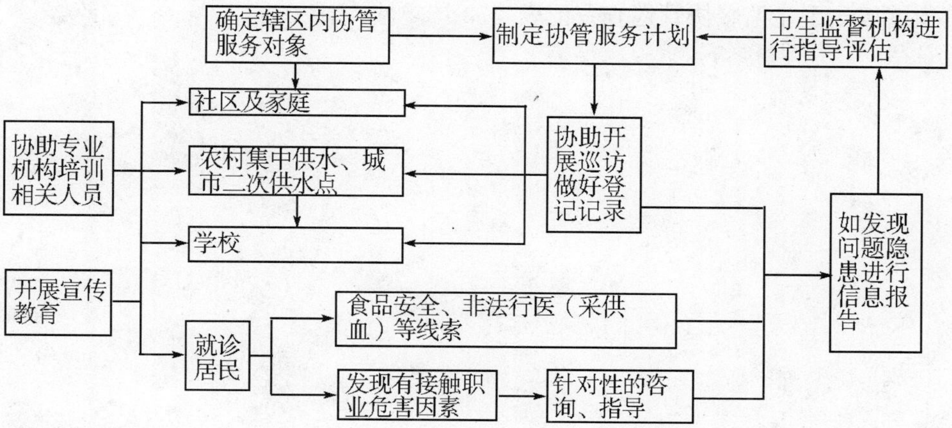

四、服务要求

1. 县(区)级卫生行政部门要建立健全各项协管工作制度和管理规定,为基层医疗卫生机构开展卫生监督协管工作创造良好的条件。

2. 县(区)卫生监督机构要采用在乡镇、社区设派出机构或派出人员等多种方式,加强对基层医疗卫生机构开展卫生监督协管的指导、培训并参与考核评估。

3. 乡镇卫生院、社区卫生服务中心要建立健全卫生监督协管服务有关工作制度,配备专(兼)职人员负责卫生监督协管服务工作,明确责任分工。有条件的地区可以实行零报告制度。

4. 要按照国家法律、法规及有关管理规范的要求提供卫生监督协管服务,及时做好相关工作记录,记录内容应齐全完整、真实准确、书写规范。

五、考核指标

1. 卫生监督协管信息报告率 = 报告的事件或线索次数/发现的事件或线索次数 ×100%。

注:报告事件或线索包括食品安全、饮用水卫生安全、学校卫生、非法行医和非法采供血。

2. 协助开展的饮用水卫生安全、学校卫生、非法行医和非法采供血实地巡查次数。

六、附件

附件 1　卫生监督协管信息登记报告表

附件 2　卫生监督协管巡查登记表

附件 1

卫生监督协管信息报告登记表

机构名称：

序号	发现时间	信息类别	信息内容	报告时间	报告人

注：1. 信息类别：食品安全、饮用水卫生、职业病危害、学校卫生、非法行医（采供血）。

2. 信息内容：注明发现问题（隐患）的地点、内容等有关情况简单描述。

附表 2

卫生监督协管巡查登记表

机构名称：　　　　　　　　　　　　　　　　　　　　　　年度

序号	巡查地点与内容	发现的主要问题	巡查日期	巡查人	备注

注：对饮用水卫生安全、学校卫生、非法行医（采供血）开展巡查，填写本表。备注栏填写发现问题后的处置方式（如报告卫生监督机构或帮助整改等内容）。

第四章　手足口病防治

第一节　概述

手足口病(Hand - foot - and - mouth disease,HFMD)由多种人肠道病毒引起的一种儿童常见传染病,是我国法定报告管理的丙类传染病。大多数患者症状轻微,典型症状为发热,并伴有手掌、脚掌斑丘疹或疱疹,口腔黏膜疱疹或溃疡。少数患者可出现无菌性脑膜炎、脑炎、脑脊髓炎、神经源性肺水肿和心肌炎等重症表现。个别重症患儿病情进展快,可导致死亡,致死原因主要为脑干脑炎及神经源性肺水肿。

一、病原学

引起手足口病的病毒为一组肠道病毒,包括柯萨奇病毒 A 组(CoxA)的 2、4、5、7、9、10、16 型等,B 组的 1、2、3、4、5 型等;肠道病毒 71 型(EV71);埃可病毒(ECHO)等。其中多由柯萨奇 A 组 16 型(CoxA16)和肠道病毒 71 型(EV71)引起。

肠道病毒适合在湿、热的环境下生存与传播,对紫外线和干燥敏感,各种含氯消毒剂(84 消毒液、漂白粉等)、甲醛、碘酒以及 56℃30 分钟可以灭活病毒。75% 酒精不能将其灭活,对乙醚、去氯胆酸盐等不敏感。病毒在 4℃可存活 1 年,在 -20℃可长期保存,在外环境中可长期存活。

二、流行病学

(一)传染源

人是人肠道病毒的唯一宿主,患者和隐性感染者均为本病的传染源。感染者发病前数天,咽部与粪便可检出病毒,通常以发病后 1 周内传染性最强。

(二)传播途径

主要通过三种途径传播:一是经胃肠道(粪 - 口途径)传播;二是经呼吸道(飞沫、咳嗽、打喷嚏等)传播,即近距离与感染者接触可感染;三是经密切接触传播,可因接触患者口鼻分泌物、粪便、皮肤或黏膜疱疹液及被污染的手及物品等造成传播。

尚不能明确是否可经水或食物传播。

（三）易感人群

人对人肠道病毒普遍易感，不同年龄组均可感染发病。以5岁及以下儿童为主，尤以3岁及以下儿童发病率最高。显性感染和隐性感染后均可获得特异性免疫力，对同血清型病毒产生比较牢固的免疫力，但不同血清型间少有交叉免疫存在。

（四）流行特征

该病流行无明显的地区性，全年均可发病，一般3月份病例开始增多，5～7月为发病高峰；12月份前后常有一个流行小高峰。人群密度、日常卫生、温度和湿度等气象条件对其传播力影响较大。托幼机构等易感人群集中单位可发生暴发。引起手足口病的肠道病毒种类繁多、隐性感染比例大、传播途径复杂、易感人群多、不同血清型间鲜有交叉免疫，所以控制难度较大。

第二节　手足口病的识别

卫生部印发的《手足口病诊疗指南（2010年版）》中的诊断标准，明确了手足口病的临床诊断病例标准和确诊病例诊断标准。作为乡、村、社区级医生，没有条件开展病原学检查，无法进行确诊病例的诊断，主要是根据临床表现进行临床病例的诊断。

一、诊断标准

（一）临床诊断病例

符合以下二点可诊断为临床诊断病例：一是学龄前儿童发病，尤其3岁以下婴幼儿；二是发热同时有手、足、口、臀部任一部位的皮疹，部分病例可不发热。

少数病例皮疹不典型，临床诊断困难，需结合病原学或血清学检查方可确诊。无皮疹病例，临床不宜诊断为手足口病。

（二）确诊病例

临床诊断病例具有下列之一者即可确诊：一是肠道病毒（CoxA16 、EV71等）特异性核酸检测阳性；二是分离出肠道病毒，并鉴定为CoxA16、EV71或其他可引起手足口病的肠道病毒；三是急性期与恢复期血清CoxA16、EV716，或其他可引起手足口病的肠道病毒中和抗体有4倍以上的升高。

（三）临床分类

1. 普通病例。手、足、口、臀部皮疹，伴或不伴发热。

2.重症病例。可分为：

(1)重型。出现神经系统受累表现。

(2)危重型。出现下列情况之一者：一是频繁抽搐、昏迷、脑疝，二是呼吸困难、紫绀、血性泡沫痰、肺部啰音等，三是休克等循环功能不全表现。

二、临床表现

乡、村、社区医生由于受条件限制，主要根据手足口病的流行特征以及患者的临床表现、年龄等，进行临床诊断病例的诊断，所以掌握手足口病的临床表现，对识别手足口病，尤其是手足口病重症病例的早期识别，提高救治成功率，尤为重要。

(一)普通病例的表现

1.重点人群。学龄前儿童，特别是5岁及以下儿童。

2.典型的临床表现。一是起病急，先出现发热，体温一般不超过38.5℃，伴有食欲不振、流涕、咳嗽、咽痛、全身不适等上呼吸道感染症状；二是发热1～2天后在患儿口腔、手、脚和臀部出现散在的、米粒或绿豆大小的斑丘疹或疱疹。

3.皮疹的特点。一是口腔黏膜疱疹散在分布于两颊部、咽后壁，舌边、唇齿侧也常发生，初为粟米样斑丘疹或水疱，很快破溃形成溃疡，其周围有红晕，疼痛感较明显；二是手和脚的皮疹数量少的有几个，多的有几十个，多发生于手掌和脚掌，皮疹周围发红，疱疹较硬，里面有少量混浊液体。有些皮疹不易看到，需要用手沿掌纹触摸才能发现；三是臀部及肛周也可能出现与手、脚掌同样的皮疹，但躯干及面部很少出现；四是皮疹具有不痛、不痒、不结痂、不结疤的“四不”特征。一般不会发生淋巴结肿大。

4.病程。发热、皮疹和口腔溃疡一般在1周内不经治疗也可痊愈。

5.不典型临床表现。有些患儿临床表现并不典型，需要细心识别。下列情况是不典型的临床表现：一是先出皮疹后发热；二是个别患儿皮疹也出现在膝、肘、腹、背部；三是部分患儿没有发热等明显不适，甚至饮食、起居、活动不受任何影响；四是部分患儿没有严重不适，但因口腔内溃疡疼痛影响进食；五是部分患儿除了口腔、手、脚部位出现皮疹外，会有全身症状，如低热、轻度咳嗽、流涕、不愿玩耍等；六是部分患儿只有低热，在口腔、手、足、臀部的某一部位出现皮疹，皮疹数量少，甚至仅有1～2个，需要仔细查体才能发现。

(二)重症病例的早期识别

手足口病重症的早期识别，对提高重症病例的救治成功率很重要。手足口病患儿，尤其是年龄低于3岁的婴幼儿，一旦出现以下特征之一就有可能在短期内发展为危重症病例：一是高热(38.5℃以上)持续2天以上不退，或发热伴有寒战；二是面色苍白或变为青紫色；或末梢循环不良(肢端凉、苍白或青紫色)；三是明显呕吐或头痛；四是呼吸浅快；或咳嗽明显加剧，或伴有喘息；或排除发热、哭闹等因素，心率或呼吸明显增快；五是精神倦怠、萎靡，嗜睡、易惊，烦躁不安或抽搐；六是肢体抖动、无力或瘫痪；七是一般情况虽好，但白细胞计数明显增高或明显降低；八是高血糖；九是高血压或低血压；十是临床或胸片提示合并有肺炎；或心音低钝，或心电图异常改变，或心肌酶异常。

第三节　手足口病的处置

绝大多数手足口病患儿为普通病例，只需进行一般治疗和对症治疗，病程一般在1周左右，预后良好。少数患儿并发无菌性脑膜炎、脑炎、脑脊髓炎、肺水肿等，病死率高，需要早期识别，并在确保患者安全的前提下及时转诊。

一、江西省手足口病病例的救治和管理有关规定

根据《江西省手足口病防治工作方案(2012年版)》要求，全省实行“村级随访、乡镇留观、县级救治、市级重症”的手足口病医疗救治策略，做好对手足口病病例的管理。

(一)村级随访

村卫生所/社区卫生服务机构要结合公共卫生服务均等化等有关项目，做好5岁及以下儿童的摸底造册工作；严格按照《江西省5岁及以下发热或皮疹病例管理办法》、《关于进一步加强基层医疗卫生机构手足口病防治工作的通知》等相关文件的要求，做好5岁及以下发热或皮疹患儿的排查、随访和转诊工作；负责居家隔离治疗病例的追踪、随访，密切关注患儿的病情变化，如发现神经系统、呼吸系统、循环系统等异常症状时，应立即送上级医疗机构就诊。同时，要做好重症病例出院的随访管理工作。

(二)乡镇留观

乡镇卫生院及其他非定点医院设立发热或皮疹病例专门诊室以及独立的留观室。负责做好手足口病门诊及留观病例的救治和管理，一旦发现病例必须住院治疗，要在确保患儿生命安全的前提下，及时转县级及以上定点医疗机构进一步诊治。

(三)县级救治

县级定点医院设立发热或皮疹病例专门诊室，以及独立的手足口病隔离治疗病房，负责对手足口病住院病例的救治和管理；建立会诊转诊相关制度，做好重症病例的早期发现、早期诊断、积极救治以及安全转诊工作。具备重症病例救治能力的县级医疗机构，在市级卫生行政部门的批准下，可开展重症/危重症病例的救治工作；不具备

重症病例救治能力的县级定点医疗机构，要在保证医疗安全的前提下，及时将重症病例转诊到具备重症病例救治条件的上级定点医疗机构；不适宜转诊时，当地卫生行政部门要及时向上级卫生行政部门汇报，组织省级、市级专家就地进行积极救治。

（四）市级重症

市级及以上手足口病定点医院，设立发热或皮疹病例专门诊室以及独立的手足口病隔离治疗病房，负责重症、危重症病例的救治和管理工作，建立手足口病重症/危重症病例会诊与讨论制度，成立手足口病临床救治专家组，具体负责手足口病病例，尤其是重症/危重症病例的救治工作，提高重症病例的救治成功率，降低病死率。

二、处置流程

门诊医生在接诊患者时，要仔细询问患者的发病情况，先前的就诊情况及治疗情况，患儿的流行病学史。体查时注意有无皮疹，仔细检查生命体征、神经系统和肺部体征。普通病例可以在门诊进行对症治疗，并告知家长一旦发现孩子病情加重要及时随诊。居家治疗病例由村医定期进行随访，监测患儿的病情变化。需要留观的病例，由乡级医生将其安排在独立的留观室进行治疗、观察。一旦发现患儿需要住院治疗或发现重症患儿，乡村医务人员应当根据转诊流程，在确保安全的前提下，将患儿转至县级或市级定点医院；如有条件，转诊时最好使用救护车。

三、村卫生所、社区卫生服务机构对手足口病的处置

（一）初诊病例的甄别

对初诊的发热或/伴皮疹患儿进行甄别，若排除手足口病，则采取相应的治疗；若诊断为手足口病，则根据其病情情况采取不同的措施，轻症随访病例对症治疗，需要留观和住院的病例，以及有早期重症倾向的病例及时转诊；不能进行排除的病例，则及时转至上级医疗机构。

（二）居家治疗病例的随诊

对居家治疗的患儿做到定期随诊，根据患儿的病情采取一般治疗和对症治疗，观察患儿的症状、体征，一旦发现异常，及时转诊。

（三）5 岁及以下儿童的排查

村卫生所/社区卫生服务站要结合公共卫生服务均等化等有关项目，做好 5 岁及以下儿童的摸底造册工作。在当地手足口病流行时期，在村委会或社区居委会的组织领导下，通过分片包干的方法，由村医及相关人员对 5 岁及以下儿童进行排查。采用一问（是否身体不舒服）、二看（手足口臀是否出疹，精神状况）、三摸（额头是否发热）、

四量(发热儿童量体温)、五消毒(配备含氯消毒液、碘伏,有异常时,检查一人体温计消毒一次,手清洗或消毒一次)的方式,及时发现发热或/伴皮疹的患儿,做好救治和转诊工作。

(四)宣传教育及消毒工作

对初诊病例、居家治疗病例及排查儿童的家长或监护人宣传手足口病防治知识,并建立联系方式便于随访;根据《手足口病疫源地消毒指南》的要求,对疫点进行消毒。

提醒患儿家长,患儿的居家治疗应注意以下事项:一是患儿应留在家中,不要外出,避免与没有患病儿童接触,直至体温正常、皮疹消退及水疱结痂后1周;二是患儿用过的玩具、碗筷或其他用品应彻底消毒。一般使用煮沸消毒或用含氯消毒剂(如84消毒液)浸泡,不宜蒸煮或浸泡的物品可置于阳光下暴晒。定期用漂白粉对厕所消毒;三是家长在接触患儿前、给患儿更换尿布和处理粪便后要注意用肥皂和清水洗手;四是保持室内空气流通,定期开窗通风,保持室内空气新鲜和温度适宜;五是居室内避免人员过多,禁止吸烟,避免患儿继发感染;六是休息及饮食。患儿发病1周内应多卧床休息,多饮温开水。饮食宜清淡、可口、易消化,口腔有溃疡时可以吃一些流质食物。禁食冰冷、辛辣、咸等刺激性食物;七是口腔护理。注意保持口腔清洁,每次餐后用温水漱口,口腔有溃疡时可涂抹鱼肝油,减轻疼痛;八是皮疹的护理。患儿的衣服、被褥要清洁,衣着应宽大、柔软,经常更换;床铺应平整干燥;剪短患儿指甲,必要时包裹患儿双手,防止抓破皮疹;臀部有皮疹的患儿,应随时清理患儿的大小便,保持臀部的清洁干燥;如疱疹破裂,应保持局部清洁干燥,涂擦刺激性小的消毒剂,如碘伏等;九是发热的护理。患儿体温在38.5℃以下,不需要特殊处理,可让患儿多喝温开水;患儿体温如超过38.5℃,可在医生指导下服用退烧药;十是注意观察病情变化。家长应严密观察患儿的病情变化,发现患儿有高热、头痛、四肢抽搐、呕吐、面色苍白、哭闹不安或嗜睡时,应立即到医院就诊。

四、乡镇卫生院对手足口病的处置

(一)初诊患儿的筛查

乡镇卫生院、社区卫生服务中心设置预检分诊台,对初诊的患儿进行预检分诊,发现发热或/伴皮疹患儿,让其转至发热或皮疹病例专门诊室。

(二)发热或/伴皮疹患儿的排查

结合患儿的临床表现、症状、体征、流行病学史,对门诊患儿进行排查。符合手足口病诊断标准的患儿,根据其病情情况采取不同的措施。普通病例进行对症治疗,留观病例进行对症治疗和病情监测,出现重症表现的及住院病例及时转诊;不能进行排除的病例，视患儿的病情采取治疗、留观或转诊等措施。

（三）留观病例的管理

手足口病病例的留观必须放在独立的留观室，配备专门的医护人员对其进行治疗及病情监测，一旦出现手足口病的重症表现立即安全转诊；不具备留观条件的乡镇卫生院，需及时将留观病例转诊。

（四）院内感染控制

严格按照《医院感染管理规范》和《消毒管理办法》等有关要求，做好重点科室、重点病房的消毒以及个人防护工作，避免院内交叉感染，保障医务人员及其他患者就医安全。

第四节　治疗

一、普通病例的治疗

注意隔离，避免交叉感染。对症治疗，适当休息，清淡饮食，做好口腔和皮肤护理。

（一）密切观察患儿病情变化

注意观察患儿是否有新的症状、体征出现，如神志改变、皮疹、呕吐、腹泻等。对诊断不明确的患儿更应密切观察。

（二）控制体温

注意以下事项：一是定期测体温。一般每4小时测1次，如体温超过38.5℃，并出现烦躁不安、胡言乱语、幻觉甚至手足抽搐等现象，也就是人们常说的“抽风”，严重者表现为全身强直，眼球上翻，牙关紧闭，神志不清；有的甚至大小便失禁，这时需1～2小时测量1次，进行退热处理后1小时应再测体温；二是婴幼儿高热时，不可包裹过紧，以免影响散热；三是普通病例多为中、低热，体温在38.5℃以下，可不用退热药，让患儿多饮水或用温水擦澡即可。体温超过38.5℃时，可给予退热药，小儿常用的退热药有对乙酰氨基酚（每次每kg体重10～15mg，4～6小时一次）或布洛芬（每次每kg体重5mg，6～8小时一次）；四是患儿高热时要给予及时处理。如退热药无效，应同时采取物理降温方法，如冰敷、温水浴、冰盐水灌肠等。目前不主张酒精或冷水擦浴，以温水浴最好。在降温过程中要注意补充水分；五是禁用激素作为退热药。

（三）抗病毒药物使用

一般不使用抗病毒药物。如需使用，可选利巴韦林（病毒唑）。

(四)其他对症治疗措施

一是嘱咐发热患儿多饮水,促进体温下降,避免脱水;二是部分患儿由于口腔内有水疱,疼痛明显,所以在饮食上要尽量食用烹饪软烂的食物,食物要清淡,避免过咸、过酸,更不要食用辛辣的食物。小婴儿多食用半流食,如面片汤、稀饭、米糊等。注意保持口腔清洁,有口腔溃疡时可涂抹鱼肝油减轻疼痛;三是保持皮肤清洁,可用温水擦浴,并注意保持衣物干燥;四是让患儿多卧床休息,保持室内环境安静;五是室内温度要保持适中;六是注意开窗通风,保持室内空气新鲜;七是注意患儿家属及其他人的防护,手足口病患儿不要接触患其他疾病的儿童,避免交叉感染。

(五)中医治疗

中医治疗方法参见《手足口病诊疗指南(2010 年版)》。

二、重症病例的治疗

根据《江西省手足口病防治工作方案(2012 年版)》,乡、村级医疗机构不收治手足口重症病例,重症病例在市级及以上医疗机构救治,故此处不介绍,可参考《手足口病诊疗指南(2010 年版)》、《肠道病毒 71 型(EV71)感染重症病例临床救治专家共识(2011 年版)》。

第五节　预防控制措施及健康教育

一、预防措施

(一)个人预防措施

接诊医生应指导儿童家长或监护人做好以下工作:一是做好手卫生。下列情况应及时用肥皂或洗手液洗手:准备食物前,尤其是准备幼儿的食物前;接触孩子的奶瓶、餐具前;饭前便后;儿童外出回家后;看护人接触儿童前、替幼童更换尿布、处理粪便后;与患儿接触后,尤其是直接接触患儿分泌物、皮肤疱疹后;接触公共设施,如扶手、门柄、电梯按钮、公共电话后;二是婴幼儿的尿布要及时清洗、暴晒或消毒;注意保持家庭环境卫生,居室要经常通风,勤晒衣被;三是婴幼儿使用的奶瓶、奶嘴及儿童使用的餐具,在使用前后应充分清洗、消毒;不要让儿童喝生水、吃生冷食物;四是本病流行期间,不要带儿童到人群聚集、空气流通差的公共场所;避免接触患病儿童;五是儿童出现发热、出疹等相关症状,要及时到医疗机构就诊;六是居家治疗的患儿应避免与其他儿童接触，以减少交叉感染；父母要及时对患儿的衣物进行晾晒或消毒，对患儿粪便及时进行消毒处理。

洗手是有效预防肠道传染病和呼吸道传染病的重要措施之一。正确的洗手方法：一是开水龙头后，用流动的水冲洗手部。应该使手腕、手掌和手指充分浸湿，打上肥皂或洗手液，均匀涂抹，搓出皂沫，让手掌、手背、手指、指缝等都沾满，然后再反复搓揉双手及腕部。最后用流动的水冲洗干净；二是洗手时要注意清理容易污染致病菌的指甲、指尖、指甲缝、指关节等部位。应将手的各个部位清洗到。如果没有自来水，也可以用勺取水浇洗；三是洗手时用肥皂揉搓双手至少 20 秒钟，全部的洗手时间至少约需 30 秒钟，才能达到有效的清洁。

（二）托幼机构预防措施

基层疾控人员要加强托幼机构手足口病预防措施的指导：一要督促托幼机构每日进行晨检，发现可疑患儿时，要采取立即送诊、居家观察等措施；对患儿所用的物品要立即进行消毒处理；二是指导托幼机构及小学对儿童家长进行手足口病的宣传工作，要求家长发现孩子发热、出皮疹后不要送入托儿所、幼儿园，应及时去医院就医。患儿痊愈 1 周后或明确未患传染性疾病后方可入托、入园；三是教育、指导儿童养成正确洗手等良好的卫生习惯。老师要保持良好的个人卫生状况；四是教室和宿舍等场所要保持良好通风；五是指导托幼机构在手足口病流行期间，定期对玩具、儿童个人卫生用具（水杯、毛巾等）、餐具等物品进行清洗消毒；定期对活动室、寝室、教室、门把手、楼梯扶手、桌面等物体表面进行擦拭消毒；消毒方法参考《手足口病疫源地消毒指南》；六是指导托幼机构应每日对厕所进行清扫、消毒，工作人员应戴手套，工作结束后应立即洗手；七是告知托幼机构及小学在发现手足口病患儿时，及时向卫生和教育部门报告，并配合卫生和教育部门采取相关控制措施。

（三）村卫生室、乡镇卫生院等基层医院预防措施

村卫生室、乡镇卫生院等基层医院要加强手足口病院内感染的预防控制工作：一是要加强预检分诊，专辟诊室（台）接诊发热、出疹的病例；二是要增加候诊、就诊及留观等区域的清洁消毒频次。根据就诊患儿的情况，可由原来每日 2 次增加至每 2 小时一次，有明显污染的要立即清洁消毒。用加有含氯消毒剂的水浸湿拖把或抹布，对地面及物体表面进行消毒，待 30 分钟后使用；三是要加强通风，对通风不良的应使用排风扇；四是医务人员在诊疗、护理每一位病例后，均应认真洗手或对双手消毒（应选用含氯消毒剂，如 84 消毒液）。在接触手足口病患儿污染物时应戴手套，脱手套后要立即洗手；五是诊疗、护理手足口病病例过程中所使用的非一次性仪器、体温计及其他物品等要及时消毒；六是收治手足口病患儿的病房不能同时收治其他非手足口病的患儿。患儿使用过的被褥等用品应用高于 70℃的水进行洗涤消毒；桌椅等设施和物品用

含氯消毒剂(如84消毒液)溶液擦拭消毒,待30分钟后使用。患儿的呼吸道分泌物和粪便要进行消毒处理。

二、健康教育

(一)门诊健康教育

在患儿到医院门诊就诊时,利用在医院等候的时间以及与医生面谈的机会,对患儿家长进行手足口病健康教育。尤其是对于居家治疗的患儿,要告知患儿居家治疗注意事项,具体内容见“第三节手足口病处置”中“村卫生所、社区卫生服务机构对手足口病的处置”部分。

可以采取以下两种方式:一是候诊教育。在候诊区设置健康教育报刊栏,分发预防手足口病宣传材料。二是就诊教育。在就诊时,医生对患儿家长要进行防治手足口病的健康教育。

(二)社区健康教育

应积极宣传或指导社区、托幼机构、学校等场所开展预防和控制手足口病工作,普及预防和控制知识,倡导健康生活方式,消除群体恐慌心理。鼓励学校以预防手足口病基本知识为主要内容,开展健康教育课或专题讲座,还可以开展以学生为主体的互动式活动。在托幼机构,可用游戏的形式开展健康教育,教育重点在饭前便后及外出归来必须用肥皂洗手和如何洗手,不去人多拥挤的场所等内容。社区健康教育可用多种形式进行,如入户宣传、讲座、宣传栏、发放宣传材料等。

第五章　儿童伤害的流行现况及干预策略

进入21世纪，流行病学调查显示，我国儿童意外伤害死亡的严重性在上升，意外伤害死亡是我国0～14岁儿童死亡的首位原因，已经成为一个重要的公共卫生问题，引起了全社会的广泛关注。而儿童伤害引起的损伤、伤残问题更广泛，给儿童个人带来了不幸，也给家庭和国家造成了巨大灾难和损失。伤害是一类有规律可循、可预防的疾病。预防儿童伤害发生是减少儿童死亡和伤残的重要措施。伤害预防分为三级，伤害发生前的一级预防对降低意外伤害死亡和实现降低儿童死亡率的目标极其重要，伤害发生时的二级预防是保护受伤害的个人避免严重伤害的发生，伤害发生后的急救（三级预防）是减少后遗残疾的关键。

近年来，随着儿童保健措施更大程度的发展完善，儿童感染和营养障碍等问题的有效控制，加之现代化技术的进步，众多的现代化设施走进人们的生活和家庭中，因而，意外伤害的问题便越来越被世人关注。

第一节　儿童伤害的定义与分类

一、伤害的概念

伤害是指突然发生的各种意外或事故对人体所造成的损伤和由于窒息而引起的缺氧，以及由此引起的心理损伤。包括各种物理、化学和生物因素。

意外伤害虽然是一种突发的事件，但是作为一种有发展规律的“疾病”可以进行有效的预防和控制。

二、伤害的分类

国际疾病分类（ICD－10）已将意外伤害单独列为一类，其中包括交通事故、溺水、窒息、中毒、烧（烫）伤、跌落、动物咬伤、自杀或他杀等大类。

（一）按照造成伤害的意图分类

1. 意外伤害。是指无目的性、无意识的伤害，主要包括车祸、跌落、烧烫伤、中毒、溺水、切割伤、动物叮咬、医疗事故等等。

2. 自杀与自伤。是由受伤害人对自己的有意识伤害,包括自杀、自虐、自残等。

3. 暴力与他杀。是由他人有意识地加害而造成的伤害,包括家庭暴力、虐待儿童、强奸、他杀、斗殴等。

(二)按照伤害发生的地点分类

1. 机动车。

2. 劳动场所。

3. 家庭。

4. 公共场所。

(三)按照伤害发生程度分类

1. 轻伤。一般的撕裂伤,不影响生命,一般在门诊处理,无需住院治疗。

2. 中等伤。包括四肢长骨骨折,广泛软组织损伤,需住院治疗。

3. 重伤。包括严重休克、内脏器官损伤和脑损伤等,有生命危险,必须接受紧急治疗。

目前,国际上在伤害的定义和分类中只包括能量的转移所造成的各类躯体的损伤,至于由于能量、灾害、社会和个人行为等原因所造成的心理或精神的伤害,也包括在伤害研究的范畴之中,即伤害的内容应该涵盖躯体伤害、精神伤害和经济损失三个部分。

最新调查显示,全世界每年有100多万14岁以下的儿童死于意外伤害,中国意外伤害占儿童死因总数的26.1%,而且这个数字还在以每年7%~10%的速度快速增加。让儿童"远离意外伤害"刻不容缓!

第二节　儿童伤害流行病学

伤害的救治在医学的起源和发展的过程中起到过很大的作用。无论是传统的中医中药还是西医,都是将创伤的救治列入临床医学范畴,没有从流行病学和公共卫生的角度,对意外伤害发生的原因、影响因素和发生规律等进行系统的研究,对预防和控制重视不够。因此,乡村医生、学校老师、家长有必要了解我国儿童伤害的流行病学及预防儿童意外伤害方面的知识。

一、流行病学特征

1. 年龄。国内外多项研究表明,儿童意外伤害具有明显的年龄特征。儿童伤害调查发现,41.7%的伤害儿童年龄在6岁以上,各年龄段儿童的各种伤害发生率不同。1

岁以内婴儿多因窒息死亡，1～4 岁组常死于溺水，5～14 岁组则以车祸为主要死因。

2. 性别。在所有伤害死亡中，男女的死亡比例存在很大不同，男孩均高于女孩。男孩车祸、火灾和坠落的死亡率几乎是女孩的 10 倍；而行人意外死亡中，男孩只稍高于女孩。1991～2000 年我国疾病监测报告显示，除 0 岁组伤害死亡率为女性高于男性外，1～14 岁组人群均为男性高于女性。性别差异的主要原因为男孩好动、活动范围广、喜碰新鲜事物。如男孩车祸发生率比女孩高，是因为男孩使用自行车的机会和时间比女孩多。

3. 社会经济水平。低收入家庭儿童的致命和非致命损伤比例都很高，不同地区的几项研究都证实了关系。低收入人群的高损伤率与由于收入所引起的不同的危险暴露情况、健康促进因素和社会环境有关。如家庭火灾与住宅的类型和质量有很大关系，贫困区和临时住宅火灾危险性最高；农村煤气中毒的高发生率也与农村取暖设备的落后有关。也有研究显示，某些伤害的发生率在高收入家庭更高，可能与某些危险环境的增加和父母无暇照顾有关。

4. 环境。儿童、青少年的伤害主要发生在家庭和学校。研究表明，伤害在学校发生最多，占 70.51%；家中和其他地方发生分别占 19.20% 和 10.29%。这主要是因为某些区域有更多可导致伤害事故发生的自然因素（如水域分布）和危险性。调查显示，南方儿童意外伤害的前三位死因是溺水、窒息和车祸，而北方儿童更多的死于窒息、中毒和车祸。城市儿童的首位意外死因是车祸，农村则为溺水。

5. 季节分布。在校学生意外死亡原因中死亡的季节以夏秋季为主。儿童伤害的分析表明，伤害的季节分布无明显差异，但不同季节伤害原因的构成存在明显差异，溺水儿童中在夏季游泳时发生，一氧化碳中毒患儿均在秋冬季节发生；农忙季节口服有机磷农药患儿明显增加；雨季的车祸患儿明显多于晴朗季节。

二、儿童伤害发生原因

1. 跌落。跌落伤是城区儿童常见创伤之一，是农村儿童伤害的首位原因。中小学生伤害危险因素的调查表明，受伤原因以玩耍和运动为最多，分别为 17.63% 和 17.60%；15 种中小学生伤害中，跌伤为主要受伤类型，占 40.17%。农村儿童跌落发生率极高，但因跌落伤害住院的仅占少数。造成农村儿童跌落的外部原因是农村存在高危自然因素较多，如高坎、山崖、不平道路、沟壑、河流、树林、绊脚的草蔓藤条。此外，农村居室结构多为单列开放式，阳台、楼道缺失，防护栏或防护设施达不到安全要求，这都是儿童跌落的隐患。城镇建筑的高层平台是儿童跌落的重要原因，居室设计虽较合理，但是水泥或瓷砖地板刚性有余，不如土质有缓冲弹性，儿童跌落发生率虽低，但因跌落致伤的住院率却较高。

2. 交通事故。尽管交通事故不是0～14岁儿童的主要死因，但无论城市还是农村，交通事故引起的儿童伤害死亡率都一直呈上升趋势。对北京市城区和农村地区儿童伤害的现状研究表明，交通事故在城区居第3位，在农村地区居第5位。交通运输事业的飞跃发展与交通道路基础设施滞后、农村人口交通安全知识的贫乏、小城镇交通管理极不规范，造成了交通事故伤害率逐年上升。

3. 溺水和窒息。多项研究表明，溺水是我国0～14岁儿童意外死亡的第1位原因，5～9岁年龄组又高于其他年龄组。溺水死亡主要发生在湖泊水网密集的农村，溺水者多为1～6岁的儿童，以夏秋季为高峰；溺水发生的地点依次为池塘、沟渠、粪坑、无盖水井、河流湖泊及其他水域；儿童落水的原因主要是在水源岸边行走、玩耍、戏水或涉水，溺水地点离家距离半径多在30m以内；学龄儿童溺水原因主要是游泳和跌落水中；泳池、澡池和缺盖下水道是城市儿童发生溺水的多发场地。

窒息是我国0～4岁儿童死亡的第2位原因，也是婴儿意外死亡的第1位原因，农村多于城市，是城市的4.5倍。监测资料表明，67.3%的窒息死亡发生在睡眠中是因衣被等堵塞口鼻所致，也有吃奶呛塞、吃奶时奶头堵死以及气管有异物等；家长翻身压死孩子也是不容忽视的婴儿窒息原因。

4. 烧伤和烫伤。烧伤与烫伤也是儿童伤害的重要原因，但其发生率各地报道不一。致伤原因与儿童生活环境和生活习性有关，热土、热灰烧伤在农村多见，化学蚀灼伤和电灼伤在城镇多见。

5. 中毒。儿童药物中毒主要由于两种原因引起，一是家长不了解儿童用药知识，自行滥用药物引起中毒；二是儿童偷吃药物引起中毒。1～3岁幼儿好奇心强，常趁大人不注意，偷拿药片服用，造成中毒。

近年来，学校食物中毒在我国亦呈大幅度增加趋势。在学校发生的食物中毒中，微生物性食物中毒的报告起数和中毒人数最多；化学性食物中毒的死亡人数最多。

6. 校园暴力和自杀。校园暴力也是引起儿童伤害的重要原因之一。有调查表明，16.8%的学生在过去1个月内有过打架行为，2.8%的学生在调查前1个月内因感觉上下学途中不安全而未去上学，4.3%的学生在校内曾被人用匕首或棍棒等可致人受伤的东西威胁或伤害。自杀是15岁以上青少年意外死亡的重要原因，我国15～35岁人群死亡的第1位原因是自杀；而近年青少年自杀呈明显低龄化趋势。

第三节　儿童伤害的三级预防策略及主要伤害的干预措施

一、儿童伤害的防制

2011年,国务院颁布了《中国儿童发展纲要(2011～2020年)》(以下简称"纲要")指出,要采取策略措施制定实施多部门合作的儿童伤害综合干预行动计划,加大执法和监管力度,为儿童创造安全的学习、生活环境,预防和控制溺水、跌伤、交通伤害等主要伤害事故发生。将安全教育纳入学校教育教学计划,中小学校、幼儿园和社区普遍开展灾害避险以及游泳、娱乐、交通、消防安全和产品安全知识教育,提高儿童家长和儿童的自护自救、防灾避险的意识和能力。建立健全学校和幼儿园的安全、卫生管理制度和校园伤害事件应急管理机制。建立完善儿童伤害监测系统和报告制度。提高灾害和紧急事件中保护儿童的意识和能力,为受灾儿童提供及时有效的医疗、生活、教育、心理康复等方面的救助服务。具体防制措施的意义:

1. 意外伤害有其发生、发展的规律,有与其相匹配的危险因素,而且有预防和诊治的有效方法。

2. 不少家长或教师,甚至部分预防保健人员加强防止儿童意外伤害意识。

3. 通过健康教育有效的干预,开展预防儿童意外伤害健康促进与综合干预活动,保护儿童健康成长,是非常必要的,其社会效益与经济效益是非常巨大的。

4. 加强儿童安全知识教育和社会宣传。

5. 建立一个儿童意外伤害自然保护体系。

6. 全社会都来关注儿童安全。

二、三级预防策略

伤害已成为危害儿童、青少年身体健康的严重公共卫生问题,不同年龄、不同性别和不同经济状况的儿童青少年伤害,表现出不同的流行病学特征。跌落、溺水和交通事故是引起儿童、青少年伤害的主要原因,加强对儿童、青少年伤害的监测,开展全方位的健康教育,倡导三级预防策略,是预防儿童青少年伤害发生的主要措施。

伤害预防策略的三级预防:

(一)一级预防

一级预防是在伤害发生之前采取措施,使伤害不发生或少发生。包括全人群策略、高危人群策略、健康促进策略。

全人群策略，即针对整个人口，旨在降低全人群的平均危险水平(因素、条件和机会)。高危人群策略则是针对具有高发病危险的个体，采取有针对性的预防保健措施。健康促进策略则是开展全方位的健康教育。在儿童伤害的预防中，首要措施是宣传教育与健康促进。宣传教育应针对全人群，通过伤害防治常识及相关法规的普及，增强儿童、青少年自身及其他人群的安全意识，并通过其知识—态度—行为的转变，避免伤害的发生或降低伤害损失。

调查与监测资料表明，儿童接触或暴露于存在危险因素的环境，受到伤害威胁的危险度明显增大，只有小部分伤害是由突发灾害和其他自然因素造成，更多的是可以预防的社会和人类的不安全行为。采取被动性防范措施可在一定程度上降低伤害的发生。如有研究表明，安全带和安全气囊的广泛采用使婴儿的致命损伤发生率降低了69%，学步儿童致命损伤发生率降低了47%。

专家认为，造成儿童意外伤害的主要危险因素有：双亲照顾儿童不周、居室布局与结构不合理、健康教育缺乏、交通量剧增与交通管理脱节等。

(二)二级预防

当伤害发生时，减少伤害的发生及其严重程度。

(三)三级预防

伤害发生以后，控制伤害结果。

(四)主动干预与被动干预有机地结合

主动干预是指自身选择安全措施或采取某些行为方式，避免伤害发生。被动干预是指外界配备安全措施，减少伤害发生。两者必须有机的结合才能有效降低儿童伤害的发生率和死亡率。

具体干预措施：针对不同伤害原因和影响因素采取相应的干预措施。医学、社会学、心理学、行为学的学者和有关部门的人士要共同合作，加强健康促进，避免儿童伤害。制定相关法规，加强对公路车辆行驶和农药的规范管理。为儿童创造一个安全的环境，危险地区设置一些安全标识或安全保护装置，如在湖泊边应有警告标识等。

三、几种意外伤害的干预措施和应急处理

(一)几种意外伤害的干预措施

1. 跌落的干预措施：

(1)停用诱发跌落的药物。

(2)消除或改善家庭易跌落因素(如防滑地板)。

(3)加强体育锻炼。

(4)进行步态训练。

(5)符合个人需要、能减少跌落的服装,或戴护膝、穿有护垫的内衣等。

(6)注意对老人的照顾和心理关心等。

2. 溺水的预防措施:

(1)不让小孩到江河、池塘、井边玩耍。

(2)游泳池的安全保护措施,严禁酒后游泳。

(3)儿童的游泳训练和娱乐应有大人看护。

(4)加强儿童的安全教育和安全技能训练。

(5)水上娱乐者要穿救生衣。

(6)水上交通工具应有充足的救生设备等等。

3. 道路交通伤害的主要干预措施:

(1)建立健全交通安全法规,加强交通管理。

(2)加强管理机构,提高管理人员素质。

(3)广泛开展道路交通安全的健康教育工作,教育驾驶者、乘客和行人遵守交通规则。

(4)确认并治疗有酒精相关问题的驾驶者,确认不使用安全带或儿童汽车专座的人,并向他们提供咨询。

(5)加强道路工程建设,优化路况。

(6)提高交通工具的安全性能。例如提高轮胎性能、改善油箱质地防止漏油、操纵杆和接触点增加填料、增加侧面冲击保护装置、安装空气袋等等。另外要加强上路前车辆安全检查,特别是车闸、轮胎、灯光等。

(7)建立健全急救机构。

(8)加强机动车伤害监测等。

(二)几种意外伤害的处理

1. 烫伤后的应急处理。离开热源,切勿脱掉衣服,立即用干净的水冲洗降温,不要在伤口上随意涂抹东西。

2. 扎伤的应急处理。不要拔除扎入人体内的异物,及时送医院。

3. 动物咬伤的应急处理。清水冲洗创面,将被污染的血挤到体外,去医院注射狂犬疫苗。

4. 气管异物的应急处理。

拍背法——让小儿趴在救护者膝盖上,头朝下,托其胸,拍其背部,使小儿咯出异物。

催吐法——用手指伸进口腔，刺激舌根催吐，适用于较靠近喉部的气管异物。

迫挤胃部法——救护者抱住患儿腰部，用双手食指、中指、无名指顶压其上腹部，用力向后上方挤压，压后放松，重复而有节奏地进行，以形成冲击气流，把异物冲出。鼓励孩子咳嗽。

上述方法未奏效时，应分秒必争尽快送医院耳鼻喉科，呼吸停止给予口对口人工呼吸。

5. 煤气中毒的应急处理。切断气源，开窗通风，将病人抬到通风良好的地方，保持侧卧位，注意保暖。

6. 溺水的应急处理。清理气道，观察溺水者是否有呼吸，若呼吸微弱，及时进行心肺脑复苏。

7. 高空坠落的应急处理。快速取出孩子身上的硬物和各种用具，解开衣领扣，身体平移到担架或硬板上，平稳快速送往医院，切勿抱起孩子或抬起身体的一侧。

8. 外伤出血常规处理。血液由伤口慢慢渗出，只需家庭消毒简易包扎即可。如果是大血管出血，需在送医院之前进行前期紧急止血。首先是伤口要高于心脏平面，然后用干净布（最好是消毒敷料）覆盖于创口上，用手施加适当压力以利于止血，可加用止血带结扎止血（时间不宜过长，每 10 分钟松一次），并尽快送医院处理。

第六章　慢性非传染性疾病的流行现状及防控对策

慢性非传染性疾病（简称“慢性病”）严重损害健康和危害社会，无论在发达国家还是在发展中国家，都是导致死亡的最主要原因。慢性病防治工作是目前人类健康问题面临的最主要的挑战，是第二次卫生革命奋斗的目标，是今后相当长时期内最主要的卫生工作。面对严峻的慢性病流行现状和发展趋势，近年来世界卫生组织（WTO）、我国的卫生部以及地方机构先后公布了最新的调查结果，并出台了多种慢性病防治的指导文件。慢性病既无切实有效的特异性防治措施，也无特效的治疗方法治愈，与生活方式具有密切关系。只有通过有效地对危险因素控制，同时，加强和调动一切保护因素对该类疾病进行预防。

第一节　慢性病的健康问题评估

一、慢性病的概念

1. 慢性病的定义。起病隐匿，病程长且病情迁延不愈，缺乏确切的传染性生物病因证据，病因复杂，是指一组疾病概括性总称，而不是特指某种疾病。

慢性病主要指以心脑血管疾病（高血压、冠心病、脑卒中等）、糖尿病、恶性肿瘤、慢性阻塞性肺部疾病（慢性气管炎、肺气肿等）、精神异常和精神病等为代表的一组疾病，具有病程长、病因复杂、健康损害和社会危害严重等特点。

2. 慢性病的流行病学特征：

（1）死亡率高。2008 年公布的第三次我国居民死亡原因抽样调查的结果显示，慢性病成为城乡居民死亡的主要疾病。总死亡率从 20 世纪 90 年代的 76.5% 上升到 82.5%，我国居民的前 4 位死亡原因及城乡差异见表 6－1。

表 6－1　我国居民的前 4 位死因及城乡差异

分类	第一位	第二位	第三位
我国居民死因	脑血管病（22.45%）	恶性肿瘤（22.32%）	呼吸系统疾病（15.81%）
城市	恶性肿瘤	脑血管病	心脏病
农村	脑血管病	恶性肿瘤	呼吸系统疾病

世界卫生组织预测，2020 年慢性病死亡将占全球总死亡数的 75%，占疾病负担的 60%。

其中：冠心病 71%、脑卒中 75%、糖尿病 70%，将发生在发展中国家。

（2）患病率高、发病增长速度快。2009 年卫生部公布的第四次国家卫生服务调查主要结果显示，与 1998 年相比，慢性病持续到 2 周内的病例由 39% 增加到了 61%；有医生明确诊断的循环系统疾病例数由 1993 年的 0.37 亿增加到 1.14 亿，其中高血压患者由 1400 万增加到 7300 万、脑血管病由 500 万增加到 1300 万，糖尿病病例数从 200 万增加到 1400 万。调查地区的居民慢性病患病率 20%，其中城市 28.3%、农村 17.1%。与 2003 年调查相比，患病率增加 4.9 个百分点，农村增加比例略高于城市。

3. 慢性病的分类。按国际疾病系统分类法（ICD－10）标准将慢性病分为以下几类：

（1）精神与行为障碍。阿尔茨海默病、精神分裂症、神经衰弱、神经症（焦虑、抑郁、强迫）。

（2）呼吸系统疾病。慢性支气管炎、肺气肿、慢性阻塞性肺病（COPD）。

（3）循环系统疾病。高血压、冠心病、脑血管疾病、心肌梗死、肺心病等。

（4）消化系统疾病。慢性胃炎、消化性溃疡、胰腺炎、胆石症、胆囊炎、脂肪肝等。

（5）内分泌、营养代谢疾病。血脂异常、糖尿病、痛风、肥胖、营养缺乏等。

（6）肌肉骨骼系统和结缔组织疾病。骨关节病、骨质疏松症等。

（7）恶性肿瘤。肺癌、肝癌、胃癌、食管癌、结肠癌、子宫癌、前列腺癌、白血病等。

4. 慢性病的特点。一因多果、一果多因、多因多果、互为因果，一体多病，可预防，不可治愈，对生活质量影响大。

（1）慢性病患病率高，知晓率、治疗率、控制率低。

（2）慢性病并发症发病率高、致残率高、死亡率高。

（3）慢性病是终生性疾病，需要长期管理。

（4）慢性病病因、病情复杂，具有个体化的特点。

（5）慢性病对卫生服务利用的需求高。

二、慢性病的现状及疾病经济负担

1. 慢性病的现状。近 40 年，我国主要慢性病的死亡率、发病率、患病率持续上升。其中，脑卒中死亡率位于世界第 2 位，胃癌、肝癌、食管癌、鼻咽癌死亡率居世界首位。2007 年，卫生部与世界卫生组织（WHO）联合举行仪式，发布了《中国慢性病报告》及全球报告《预防慢性病—— 一项至关重要的投资》中文版。报告显示，慢性病正在严重威胁全球人民的健康与生命，慢性病危害 80% 发生在中低收入的发展中国家。其中，我国居民面临的健康问题十分严峻。2005 年，全球总死亡人数为 5800 万，其中近

3500 万死于慢性病，而我国慢性病死亡人数占了 750 万。未来 10 年，全世界慢性病死亡人数还将增长 17%。而在我国，如果没有强有力的干预措施，慢性病死亡人数将增长 19%，其中糖尿病死亡人数甚至可能增长 50%。

2. 慢性病的疾病经济负担：

（1）我国目前约有 25% 的城市居民患各种慢性病，60% 的就诊病人为慢性病人，慢性病在我国住院疾病结构中的比例还在不断升高。

（2）慢性病病程长，治愈率低，复发率高，一旦发展，治疗费用很高。随着我国居民对治疗慢性病的卫生需求和利用不断增加，这种需求与利用成为卫生费用过度增长的重要因素，我国每年因慢性病造成的各种经济损失和医疗费用高达数百亿元。

（3）卫生部《城市卫生资源配置适应疾病模式转变研究报告》结果表明：慢性病医疗费用上升主要与慢性病例人均治疗费用增加和患病率上升有关，费用占 92.27%，人口数量增加等其他因素仅占 7.73%。由此可见，医疗费用的增长速度已超过居民的承受能力，也将会对国民经济形成压力。

三、慢性病的危险因素

（一）慢性病危险因素的定义及分类

1. 慢性病危险因素的定义。肌体内外存在的使疾病发生和死亡率增加的诱发因素，如个人特征、环境卫生、生理参数、症状、症候群或者疾病状态等，称为危险因素。

2. 慢性病危险因素的分类：

（1）不可改变的危险因素。如年龄、性别、种族和遗传等。

（2）可改变的行为危险因素。吸烟、不合理膳食、静坐生活方式、超重和肥胖、过量饮酒、社会和心理因素等。

（3）更直接危险因素或者伴随病变。又称中间危险因素，表现为生理指标的改变或症候群的出现。如高血压、血糖升高、血脂异常等。

（二）慢性病的主要危险因素

世界卫生组织认为，绝大多数慢性病是由数量不多、已知的和可预防的危险因素所造成的。其中不良生活方式占 60%，社会因素占 10%，而医疗条件只占 8%，其他因素（气候、遗传）占 22%。不良生活方式有：多食少动、不合理膳食、吸烟、酗酒、精神因素、社会心理因素、环境因素等。

1. 吸烟。烟草中含有 3800 多种已知的化学物质，其中包括有致癌作用的 50 多种。据美国 CDC 资料表明：据估计，在美国吸烟每年可导致 443000 人死亡，近每 5 个死亡人中有 1 个因吸烟而死亡，每年因烟草导致的死亡比由于 HIV、吸毒、酗酒、交通伤自杀及凶杀等而死亡的总和还多。吸烟能增加患病风险，吸烟者患冠心病、脑卒中的风险比不吸烟者高2～4倍，男性肺癌吸烟者是不吸烟者的23倍，死于慢性阻塞性肺病的吸烟者是不吸烟者的12～13倍。而且其吸烟的量、吸烟的年限、吸入的深度及吸烟的初始年龄均有有关疾病的危险性呈剂量—效应关系。成人吸烟给儿童造成特别的危害，吸烟可使男性不育、女性不孕的危险增加。

2. 不合理膳食：

(1)高热量、高脂肪。油脂类食物为人体供给能量，促进脂溶性维生素的吸收，但食入过多的不饱和脂肪酸会引起生理紊乱和疾病，增加胆固醇的吸收，加速衰老进程，诱发胆石症的发生，还可能致癌。所以，必须控制脂肪摄入量。

(2)高盐饮食。食盐是人体不可缺少的化学元素，但食盐摄入量过多可使人罹患高血压，加重心脏负担，引发心力衰竭，出现全身浮肿及腹水。过量的盐还可能是一种促癌剂，成为促使胃癌发生的因素之一。

(3)少蔬菜水果。蔬菜、水果是维生素C、胡萝卜素及多种矿物质的重要来源，在体内有多种功能。许多人的餐桌上常常少见蔬菜，更没有吃水果的习惯，使得身体中总是缺乏一些维生素，容易引起许多疾病。应多食用菠菜、小白菜、油麦菜等绿叶蔬菜，红辣椒、胡萝卜、番茄等红色蔬菜，以及土豆、南瓜、菜花等黄色蔬菜，并把吃水果当成一种习惯，以保持营养均衡。

此外，还应常喝牛奶。奶类是优质蛋白质和钙的重要来源，对促进儿童和青少年的生长发育、阻止中老年骨质疏松有重要意义。

(4)合理的膳食搭配。早在两千多年前，古人就提出了适合我们人体特征的膳食结构，应为"五谷为养，五国为助，五畜为益，五菜为充，气味合而服之，以补中益气"。即，主食与副食合理搭配，荤菜和素菜合理搭配，这是最适合我们的膳食结构。如果长期大量进食肉类食物，胆固醇就会在体内堆积，并沉淀在血管壁上，造成动脉粥样硬化，轻者会出现心绞痛，重者则导致心肌梗死或突发性心脏病。如果长期只食用素菜，那么蛋白质与脂肪就会严重不足，容易引起营养不良，单纯素食还容易引起微量元素和维生素缺乏症。此外，对粮食的选择也不宜过于单一，粗粮、细粮要混合吃。

3. 静坐生活方式。世界各国60%～85%的成人都活动不够，久坐的工作方式和懒于运动使得每年有200万人"坐"以待毙。大约有11%～24%的人群属于静坐生活方式，31%～51%的人群体力活动不足，大多数情况下每天活动不足30分钟。静坐生活方式是全球死亡的第8位主要危险因素，它也是造成超重和肥胖的重要原因，更是很多慢性病的危险因素。有数据表明，22%的冠心病、11%的缺血性脑卒中、14%的糖尿病、10%的乳腺癌是因缺乏体力活动所致。

4. 胖和超重。肥胖是全世界最大的慢性疾病和全球四大社会医学问题之一。我国成年人体重超重比例为20%～30%，大城市达到35%～40%。肥胖症是一种由多因素引起的慢性代谢性疾病，超重和肥胖会引发一系列健康、社会心理问题。已有证据表明，超重和肥胖症是心血管疾病、糖尿病、某些癌症和其他一些慢性疾病的主要危险因素，同时，一些肥胖者因在工作中受到歧视和对自身体型不满意而产生自卑感，导致自杀率高、结婚率低等社会问题。

目前常用的体重指数（Body Mass Index）简称 BMI，它是一种计算身高和体重的指数，$BMI = 体重/身高^2（kg/m^2）$。结合中国国情，正常值为 18.5 ~ 23.9，< 18.5 为过轻，≥24 为超重，≥28 为肥胖。

5. 过量饮酒。酒精入体内 90% 以上是通过肝脏代谢的，其代谢产物及它所引起的肝细胞代谢紊乱，是导致酒精性肝损伤的主要原因。长期大量饮酒，肝脏是首当其冲的。其中最常见的损害就是酒精性肝损伤、酒精性脂肪肝，如不及时调理，还有可能演变成肝纤维化、肝硬化的危险。过量饮酒还会引起脑萎缩、神经炎等神经系统疾病，是高血压的重要危险因素，会增加心肌梗死和猝死的危险。酗酒可引起肝癌、喉癌、食管癌和口腔癌等，以及抑郁、精神错乱、糖尿病、性无能等。

6. 心理因素。现代社会竞争压力大，长期精神紧张、情绪消极常易产生焦虑、烦躁、敌意和易怒等不良情绪，引起内分泌失调，血液黏稠度上升以及小动脉痉挛，导致血液升高、心脑血管疾病的发病概率增加。社会心理应激造成血压激增，可诱发急性心肌梗死和脑卒中或者严重心律失常，乃至猝死。

四、慢性病危险因素与慢性病

在一定的社会经济状况下，不可改变和可改变的危险因素可以表现或发展为慢性病的更直接危险因素，从而最终导致常见慢性病的发生（见图 6 – 1）。

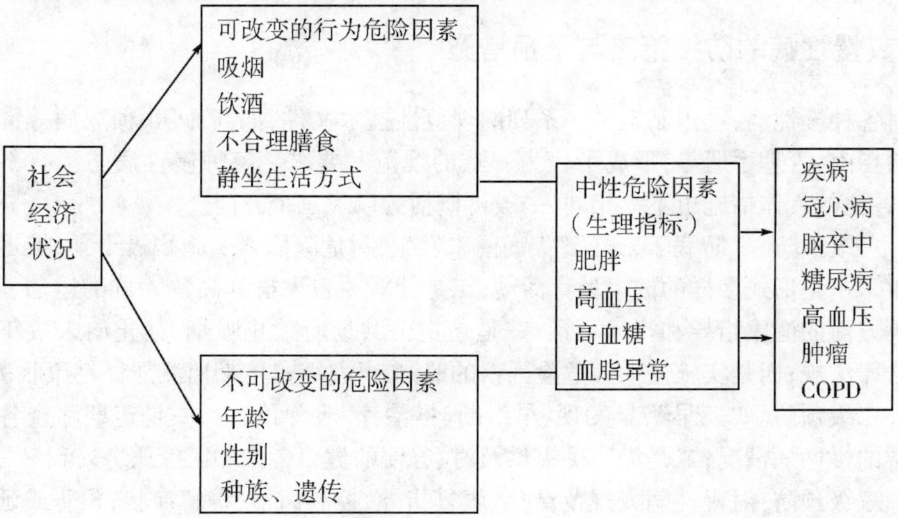

图 6 – 1　慢性病危险因素与慢性病

第二节　慢性病的防治与社区干预

一、慢性病防治的目标

通过实施以健康促进为主要策略的干预活动，降低人群中慢性病的危险因素，控制慢性病发病率和死亡率的上升趋势。通过高危人群和患者的早期发现、随访管理与规范化治疗与干预，控制病情稳定，预防和延缓并发症的发生，提高生命质量、生活质量。对不同的人群如一般人群、高危人群和患病人群，防治的关键要有所差别（见图6-2）。

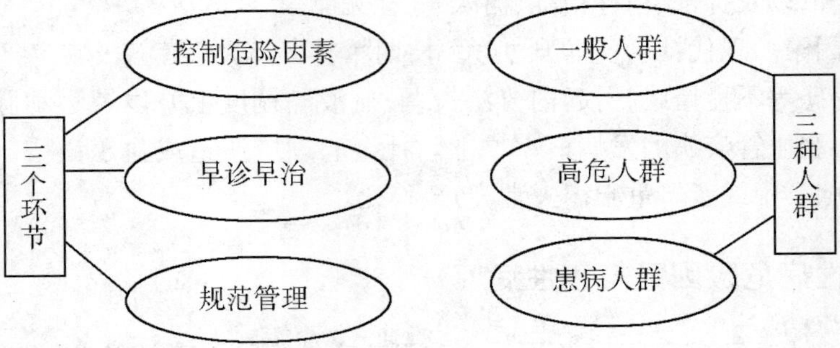

图6-2　慢性病防治的关键

二、慢性病的防控策略与干预措施

对各种慢性病，我国制定了一系列的规范性技术文件，如高血压、糖尿病等慢性病的防治指南、管理手册等，形成了较为一致的规范和要求。各种慢性病防治有不同的要求，各地的具体措施也不太相同，一般可概括为以下三个方面。

1. 一级预防。“防病于未然”，疾病尚未发生，对危险因素实施积极干预，推迟或减少发生。一是形式多样的健康教育活动；二是针对一般人群和高危人群的运动、心理、膳食等方面的健康指导和行为干预；三是指定公共场所禁止吸烟、禁止向未成年人售烟等法律法规；四是实施慢性病危险因素的监测制度；五是定期监测居民健康状况等。

2. 二级预防。“三早”，早发现、早诊断、早治疗，改善预后。一是定期筛查各类高危人群的慢性病情况；二是为居民提供及时、方便的健康咨询和医疗服务。

3. 三级预防：对慢性病人规范治疗、康复指导、控制病情、缓解症状，预防或延缓并发症。一是提倡慢性病人的自我管理；二是建立社区卫生服务机构和医院之间的双向转诊制度；三是病人在急性发作时能得到有效、规范的治疗；四是病情稳定后，按照合理的质量方案，在社区获得方便、连续、经济、有效、规范的治疗与康复；五是晚期病人能得到康复指导、医疗照顾和临终关怀。

三、控制慢性病危险因素的主要措施

（一）合理膳食—全面、均衡、适度

合理膳食要求每日摄入食物调配得当，品种多样，三大产热营养素之间的适宜比例，非产热营养素与产热营养素之间的协调，无机盐之间的协调，营养素组成成分间的协调。中国疾控中心提出了中国居民膳食指南，具体如下：

1. 食物多样，谷类为主。
2. 多吃蔬菜、水果和薯类。
3. 常吃奶类、豆类及其制品。
4. 经常吃适量鱼、禽、蛋、瘦肉、少吃肥肉和荤油。
5. 食量与体力活动要平衡，保持适宜体质。
6. 吃清淡少盐的膳食。
7. 若饮酒应限量。
8. 吃清淡卫生、不变质的食物。

目前我国居民饮食存在很多问题，如盐摄入过多，喜腌制食物和高脂肪、高热量、低纤维等。

（二）改变静坐生活方式

对静态生活者，首先第一步是一日内有常规的 30 分钟生活活动，第二步逐渐增加规则的文娱和闲暇的体力劳动，再下一步为促进心脏和呼吸系统耐力，加入一些有氧运动的内容，如走路、慢跑、体操等，每周 3 ~ 5 次，并可加上 2 ~ 3 次柔韧和力量型的训练。

运动项目的选择因人而异，运动要坚持，持之以恒，但运动量不宜过大以至于过度劳累。运动量适宜，运动后微汗，轻松愉快，休息后可消失疲惫，次日体力充沛，有运动愿望。运动量过大，运动后大汗，头晕眼花，难以恢复，次日周身乏力，无运动愿望。运动量不足，运动后身体无发热感，无汗，脉搏无变化或在 2 分钟内恢复。

第三节　农村地区慢性病特点及防治对策

近几年来，随着城市社区卫生服务体系的不断完善和发展，慢性病的防治已卓有

成效，而占总人口80%的广大农村，慢性病防治工作一直滞后，加之农村地区的自然环境、居民的生活习惯和行为方式与城市有所不同之处，因而在慢性病防治方面也存在差异，这对农村地区卫生机构的慢性病防治服务提供能力提出了挑战。

一、农村地区慢性病的流行现状及特点

1. 农村地区慢性病的流行现状。近年来，慢性病给农村居民所造成的疾病负担越来越沉重，2010年中国卫生事业发展情况统计公报显示，农村居民死亡率排在前五位的疾病依次为恶性肿瘤、脑血管病、心脏病、呼吸系统疾病、损伤和中毒，前4位死因均为慢性病，合计占死亡总人数的79.6% 。同时，我国农村居民慢性病的患病率增长更为迅速，其速度明显高于城市，两者的差距逐渐缩小，慢性病已成为影响农村人群健康的主要疾病之一。据统计，2周患病率农村高于城市，分别为15%和14.3%；2周就诊率农村也明显高于城市，分别为14.1%和10.37%。

2. 农村慢性病的流行特点：

(1)增长幅度加快。农村高血压和糖尿病的患病率低于城市，但是增长率高于城市，我国2008年卫生服务总调查结果显示，调查地区的居民慢性病患病率为20%，其中城市为28.3%、农村为17.1%。与2003年的调查相比，患病率增加4.9个百分点，农村增加比例略高于城市。

(2)发病年龄提前。1998～2008年的10年动态研究发现，我国农村地区35～54岁年龄组脑卒中患病率明显升高；慢性病患病的趋势是年龄越小，增幅越大，25～49岁年龄组上升幅度显著高于其他年龄组。

(3)农村人群慢性病的患病率随年龄的增加而增加。

(4)由于保健意识淡漠、医学知识缺乏、卫生服务和医疗保障水平相对落后，农村居民慢性病的知晓率、治疗率和控制率更低。

由于治疗不规范和病情控制差，慢性病对农村居民健康的影响更为严重。另外，对于经济收入、医疗保障水平比较低的农村居民来说，慢性病对其经济上造成的负担也更为沉重，农村居民更容易因为慢性病而陷入家庭的经济危机。慢性病已成为广大农村居民因病致贫、因病返贫、加重疾病、累及家庭和社会的重要因素之一。

二、农村地区慢性病的防治现状

目前，我国对慢性病的预防和控制策略，主要是开展城市慢性病社区综合防治和慢性病管理，农村社区如何开展慢性病综合防治，是近年来各级各部门领导及卫生工作者广泛关注的热点问题。借鉴城市社区慢性病防治的模式，我国部分农村正在实践中逐渐探索适合农村地区慢性病防治的适宜模式。如在广东省中山古镇农村，通过开

展当地慢性病的基线调查、制定综合防治规划、制定干预措施、进行监测与评价等一系列全民性的慢性病预防与控制工作，初步形成了以社区力量为主导，健康教育与健康促进为中心内容，基层医生对慢性病危险因素筛查为起点，慢性病患者分级管理为主要内容的充分体现患者——高危人群——全人群策略和个人——家庭——社区三位一体的临床预防服务与社区卫生服务相结合的一体化的农村慢性病防治模式，但各项干预措施能否在农村地区长期实施下去，还有待于进一步在实践中不断探索，在理论上不断完善。

农村慢性病的预防与控制工作主要由乡镇卫生院及村卫生室承担。乡镇卫生院、村卫生室是农村医疗体系的基础，是农村三级医疗卫生网络的重要组成部分，它以公共卫生服务为主，综合提供预防、保健和基本医疗等服务。

1. 乡镇卫生院概况及职责。2010 年年底，全国 3.40 个乡镇共设 3.8 万个乡镇卫生院，床位 99.4 万张，卫生人员 115.1 万人（其中卫生技术人员 97.3 万人）。与 2009 年比较，乡镇卫生院减少 639 个（受城镇化影响，部分乡镇并入城市，相应地乡镇卫生院转为社区卫生服务机构），床位增加 6.1 万张，人员增加 2.0 万人。每千农业人口乡镇卫生院床位由 2009 年的 1.05 张增加到 2010 年的 1.12 张、每千农业人口乡镇卫生院人员由 2009 年的 1.28 人增加到 2010 年的 1.30 人，详见表 6－2。

表 6－2　　农村乡镇卫生院医疗服务情况

	2010 年	2009 年
乡镇数（万个）	3.40	3.42
乡镇卫生院数（个）	37836	38475
床位数（万张）	99.4	93.3
卫生人员数（万人）	115.1	113.1
其中：卫生技术人员	97.3	95.0
内：执业（助理）医师	42.3	41.9
每千农业人口乡镇卫生院床位（张）	1.12	1.05
每千农业人口乡镇卫生院人员（人）	1.30	1.28
诊疗人次（亿人次）	8.7	8.8
入院人数（万人）	3630	3808
医师日均担负诊疗人次	8.2	8.3
医师日均担负住院床日	1.3	1.3
病床使用率（%）	59.0	60.7
出院者平均住院日（日）	5.2	4.8

乡镇卫生院的职责：一是加强农村疾病预防控制，做好传染病、地方病防治和疫情等农村突发性公共卫生事件报告工作，重点控制严重危害农民身体健康的传染病、地方病、职业病和寄生虫病等重大疾病。二是认真执行儿童计划免疫。积极开展慢性非

传染性疾病的防治工作。三是做好农村孕产妇和儿童保健工作,提高住院分娩率,改善儿童营养状况。四是积极做好新型农村合作医疗的服务、计划生育技术指导、康复等工作。五是开展爱国卫生运动,普及疾病预防和卫生保健知识,指导群众改善居住、饮食、饮水和环境卫生条件,引导和帮助农民建立良好的卫生习惯。

2. 卫生室概况及职责。2010 年年底,全国 59.4 万个行政村共设 64.8 万个村卫生室。村卫生室中,执业(助理)医师 17.3 万人、注册护士 2.7 万人、乡村医生和卫生员 109.2 万人(其中乡村医生 103.2 万人)。每千农业人口村卫生室人员 1.46 人。与上年比较,村卫生室增加 1.6 万个,人员增加 5.9 万人(见表 6-3)。

表 6-3 村卫生室及人员数

	2010 年	2009 年
行政村数(万个)	59.4	59.9
村卫生室数(万个)	64.8	63.3
执业(助理)医师数(万人)	17.3	15.8
注册护士数(万人)	2.7	2.4
乡村医生和卫生员数(万人)	109.2	105.1
其中:乡村医生(万人)	103.2	99.5
每千农业人口村卫生室人员(人)	1.46	1.39

注:村卫生室执业(助理)医师和注册护士数包括乡镇卫生院设点数字。

村卫生室的职责:一是在乡镇卫生院的指导下开展计划免疫接种、妇幼保健管理等预防保健工作。二是提供常见病、多发病的初级诊治和转诊指导,开展群众性的健康教育,建立家庭健康档案。三是积极开展农村除害灭病和环境卫生综合整治的技术指导。四是协助村民委员会积极宣传推进新型农村合作医疗制度,严格执行新农合各项政策规定,热心为广大参合农民服务。五是负责村级卫生监督。六是完成疫情、出生及死亡情况等卫生信息统计上报工作。七是完成上级卫生部门布置的其他工作。

三、农村地区慢性病防治存在的问题

1. 缺乏相应的政策支持。降低慢性病发病率的根本措施是开展群体预防,而群体预防工作需要相应的政策做保障。现阶段,慢性病防治的具体政策法规还不完善,很多地方政府尚未制定慢性病防治相关的政策文件,政策革新速度较慢,政策落实存在问题。

2. 慢性病防治经费投入不足,经费筹集机制不完善。目前很多地方尚未建立经费补偿机制,特别在农村地区,由于乡镇卫生院缺乏慢性病防治经费,影响慢性病防治工作的开展,经费短缺已成为制约慢性病防治的重要因素。

3. 农村基层医疗单位开展慢性病防治活力不足,人员积极性低。第三次国家卫生服务调查显示，农村居民对医疗卫生服务的利用和需求呈明显下降趋势，有效需求发生转移，乡镇卫生院的服务质量、态度等因素制约居民就医；由于防治经费有限，大多数医疗单位仍是重医轻防；同时，由于慢性病防治工作本身缺乏经济效益，且医务人员的工作成果未能与其收入挂钩，难以激励工作人员开展慢性病防治工作，使其缺乏积极性和主动性。

4. 缺乏慢性病防治专业技术人才，防治队伍不健全。乡镇卫生院的慢性病防治人员学历结构以大中专为主，大多数农村地区没有经过专业培训的全科型医生。防保站的医务人员主要以预防接种为主；医务人员自身防治意识淡薄，缺乏新颖的医疗观念，知识老化，对慢性病相关知识缺乏，在高血压、糖尿病等疾病预防、诊断和治疗方面还存在不全面、不正确的认识，且缺乏健康咨询方面的知识和技巧，对慢性病防治工作开展的适应能力有待提高。

5. 缺乏慢性病监测管理系统。现阶段，慢性病监测、登记、上报和统计网络不健全，系统不到位，同时大多数农村地区很少开展对本地区慢性病的基线调查，缺乏当地居民慢性病患病现状、慢性病危险因素等相关资料。这些都影响乡镇卫生院对辖区内慢性病的动态监测和防治服务的开展。

6. 对农村居民的健康教育力度不够。有调查显示，农村居民获得健康教育的机会偏低，对农村居民的健康教育多限于街头墙报和患者就诊时的简单介绍。这种被动式的宣传很难普及和深入，从而使居民缺乏健康的防病意识。在农村，许多人不了解什么是慢性病，对慢性病的认识存在误区。主要原因：一是健康教育提供者进行健康教育的能力欠缺，表现在人力、物力和管理方面上的不足；二是居民参与率还不够理想，健康教育对象主要是留守在家的老龄人群，其接受水平较低，从而导致依从性不高。

7. 农村社区卫生服务机构建立不健全。目前，农村社区卫生服务机构正处于起步阶段，与城市社区卫生服务相比，还存在很多的不足。如政府投入不足、管理体制不健全、医疗设备简陋等，这些都制约了在农村开展以社区为基础的慢性病防治工作。

四、建议

1. 争取政府政策支持。加大对慢性病防治工作的投入。农村地区慢性病防治是一项造福于民的系统工程，需要政府的支持和干预，多部门配合，全社区参与。观念先进、责任明确的政府领导层以及由此形成的一系列政策、组织机构及合理配置的卫生资源，是慢性病防治活动顺利开展的有力保障。卫生部门必须紧紧依靠政府，将慢性病防治的理念融入社会的各个阶层、各个领域。各级政府要高度重视，加强农村医疗卫生服务体系的建设，强化政府基本公共卫生的责任，不断改善农村居民享有基本医疗服务的可及性，着力让广大农村居民享有均等化的公共卫生服务。同时，农村地区慢性病防治是一个公共卫生问题，政府应是慢性病防治资金投入的主体，主管部门应明确慢性病防治的费用筹集来源和相应的投入额度，确定乡镇卫生院的投入比例，并确保到位。

2. 探索多种途径的筹资方式。切实减轻农村居民的慢性病负担与新型农村合作医疗制度相结合是目前较为提倡的筹资方式。一是可以开展免费健康体检进行慢性病管理工作；二是给慢性病患者报销优惠政策，如办理慢性病就诊卡。另外，与保险公司合作开办个人医疗保险和建立保健合同也是较好的筹资途径。采取居民交纳不同费用，保险公司提供不同水平的服务方式。居民除能得到一定的医药费报销外，还可以享受到免费健康咨询、免费上门定期监测血压血糖、免费提供送医送药上门等服务。

3. 建立、完善考核、激励和评价制度。完善慢性病的组织和激励机制，从制度、体制上加以保证，将慢性病防治工作纳入乡、村卫生机构的考核范围；对卫生服务人员根据慢性病完成项目的服务量进行绩效考核。如慢性病患者服务人次、健康教育次数、每月新建健康档案的例数等。

4. 加强专业人员培训。慢性病防治工作的主体是基层卫生人员，尤其是乡村医生。由于生物、心理和社会因素对慢性病患病率与发病率的影响，慢性病防治更注重对这三方面进行综合防治，这对基层卫生人员的知识结构提出了新的要求。他们不仅要具备扎实而全面的临床与预防医学理论，而且需要有一定的社会医学、社区医学和心理学等知识。因此，加速全科医学的培训，造就一批实用型的农村社区全科医生，是开展慢性病管理、实施健康促进的当务之急。农村社区全科医生的培养，要适合农村现有卫生资源状况的自身特点，从择优选聘乡村医生入手，经过长期的、有计划的全科医学培训，逐步将乡村医生培养成为农村社区型全科医生，建立一支高水平、有一定规模和数量的慢性病防治队伍。开展以村为依托，医、护、防、村医为基础的慢性病防治责任团队。根据当地实际情况，各乡镇医疗单位可以以医、护、防、村医等组成分村等包干形式的责任医生队伍，实行分片负责制，其中各成员依据自己的专长和优势为居民提供个性化服务，实施以患者的发现、随访、管理等多环节控制，自我管理、健康教育、健康促进、行为干预等多措施并举的全程综合防治服务。同时，也可将村委会主任、村积极分子、学校校长等各部门、各行业的人员纳入慢性病防治的队伍中来，对他们进行系统的培训，建立广泛有效的伙伴关系。

5. 建立慢性病信息监测体系和居民健康档案。建立健全的信息网络和慢性病报告制度，有利于乡镇卫生院、村卫生室和疾病预防控制中心实行患者信息资源共享，使上级技术部门及时对基层工作进行指导和信息反馈；同时建立电子化的居民健康档案，这种方式节约空间，查询方便，能充分掌握居民的动态健康状况，切实开展对高危人群和患者的定期随访。

6. 加强农村居民的健康教育。慢性病控制的关键在于“知、信、行”。有研究显示，健康教育和媒体宣传在已有的慢性病干预项目中起到重要的作用，应充分发挥农村社区的资源，积极探索健康教育的有效手段，如开展家庭主妇班、学校教育、文化活动竞赛以及组织村民及时收看、收听卫生科普节目等多种多样的形式。同时要避免的问题是，健康教育不能仅限于一过性的教育，而未进行有效的干预，因此流于形式。

7. 健全慢性病防治网络。发展农村社区卫生服务。在慢性病防治中，能够担当慢性病管理角色的是社区卫生服务机构。社区卫生服务机构负责组织社区慢性病防治工作，协调防治中各种工作的开展，现阶段我国城市社区卫生服务的发展为慢性病防治问题的解决提供了良好途径，已逐渐成为慢性病综合防治的最佳平台。乡村卫生组织一体化管理是农村社区卫生服务的最佳管理形式，以乡镇为单位设立社区卫生服务中心，下设全科医疗站，形成县乡村三级医疗保健网，即县级医疗机构－乡镇社区卫生服务中心－村社区卫生服务站。县级医疗机构是业务技术指导中心；乡镇是基层社区的中心，全面负责社区卫生服务工作，组织、协调双向转诊，落实社区各项慢性病工作任务；村社区卫生服务站是实施慢性病防治的基层网底，负责工作的实施。建立健全县乡村三级医疗保健网，使居民能够得到及时、方便的卫生服务，保证慢性病防治各项工作的实施。

第四节　常见慢性病预防与管理

一、高血压的农村社区预防与管理

（一）高血压的健康问题评估

1. 高血压定义。高血压是以血压增高［收缩压≥140mmHg 且舒张压≥90mmHg］为主要临床表现的综合征。

2. 血压的诊断标准与分级。根据中国高血压防治指南，将血压升高水平分为 1、2、3 级（见表 6－4）。如果病人收缩压与舒张压属不同级别时，则按较高的级别作为诊断标准。单纯收缩期高血压也可按照收缩压水平分为 1、2、3 级。在未服用抗高血压药物的情况下以 2 次或 2 次以下非同日多次血压测定所得平均值为依据。初诊病人应建议到综合医院专科进行检查，排除继发性高血压。

表 6-4　　血压水平的定义与分级

级 别	收 缩 压(mmHg)	舒 张 压(mmHg)
正常血压	<120	<80
正常高值	120~139	80~89
高血压	≥140	≥90
1 级高血压(轻度)	140~159	90~99
2 级高血压(中度)	160~179	100~109
3 级高血压(重度)	≥180	≥110
单纯收缩期高血压	≥140	≤90

注:(1)本表摘自 2005《中国高血压防治指南》;(2)若患者的收缩压与舒张压分属不同级别时,则以较高的级别为准;(3)单纯收缩期高血压也可按照收缩压水平分为 1、2、3 级。

3. 高血压的危险因素及危险度分层:

(1)高血压的危险因素。2005 年 10 月正式公布的《中国高血压防治指南》指出,高血压发病的主要危险因素有超重、过量饮酒和高钠盐,这是国际公认和流行病学研究均证实的 3 个主要危险因素。

(2)高血压预后的影响因素。高血压预后不仅与血压升高水平有关,而且与其他心血管疾病危险因素、靶器官损害程度、糖尿病以及并存的临床情况有关(见表 6-5)。

表 6-5　　根据危险因素和病史量化估计预后危险程度

其它危险因素和病史	血压(mmHg)		
	1 级高血压 SBP140~159 或 DBP90~99	2 级高血压 SBP160~179 或 DBP100~109	3 级高血压 SBP≥180 或 DBP≥110
Ⅰ 无其他危险因素	低危	中危	高危
Ⅱ 1~2 个危险因素	中危	中危	极高危
Ⅲ ≥3 个危险因素 靶器官损害 并存临床情况	高危	高危	极高危
	极高危	极高危	极高危

注:SBP 为收缩压,DBP 为舒张压。

(二)高血压的防治与干预对策

我国有 2 亿高血压患者,90% 分布在城镇社区和乡村基层(社区和乡村),因为农村社区是高血压防治的主战场,基层医生是防治高血压的主力军(见图 6-3)。高血压防治首先要提高人群高血压的知晓率、治疗率和控制率,降压治疗要达标,主要目标是减少心脑血管病的发生和死亡。高血压防治是社会工程,政府主导,媒体宣传教育,专家指导培训,企业支持参与,基层实施落实。

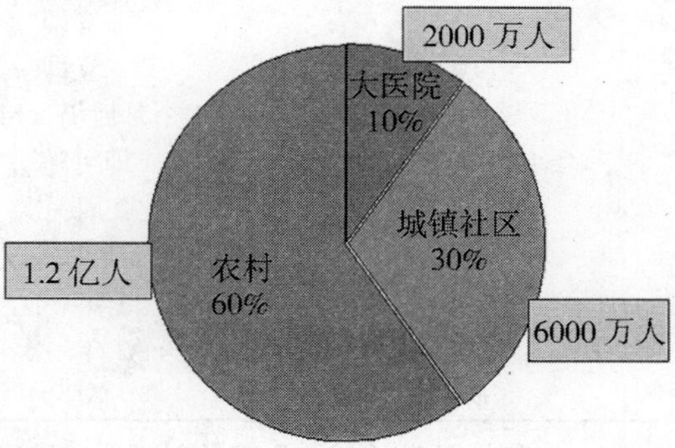

图 6－3　我国高血压就诊分布图

1. 高血压的治疗目标及策略:

(1)高血压的治疗目标。在治疗高血压的同时,干预患者检查出来的所有危险因素,并适当处理病人同时存在的各种临床情况。高血压的治疗是终身性的、个体化、综合化,药物治疗与非药物治疗相结合。

高血压治疗的主要目标是血压达标,以便最大限度地降低心脑血管病发病率及死亡率。

目标血压:

普通高血压患者血压降至 140/90 mmHg 以下。

老年(>65 岁)患者的收缩压降至 150 mmHg 以下。

年轻人或糖尿病及肾病、冠心病、脑卒中后患者降至 130/80 mmHg 以下。

如能耐受,所有患者的血压还可进一步降低,尽可能降至 120/80mmHg 以下。但冠心病 DBP 低于 60mmHg 时应引起关注。

(2)高血压农村社区防治策略。根据初诊高血压患者的血压水平、危险因素、靶器官损害伴临床疾患进行危险分层,然后分级管理。例如,伴心脑血管病,糖尿病－高危－3 级管理,长期不变;伴靶器官损害－高危－3 级管理,一般不变;仅据血压水平－高危－3 级管理,可调整或 1 ~2 个危险因素－中危－2 级管理,可调整;管理 1 年后视情况调整;血压连续 6 个月控制好的,可谨慎降低管理级别;对新发生心脑血管病、肾病及糖尿病及时升级管理。具体见表 6－6。

表 6－6　高血压分级管理

项目	一级管理	二级管理	三级管理
管理对象	低危患者	中危患者	高危患者
建立健康档案	立即	立即	立即
非药物治疗	立即	立即	立即
药物治疗(初诊者)	3 个月后仍≥140/90 即可随访	1 个月后仍≥140/90 即可随访	立即开始药物治疗
血压未达标随访	3 周一次	2 周一次	1 周一次
常规随访测血压	3 个月一次	2 个月一次	至少 1 个月一次
测 BMI 、腰围	2 年一次	1 年一次	6 个月一次
血生化	4 年一次	2 年一次	1 年一次
转诊	必要时	必要时	必要时

2. 高血压的非药物治疗。坚持预防为主，非药物治疗有轻度降压作用。具体内容为：合理膳食、限盐少脂、适量运动、控制体重、戒烟限酒、心理平衡。具体见表 6－7。

表 6－7　高血压健康指南

内 容	目 标
减少钠盐摄入	每人每日食盐小于 6 克
合理饮食	减少膳食脂肪，适量蔬菜水果每日 500g
规律运动	每周 3～5 次中量运动
控制体重	BMI＜24kg/m^2，腰围男＜90cm，女＜85cm
戒烟	坚决戒烟
限酒	不提倡饮白酒，如饮酒则每日白酒＜1 两，葡萄酒＜2 两，啤酒＜5 两
心理平衡	调节情绪，缓解压力

3. 高血压的药物治疗：

(1) 药物治疗的原则：

①小剂量开始。

②多数终身治疗，避免频繁换药。

③合理联合，兼顾合并症。

④24 小时平稳降压，尽量用长效药。

⑤个体化治疗。

治疗时考虑循证医学证据，选用适合病人的药物，优先选用高血压研究证实安全有效价格合理的药物。我国完成的 Syst－China、STONE、CINT、FEVER、PATS 大型试验证明，用尼群地平、硝苯地平、非洛地平，吲哒帕胺治疗高血压患者，可降低脑卒中风险。CHIEF 研究提示，初始小剂量氨氯地平＋替米沙坦，或＋复方阿米洛利治疗高血压，可明显改善血压控制率。

(2)常用降压药种类 。常用的降压药种类有:钙拮抗剂、血管紧张素转换酶抑制剂(ACEI)、血管紧张素II受体拮抗剂(ARB)、利尿药、β受体阻滞剂。以上5类降压药及固定低剂量复方制剂,均可作为高血压初始或维持治疗的选择药物。此外,还有α受体阻滞剂和其他降压药。根据国家基本药制度,基层降压药选择应考虑安全有效、使用方便、价格合理、可利用的原则。

医生应对每一患者进行个体化治疗,根据具体情况选择药。要首先掌握药物治疗的禁忌症和适应症,根据病情和患者的意愿选择适合该患者的药物;治疗中随访病人,了解降压效果和不良反应。考虑降低高血压患者血压水平比选择降压药种类更重要。常用降压药物的禁忌症和适应症如下:

①钙拮抗剂(CCB):

一是CCB无绝对禁忌症,降压作用强,对糖脂代谢无不良影响。

二是我国抗高血压临床试验数据多,证实可降低脑卒中事件。

三是适合大多数类型高血压,尤其是对老年人,单纯收缩期高血压,稳定心绞痛,冠状或颈动脉粥样硬化,周围血管病稳定。

四是可单用或与其他4种药合用。

五是慎用于心衰,心动过速;不稳定心绞痛者不用硝苯地平。

六是少数人可有头痛、踝部水肿、牙龈增生。

②血管紧张素转换酶抑制剂(ACEI):

一是降压作用明确,保护靶器官作用多,对糖脂代谢无不良影响。

二是适用于1~2级高血压,尤其对伴心衰、心梗后、心功能不全、糖尿病肾病、非糖尿病肾病、代谢综合症、蛋白尿/微蛋白尿有益。

三是可与小剂量噻嗪利尿剂二氢吡啶类钙拮抗剂联用。

四是对双肾动脉狭窄、高血钾、妊娠者禁用。

五是偶有咳嗽,血肌酐升高,偶见血管、神经水肿。

③血管紧张素II受体拮抗剂(ARB);

一是降压作用明确,保护靶器官作用确切,对糖脂代谢无不良影响。

二是适用于(1~2级高血压,尤对伴左室肥厚心衰、房颤预防、糖尿病肾病、代谢综合征、蛋白尿、微蛋白尿有益)。

三是可与小剂量噻嗪利尿剂、二氢吡啶类钙拮抗剂合用。

四是禁用于双肾动脉狭窄、高血钾、妊娠。

五是注意血肌酐及血钾升高,偶见血管、神经水肿。

④利尿药:

一是降压作用明确。

二是小剂量噻嗪类利尿剂适用于1级高血压,常规量适用于1~2级高血压或脑卒中二级预防，是难治性高血压基础治疗药。

三是尤对老年高血压、心衰者有益。

四是与ACEI/ARB、钙拮抗剂合用。与β阻滞剂合用注意糖脂代谢。

五是噻嗪类利尿剂禁用于痛风，慎用于糖脂代谢异常者。

六是大剂量对血钾、尿酸及糖代谢可能有一定影响。注意检查血钾、血糖及尿酸水平。

⑤β受体阻滞剂：

一是降压作用明确。

二是小剂量适用于伴心梗后、冠心病心绞痛、心率快的1～2级高血压、慢性心衰。

三是对心血管高危患者的猝死有预防作用。

四是可与二氢吡啶类钙拮抗剂合用。

五是禁用于哮喘、慢阻肺、传导阻滞，慎用于运动员和糖耐量异常者。

六是可有支气管痉挛、心动过缓等副作用，长期用应注意糖脂水平。

⑥α受体阻滞剂：

一是适用于高血压伴前列腺增生。开始用药在睡前。

二是也用于难治性高血压。

三是禁用于体位性低血压、心力衰竭。

四是使用前、中测坐立位血压，常见副作用是体位性血压。

⑦固定复方制剂。为常用一类高血压治疗药，可用于1～2级高血压。其优点是使用方便，改善治疗依从性；缺点是不易调整剂量；注意相应组成成分的禁忌症及不良反应。

对不同的人群（一级高血压、二级高血压、三级高血压），药物选用及搭配应该有所不同。具体见表6－8、表6－9、表6－10。

表6－8　基层高血压降压药物选用参考方案（一级高血压，低危）

第一套选用方案	第二套选用方案
① 尼群地平10mg，每日2次	① 氨氯地平2.5～5mg，每早1次
② 依那普利10mg，每日1次	② 非洛地平缓释片5 mg，每早1次
③ 硝苯地平10～20mg，每日2～3次	③ 贝那普利10～20mg，每日1～2次
④ 复方降压片1～2片，每日2～3次	④ 拉西地平4mg，每日1次
⑤ 珍菊降压片1～2片，每日2～3次	⑤ 硝苯地平缓释片20mg，每日1～2次
⑥ 卡托普利12.5～25mg，每2～3次；	⑥ 氯沙坦50～100mg，每日1次
⑦ 降压0号1片，每日1次	⑦ 缬沙坦80～160mg，每日1次
⑧ 氢氯噻嗪12.5mg，每早1次	⑧ 替米沙坦40～80mg，每日1次
⑨ 吲达帕胺1.25～2.5mg，每日1次	⑨ 比索洛尔2.5～5mg，每日1次

续表 6－8

第一套选用方案	第二套选用方案
⑩ 美托洛尔 12.5～25mg，每日 1～2 次	⑩ 左旋氨氯地平 2.5mg，每早 1 次
⑪ 复方卡托普利 1～2 片，每日 2 次	⑪ 硝苯地平控释片 30mg，每日 1 次

注：适用低收入患者

表 6－9　　基层高血压降压药物选用参考方案（二级高血压，中危）

第一套选用方案	第二套选用方案
① 尼群地平 10～20mg，每日 2 次	① 氨氯地平 2.5～5mg＋替米沙坦 40mg，每早 1 次
② 依那普利 20mg，每日 2 次	② 非洛地平缓释片 5mg ＋氢氯噻嗪 12.5mg 每日 1 次
③ 氨氯地平 5mg，每早 1 次	③ 贝那普利 10mg＋氢氯噻嗪 12.5mg，每早 1 次
④ 非洛地平缓释片 5～10 mg，每早 1 次	④ 拉西地平 4mg＋美托洛尔 12.5～25mg，每日 1 次
⑤ 左旋氨氯地平 2.5～5mg，每早 1 次	⑤ 氨氯地平 2.5～5mg＋复方阿米洛利半片，每早 1 次
⑥ 降压 0 号 1～2 片，每日 1 次	⑥ 尼群地平 20mg ＋卡托普利 25mg 每日 1～2 次
⑦ 贝那普利 20mg，每日 1～2 次	⑦ 氯沙坦 50mg＋氢氯噻嗪 12.5mg，每早 1 次
⑧ 硝苯地平缓释片 20mg，每日 2 次	⑧ 缬沙坦 80mg＋氢氯噻嗪 12.5mg，每早 1 次
⑨ 替米沙坦 80mg，每日 1 次	⑨ 厄贝沙坦 150 mg＋氢氯噻嗪 12.5mg，每早 1 次
⑩ 缬沙坦 160mg，每早 1 次	⑩ 左旋氨氯地平 5mg＋卡托普利 25mg，每日 1 次
⑪ 氯沙坦 100mg，每日 1 次	⑪ 比索洛尔 2.5mg＋氨氯地平 5mg，每早 1 次
⑫ 拉西地平 4～8mg，每日 1 次；	⑫ 培哚普利 4mg＋吲达帕胺 1.25mg 每早 1 次

表 6－10　　基层高血压降压药物选用参考方案（三级高血压，高危）

第一套选用方案	第二套选用方案
①氨氯地平 5mg ＋替米沙坦 80mg，每早 1 次	①非洛地平缓释片 5～10mg＋美托洛尔 12.5mg，每早 1 次
②贝那普利 10mg＋氨氯地平 5mg，每日 1 次	②缬沙坦 160mg＋氨氯地平 5mg ，每日 1 次
③非洛地平缓释片 5～10mg＋氢氯噻嗪 12.5mg，每日 1 次	③氨氯地平 5mg ＋培哚普利 4mg，每早 1 次
④硝苯地平控释片 30mg＋依那普利 10mg，每日 1 次	④比索洛尔 5mg＋氨氯地平 5mg，每日 1 次
⑤氨氯地平 5mg＋复方阿米洛利 1 片，每早 1 次	⑤左旋氨氯地平 5mg＋氢氯噻嗪 12.5mg，每早 1 次
⑥拉西地平 4mg＋依那普利 20mg，每日 1 次	⑥氯沙坦 100mg＋氨氯地平 5mg，每日 1 次

（3）特殊人群的高血压处理。特殊的人群高血压包括：老年高血压，单纯性收缩期高血压，高血压合并脑血管病、冠心病、心力衰竭、慢性肾脏病、糖尿病、周围血管病、妊娠高血压、难治性高血压、高血压急症等。高血压特殊人群大多为心血管病发生的

高危人群,应根据各自的特点,积极稳妥地采取相应的治疗措施。选用合适的降压药,平稳有效地控制血压,同时处理并存的相关情况,以预防心脑血管病的发生。

如对大于65岁的单纯性收缩期高血压应初始用小剂量利尿剂或钙拮抗剂,收缩压目标<150mmHg;糖尿病首选ACEI或ARB,目标血压<130/80mmHg,常需加钙拮抗剂或小剂量噻嗪类利尿剂,同时要积极控制血糖;脑血管病后常用利尿剂、钙拮抗剂、ARB;慢性肾脏病首选ACEI或ARB,必要时加伴利尿剂或长效钙拮抗剂;难治性高血压用长效钙拮抗剂、利尿剂、ARB或ACEI等联合治疗;冠心病心绞痛常用β阻滞剂,或长效钙拮抗剂;周围血管病常用钙拮抗剂等。

(4)高血压的双向转诊。当出现继发性高血压、难治性高血压、伴严重并发症或病情不稳定、需要协助完成特殊化验检查及其他情况时,转上级医院。当诊断明确、治疗方案确定、病情稳定后,转回社区。

(三)高血压的健康教育

广泛宣传高血压防治知识,提高社区人群自我保健知识,预防高血压的发生;倡导“合理膳食、适量运动、戒烟限酒、心理平衡”的健康生活方式,提高社区人群高血压防治的知识和技能;鼓励社区居民改变不良行为和生活方式,减少高血压危险因素的流行,预防和控制高血压及相关疾病的发生;易患高血压人群每6个月测血压一次。

1. 区不同目标人群健康教育内容和行为指导意见。见表6-11。

表6-11　针对不同人群的健康教育内容

正常人群	高危人群	已确诊的高血压病人
什么是高血压 高血压有哪些危害 健康生活方式 定期检测高血压的意义 哪些人易患高血压	什么是高血压 高血压有哪些危害 健康生活方式 定期检测高血压的意义 哪些人易患高血压 针对高血压危险因素进行改变不良行为和生活方式的指导	什么是高血压 高血压有哪些危害 健康生活方式 定期检测高血压的意义 哪些人易患高血压 针对高血压危险因素进行改变不良行为和生活方式的指导 什么是高血压分层、分级管理及意义 高血压治疗长期性定期随访的重要性 正确认识高血压药物治疗的疗效和不良反应

针对农村社区人群特点,利用各种渠道组织健康教育,定期举办健康讲座;创建健康促进场所,营造健康生活方式的支持环境。对门诊病人进行健康诊断,包括确定病

人目前的行为状况、知识、技能水平、学习能力、态度和信念，针对病人的现状进行指导，指导要具体化，行为改变从小量开始，同时随访与评价一段时间的干预结果。对高危人群确定一项及一项以上的危险因素，进行生活群体干预和个体干预。

2. 生活方式指导内容：

(1)接受生活方式指导的对象。对正常人群、高危个体以及所有高血压患者，不论是否接受药物治疗者，均需要针对危险因素进行改变不良行为及生活方式指导。

(2)针对高血压 3 个主要危险因素的生活方式指导。根据高血压发表的主要危险因素即超重、过量饮酒和高钠盐，健康教育的内容是减重、限酒和低钠(具体见表 6－7)。

二、糖尿病的农村社区疾病管理

(一)糖尿病的健康评估

1. 糖尿病的流行病学特点。糖尿病是一种严重危害人们健康的全身性慢性代谢疾病，近年来糖尿病的患病率急剧上升。在老年人群众，糖尿病是一种常见病，目前在我国 60 岁以上老年人群中，糖尿病的平均患病率已接近 10%，并且有继续增高的趋势，到 75 岁时，患病率约为 20%。老年糖尿病是指年龄在 60 岁或以上的全部糖尿病患者，按发病时间可分为老年期起病的糖尿病和青壮年起病而延续至老年期者。老年糖尿病在糖尿病患者中所占比重最大，极容易漏诊，从而失去早期诊断、合理治疗的机会，成为老年人死亡的主要原因之一。在老年糖尿病中仅有少数为典型的 1 型糖尿病(即由胰岛素自身免疫损伤导致的糖尿病)，绝大多数为 2 型糖尿病。但近年来发现，在临床最初诊断为 2 型糖尿病的患者中，10% ~25% 患者的胰岛素细胞特异性抗体为阳性，提示由胰岛自身免疫损伤所致的糖尿病虽然主要见于青少年，但亦见于老年患者。

老年糖尿病的临床表现不典型，可与高血压、血脂异常、肥胖等合并存在。患者由于病程较长，并且还有多种疾病，病变往往可以累及全身，包括心血管、脑、肾、神经、视网膜、皮肤及足等，同时还可发生严重危害患者生命及生存质量的并发症。其最大的危害是各种急慢性并发症，导致极高的致残率和致死率。

2. 糖尿病的诊断标准。血糖升高是诊断糖尿病的主要根据，应注意，单纯空腹血糖正常不能排除糖尿病的可能性，应加测餐后血糖，必要时应做葡萄糖耐量试验(OGTT)。尿糖阳性是诊断糖尿病的重要线索，但尿糖不作为糖尿病的诊断指标。

(1)空腹血浆葡萄糖(FPG)。FPG < 6. 0mmol/L(110mg/dl)为正常，≥6. 0 ~ < 7. 0mmol/L(≥110 ~ <126mg/dl)为空腹血糖受损(IFG)，≥7. 0mmol/L(126mg/dl)为糖尿病，需另一天再次证实。

(2)OGTT 中 2 小时血浆葡萄糖(2hPG)。2hPG < 7.8mmol/L(140mg/dl)为正常,≥7.8 ~ <11.1mmol/L(≥140 ~ <200mg/dl)为 IGT,≥11.1mmol/L(200mg/dl)为糖尿病,需另一天再次证实。

(3)糖尿病的诊断标准:糖尿病症状 + 随机血糖≥11.1mmol/L(200mg/dl),或 FPG≥7.0mmol/L(126mg/dl),或 OGTT 中 2hPG≥11.1mmol/L(200mg/dl)。症状不典型者,需另一天再次证实,不主张做第三次 OGTT。

3. 糖尿病的分型:

(1)胰岛素依赖型糖尿病(即 1 型糖尿病),β 细胞受损,常引起胰岛素的绝对不足,多在 30 岁以下发病。

(2)非胰岛素依赖型糖尿病(即 2 型糖尿病),主要病理生理改变从以胰岛素抵抗为主伴胰岛素分泌不足,到以胰岛素分泌不足为主伴胰岛素抵抗。多发于成年人或老年人,患者起病较慢,病情较轻,体型多肥胖,血浆胰岛素水平可稍低、正常或偏高,2 型糖尿病发病率很高,胰岛素水平可稍低、正常或偏高,2 型糖尿病发病率很高,约占糖尿病发病人数的 90% 左右。

(3)妊娠糖尿病是指妇女在怀孕期间患上的糖尿病。临床数据显示大约有 2% ~ 3% 的女性在怀孕期间会发生糖尿病,患者在妊娠之后糖尿病自动消失。妊娠糖尿病更容易发生在肥胖和高龄产妇。有将近 30% 的妊娠糖尿病妇女以后可能发展为 2 型糖尿病。

(4)其他类型或称继发性糖尿病,共有 8 个类型 10 余种疾病。

4. 糖尿病的危险因素和临床表现:

(1)糖尿病的危险因素:

①不可改变危险因素。年龄≥45 岁,有糖尿病家族史,与妊娠有关的特殊情况。

②可改变危险因素。肥胖和超重,常年不参加体力活动,不合理膳食。

③中间危险因素。有高血压和(或)心脑血管病变,血脂异常,使用一些特殊药物。

(2)糖尿病的典型症状。糖尿病的典型症状是“三多一少”,即多饮、多食、多尿及消瘦。然而,由于病情轻重或发病方式的不同,并不是每个病人都具有这些症状。

①多尿。尿量增多,每昼夜尿量达 3000 ~ 5000ml,最高可达 10000ml 以上。排尿次数也增多,一两个小时就可能小便 1 次,有的病人甚至每昼夜可达 30 余次。糖尿病人血糖浓度增高,在体内不能被充分利用,特别是肾小球滤除而不能完全被肾小管重吸收,以致形成渗透性利尿,出现多尿。血糖越高,排出的尿糖越多,尿量也越多。

②多饮。由于多尿,水分丢失过多,发生细胞内脱水,刺激口渴中枢,出现繁渴多饮,饮水量和饮水次数都增多,以此补充水分。排尿越多,饮水也越多,形成正比关系。

③多食。由于大量尿糖丢失,如每日失糖 500g 以上,机体处于半饥饿状态,能量缺乏需要补充引起食欲亢进,食量增加。同时又由于高血糖刺激胰岛素分泌,因而病

人易产生饥饿感，食欲亢进，老有吃不饱的感觉，甚至每天吃五六次饭，主食 1～1.5kg，副食也比正常人明显增多，还不能满足食欲。

④消瘦。由于胰岛素不足，机体不能充分利用葡萄糖，使脂肪和蛋白质分解加速来补充能量和热量。其结果使体内碳水化合物、脂肪及蛋白质被大量消耗，再加上水分的丢失，病人体重减轻、形体消瘦，严重者体重可下降数十斤，以致疲乏无力，精神不振。同样，病程时间越长，糖尿病越高；病情越重，消瘦也就越明显。

⑤其他症状。疲乏无力、容易感染、皮肤感觉异常、视力障碍、性功能障碍、X 综合征等。

有些糖尿病患者无明显糖尿病症状，而仅出现合并症的表现，如突然视物模糊、视力障碍、无原因的周身皮肤瘙痒或反复起疖子，女性病人外阴瘙痒，频繁的尿路感染，后脚发凉，四肢麻木或疼痛，以及突然出现脑血栓、意识障碍及昏迷等，发现以上情况均应立即去就诊，以便及早诊断是否患有糖尿病。

(3)糖尿病的并发症：

①慢性并发症及伴发疾病：

一是大血管病变。糖尿病病人冠心病发病率是非糖尿病人的 4～5 倍，糖尿病性心脏病引发的病死率占非糖尿病病人病死率的 70%～80%。45 岁以下的年轻人病死率是非糖尿病病人的 10～20 倍；糖尿病病人高血压的发生率高于非糖尿病病人糖尿病合并高血压发生率 30%～50%。肥胖的 2 型糖尿病患者约有 80% 合并高血压，高血压加重糖尿病肾损害，引发肾性高血压。糖尿病病人急性脑血管发生率是非糖尿病病人的 3 倍。多发闭塞性血管病变，脑血栓形成、脑梗塞、继发性癫痫、脑软化、脑性痴呆；发生大血管动脉粥样硬化引发下肢发凉，皮肤温度降低，动脉血管搏动减弱或消失，出现皮肤营养不良，合并肢体坏疽等严重并发疾病。

二是微血管病变。微血管病变主要表现在视网膜、肾、神经、心肌组织，其中尤以糖尿病肾病和视网膜病为重要。糖尿病肾病是威胁糖尿病病人的严重并发症，糖尿病肾病导致肾功能衰竭，发生尿毒症，是糖尿病病人死亡的主要原因。糖尿病视网膜病变是影响糖尿病病人生活质量最主要的疾病之一。糖尿病还可引起白内障、青光眼、屈光改变、虹膜睫状体病变等。糖尿病视网膜病变分为 6 期，是糖尿病失明的主要原因。

三是神经病变。以多发性周围神经病变最常见，腹泻或便秘交替等自主神经病变也较常见。

四是感染。反复发生皮肤感染，严重者可致败血症或脓毒血症。糖尿病可合并肺结核、肾盂肾炎、膀胱炎、胆囊炎、牙周炎等。

五是糖尿病足。糖尿病足是多种因素引起的严重糖尿病并发症。糖尿病病人足部病变的发生率是非糖尿病病人的 17 倍，截肢率是非糖尿病病人的 20～40 倍。

②急性并发症：

一是糖尿病低血糖。有心慌、大汗、无力、手抖等交感神经兴奋表现，亦可出现头痛、头晕、表情淡漠、意识障碍、精神失常甚至昏迷等中枢神经系统症状，以致死亡。血糖低于2.8mmol/L。

二是糖尿病高血糖。糖尿病非酮症性高渗综合征，先有多尿、多饮，但多食不明显，出现神经精神症状，最后昏迷，死亡率高。血糖≥33.3mmol/L，动脉血pH≥7.3，血钠增加，血浆渗透压显著增高。糖尿病酮症酸中毒，可在数天多饮多尿后出现食欲减退、恶心、呕吐、嗜睡、呼吸深快，可闻“烂苹果味”。严重者意识障碍，血酮体升高，出现尿酮。

(二)糖尿病的预防与干预

国内研究表明，生活方式干预使胰岛素抵抗较轻组的IGT者每百人年糖尿病发病率下降44.3%，在胰岛素抵抗严重组仅下降28.8%。国外研究表明，生活方式干预在非肥胖者糖尿病每百人年发病率下降63%，在肥胖者每百人年发病率下降49%。在OGTT 2小时血糖<153mg/dl者每百人年发病率下降75%，在OGTT 2小时血糖>173mg/dl者每百人年发病率下降47%，但是有相当数量的IGT者对生活方式干预疗效尚不理想，需考虑药物干预。全世界有几个药物干预预防糖尿病的临床试验，涉及的药物有二甲双胍、阿卡波糖、胰岛素增敏剂、奥利司他和格列齐特，国内外的研究都证明，药物干预预防糖尿病是有效的。

1.糖尿病的一级预防。预防糖尿病的发生，一级预防的目标是纠正可控制的糖尿病危险因素，降低糖尿病患病率；提高糖尿病的检出率，尽早发现和及时处理糖尿病。

(1)一般人群。加强宣传糖尿病知识，如糖尿病的定义、症状、体征、常见的并发症以及危险因素。提倡健康的行为，如合理饮食、适量运动、戒烟限酒、心理平衡。定期检查，一旦发现有糖耐量受损(IGT)或空腹血糖受损(IFG)，及早地实行干预。

(2)重点人群。开展糖尿病筛查，推荐应用口服糖耐量试验(OGTT)。进行OGTT有困难的可用监测空腹血糖，但测空腹血糖有漏诊的可能性。毛细血管血糖只能作为筛查糖尿病的预检手段。

(3)高危人群。如糖调节受损、肥胖的患者中减少糖尿病的发病率。提倡健康的生活方式和适当开展药物预防。

2.糖尿病的二级预防。预防并发症：防治糖尿病并发症的关键是尽早发现糖尿病，尽可能控制和纠正患者的高血糖、高血压、血脂紊乱和肥胖以及吸烟等致并发症的危险因素。对2型糖尿病病人定期进行糖尿病并发症以及相关疾病的筛查，了解病人有无糖尿病并发症以及有关的疾病或代谢紊乱，如高血压、血脂紊乱或心脑血管疾病等，以加强相关的治疗措施，全面达到治疗的目标。对所有糖尿病患者加强糖尿病并发症教育，如并发症的种类、危害性、严重性及其危险因素和预防措施等。

(1) 预防失明。一是定期地进行眼底并发症的筛查；二是在控制好血糖的基础上，对于有激光治疗指征的视网膜病变，及时给予治疗；三是视网膜剥离和糖尿病性青光眼可以进行手术治疗，以避免患者失明；四是糖尿病合并的白内障可以通过手术治疗，使患者重见光明。

(2) 预防肾功能衰竭。一是严格控制好血糖和血；二是首选的降压药为血管紧张素转化酶抑制剂或其受体的抑制剂；三是有效地控制好血糖、血压，适当地限制蛋白质摄入尤其是植物蛋白质的摄入，能明显地延缓糖尿病肾病的发生与发展。

(3) 严重的周围神经病变：如痛性神经病变，患者可在血糖满意控制并稳定一个时期后，病情可以得到缓解或好转。

(4) 严重的糖尿病足病变可以导致患者截肢，教会糖尿病患者如何进行糖尿病控制和足的保护，可以使截肢率明显下降

(5) 并发症预防的基本原则：

①尽可能使血糖降至正常或接近正常。

②控制好血压。

③纠正血脂紊乱。

④提倡健康的生活方式。

⑤选择科学的治疗方法，定期随访。

⑥建立相互信任的医患关系。

3. 糖尿病的三级预防。减少糖尿病的残废率和死亡率，提高糖尿病病人的生活质量。

DCCT 试验和 UKPDS 试验均已证实，严格地控制好血糖和血压，可以降低糖尿病患者的死亡率和残废率。通过有效的治疗，慢性并发症的发展在早期是可能终止或逆转的。

在糖尿病治疗方面，应强调非药物治疗的重要性，饮食治疗是基础治疗。对于每例糖尿病患者，都应确立血糖控制目标。1 型糖尿病患者应该尽早开始行胰岛素治疗，在加强血糖监测的基础上，控制好全天的血糖。同时，注意保护残存的胰岛 β 细胞功能。糖尿病治疗要全面达标，即除了血糖控制满意外，还要求血脂、血压正常或接近正常，体重保持在正常范围，并有良好的精神状态。血压的控制和血脂紊乱的纠正以及戒烟等至关重要。

加强糖尿病教育，使患者掌握有关知识。积极开展和推广自我血糖监测技术，教会患者如何监测血糖以及监测的频度，对用胰岛素治疗的病人，应学会自己调整胰岛素用量的方法。

对于新发现的糖尿病患者，尤其是 2 型糖尿病患者，应尽早进行并发症筛查，以尽

早发现和处理。完成并发症筛查后,决定患者随访时间及下一步处理。对于无并发症的患者,原则上,2 型糖尿病患者应每年筛查一次。1 型糖尿病患者如首次筛查正常,3 ~5 年后应每年筛查一次。尽可能利用计算机建立糖尿病资料库,以便于随访和开展临床研究。

患者要学习和应用糖尿病及其相关疾病的医疗、护理和保健知识,医生要充分调动患者及其家属的积极性,使之能够处理常见的糖尿病及其有关的问题。

(三)糖尿病的药物治疗

糖尿病是一种终身疾病,很难彻底治愈。治疗糖尿病的药物主要有口服降糖化学药、胰岛素、中药三大类。

1. 口服降糖化学药:

(1) 磺酰脲类。常用的药物有格列吡嗪,格列齐特,格列本脲,格列波脲,格列美脲等。

(2) 双胍类:常用的药物为二甲双胍。

(3) α 糖苷酶抑制剂:常用的药物有阿卡波糖、伏格列波糖。

(4) 胰岛素增敏剂:常用的药物为罗格列酮。

2. 胰岛素:

(1) 超短效胰岛素。有诺和锐(门冬胰岛素)。

(2) 短效胰岛素。有猪和人胰岛素两种。

(3) 中效胰岛素。有诺和灵 N、优泌林 N 和甘舒霖 N。

(4) 长效胰岛素。包括鱼精蛋白锌胰岛素。

(5) 预混胰岛素:是将短效与中效胰岛素按不同比例(30/70、50/50、70/30)预先混合的胰岛素制剂,如诺和灵 30R 为 30% 诺和灵 R 与 70% 诺和灵 N 预先混合的胰岛素。

3. 中药。

(四)糖尿病的饮食疗法

饮食疗法是各型糖尿病的治疗基础,是糖尿病最根本的治疗方法之一。不论糖尿病属于何种类型,病情轻重或有无并发症,是否用胰岛素或口服降糖药治疗,都应该严格进行和长期坚持饮食控制。对肥胖的 2 型糖尿病患者或老年轻型病例,可以把饮食疗法作为主要的治疗方法,适当地配合口服降糖药,就能达到有效控制病情的目的。对 1 型糖尿病及重症病例,也应在胰岛素等药物治疗的基础上积极控制饮食,才能使血糖得到有效控制并防止病情恶化。所以,饮食疗法为糖尿病的基础疗法,必须严格遵守。

1. 治疗原则:

(1) 饮食疗法应根据病情随时调整、灵活掌握。消瘦病人可适当放宽,保证总热量。肥胖病人必须严格控制饮食，以低热量脂肪饮食为主，减轻体重。对于用胰岛素治疗者，应注意酌情在上午9～10时、下午3～4时或睡前加餐，防止发生低血糖。体力劳动或活动时也应注意适当增加主食或加餐。

(2)饮食疗法应科学合理，不可太过与不及，既不能主观随意，也不能限制过严。一点碳水化合物也不敢吃，反而会加重病情，甚至出现酮症。应根据自己的病情、体重、身高，严格进行计算，在控制总热量的前提下科学地、合理地安排好饮食，以达到既满足人体最低需要又能控制总热量的目的。

(3)科学地安排好主食与副食，不可只注意主食而轻视副食。虽然主食是血糖的主要来源，应予以控制，但是副食中的蛋白质、脂肪进入人体内照样有一部分也可以变成葡萄糖，成为血糖的来源。蛋白质和脂肪在代谢中分别有58%和10%变成葡萄糖。这类副食过多，也可使体重增加，对病情不利。因此，除合理控制主食外，副食也应合理搭配，否则照样不能取得预期效果。

2. 食物的选择：

(1)不宜吃的食物

①易于使血糖迅速升高的食物，这类食物主要包括白糖、红糖、冰糖、葡萄糖、麦芽糖、蜂蜜、巧克力、奶糖、水果糖、蜜饯、水果罐头、汽水、果汁、甜饮料、果酱、冰淇淋、甜饼干、蛋糕、甜面包及糖制糕点等。

②易使血脂升高的食物，包括牛油、羊油、猪油、黄油、奶油、肥肉。对富含胆固醇的食物，更应特别注意，应该不用或少用，防止动脉硬化性心脏病的发生。

③糖尿病患者也不宜饮酒。因为酒中所含的酒精不含其他营养素，只供热能，每克酒精产热约294焦耳，长期饮用对肝脏不利，而且易引起血清甘油三酯的升高。少数服用磺脲类降糖药的病人，饮酒后易出现心慌、气短、面颊红躁等反应。注意，糖尿病的患者空腹饮酒易引起低血糖，所以，为了病人的安全还是不饮酒为佳。

(2)适宜吃的食物。主要是可延缓血糖、血脂升高的食物，包括：

①大豆及其制品。这类食品除富含蛋白质、无机盐、维生素之外，在豆油中还有较多的不饱和脂肪酸，既能降低血胆固醇，又能降低血甘油三酯，所含谷固醇也有降脂作用。

②粗杂粮。如莜麦面、荞麦面、燕麦片、玉米面等含有多种微量元素、维生素B和食用纤维。实践证明，它们有延缓血糖升高的作用。可用玉米面、豆面、白面按2:2:1的比例做成三合面馒头、烙饼、面条，长期食用，既有利于降糖降脂，又能减少饥饿感。

3. 饮食注意事项：

(1)糖尿病病人应该少吃或不吃水果 因为水果中含有较多的碳水化合物，并且主要是葡萄糖、蔗糖、淀粉。食后消化吸收的速度快，可迅速导致血糖升高，对糖尿病病人不利，所以糖尿病病人一般不宜多吃水果。但是由于水果中含有较多的果胶，果胶有延缓葡萄糖吸收的作用，因此，在病情稳定时可以少吃一些水果。吃水果时，要以含糖量低为选择原则。同时，还要根据其含糖量计算其热量。换算成主食，减少或扣除主食的量，以保持总热量不变。不宜每餐都吃水果，一般认为在两餐之间（血糖下降时）少量服用较为合适。可以参考营养成分表，根据病情酌情选用。

（2）糖尿病病人还应该限制饮食中胆固醇的含量。因糖尿病病人病情控制不好时，易使血清胆固醇升高，造成糖尿病性血管并发症，糖尿病性冠心病等。所以糖尿病病人饮食中要限制胆固醇的含量，一般主张胆固醇的限量为每日低于300mg。故临床应不用或少用肥肉和动物内脏，如心、肝、肾、脑等，因这类食物都富含胆固醇，而应多吃瘦肉和鱼虾等，此属高蛋白低脂肪食物。

4. 饮食控制原则。严格控制饮食是治疗糖尿病的先决条件，也是最重要的一环。医生在临床实践中发现，患者往往因为饮食控制不好而致药物不能发挥应有的疗效。饮食控制原则如下：

（1）打破“多吃降糖药可以多吃饭”的错误观念。

（2）少食多餐，既保证了热量和营养的供给，又可避免餐后血糖高峰。

（3）碳水化合物食物要按规定吃，不能少吃也不能多吃，要均匀地吃（碳水化合物是指粮食、蔬菜、奶、水果、豆制品、硬果类食物中的糖分）。

（4）吃甜点心和咸点心没有区别，均会引起血糖升高。

（5）吃“糖尿病食品”的量与吃普通食品的量要相等。“糖尿病食品”是指用高膳食纤维的粮食做的，如荞麦、燕麦。尽管这些食物的消化吸收时间较长，但最终还是会变成葡萄糖的。

（6）所谓“无糖食品”，实质上就是未加蔗糖的食品，某些食品是用甜味剂代替蔗糖，仍然不能随便吃。

（7）以淀粉为主要成分的蔬菜应该算在主食的量中。这些蔬菜为土豆、白薯、藕、山药、菱角、芋头、百合、荸荠、慈姑等。

（8）除黄豆以外的豆类，如红小豆、绿豆、蚕豆、芸豆、豌豆，它们的主要成分也是淀粉，所以也要算作主食的量。

（9）吃副食也要适量。

（10）不能用花生米、瓜子、核桃、杏仁、松子等硬果类食物充饥。

（11）多吃含膳食纤维的食物。

（12）少吃盐。

（13）少吃含胆固醇的食物。

（14）关于吃水果的问题，血糖控制较好的人可以吃含糖量低的水果，如苹果、梨子、橘子、橙子、草莓等，但量不宜多。吃水果的时间应在两餐之间血糖低的时候。如餐后吃水果就等于加餐了，血糖会马上高起来。另外，西瓜吃了以后，糖吸收很快，故应尽量不吃。香蕉中淀粉含量很高,应该算主食的量。

(15)甜味剂不会转化为葡萄糖,不会影响血糖的变化,不能作为低血糖的自救食品。

(16)糖尿病人千万不要限制喝水。

第七章　免疫规划

为有效预防和控制传染病,促进公共卫生事业和社会经济的协调发展,保障人民群众身体健康,经国务院批准,从2007年起扩大国家免疫规划疫苗范围,在现行全国范围使用的国家免疫规划疫苗基础上,将甲肝疫苗、流脑疫苗、乙脑疫苗、麻疹腮腺炎风疹联合疫苗、无细胞百白破疫苗纳入国家免疫规划,对适龄儿童实行预防接种;并根据传染病流行趋势,在流行地区对重点人群进行流行性出血热疫苗、炭疽疫苗和钩端螺旋体疫苗接种。通过这些疫苗的接种,可以预防乙型肝炎、结核病、脊髓灰质炎、百日咳、白喉、破伤风、麻疹、甲型肝炎、流行性脑脊髓膜炎、流行性乙型脑炎、风疹、流行性腮腺炎、流行性出血热、炭疽和钩端螺旋体病等15种传染病。为保障扩大国家免疫规划的具体实施,组织落实好扩大国家免疫规划工作,要完善免疫服务形式,规范预防接种行为,加强冷链建设,要注重疫苗接种的安全问题等。

第一节　疫苗接种安全问题

2008年,山西近百名儿童不明病因致死、致残或引发各种后遗病症。家长伤心欲绝,四处求治,负担沉重。导致如此惨剧的病源何在? 锲而不舍的患儿家长纷纷质疑:"接种了乙脑疫苗怎么又会得乙脑?""急性播散性脑脊髓炎难道不是接种疫苗所致?"……矛头直指用来保障人民生命健康的疫苗!

一、儿童计划免疫

问题究竟出在哪里? 难道真的与每个人都必须接种的疫苗有关?

虽然出了疫苗事件,但我们不能因噎废食,不给儿童接种疫苗,正规渠道的疫苗可以对儿童起到重要的疾病防范作用。婴儿免疫系统没有发育完善,身体抵抗力弱,容易受到外界不良因素的影响而患病,因此按时接种疫苗对儿童的健康成长是非常必要的。

(一)计划免疫

计划免疫是根据对传染病的疫情监测和儿童人群免疫状况的分析,按照科学的免疫程序,有计划地利用疫苗进行预防接种,以提高儿童群体的免疫能力,达到控制以至最后消灭相应传染病的目的。

我国目前实行的计划免疫扩大国家免疫规划，包括儿童出生后注射乙肝疫苗和卡介苗。前者可以较有效地阻断母婴传播，也就是说，母亲若患有乙肝，通过接种疫苗，可以在一定程度上避免宝宝被传染或者预防乙肝。

随后还将陆续给儿童接种脊髓灰质炎疫苗，可以同时预防百日咳、白喉、破伤风的白百破疫苗；麻疹、乙脑、流脑疫苗，麻风腮疫苗等。另外还有一些如水痘、b型流感嗜血杆菌疫苗等，父母可以根据儿童的身体情况选择接种。

儿童在上幼儿园之前，跟外界接触较少，生活环境相对洁净，上幼儿园后，跟外界就有了密切接触，因此被传染上一些疾病的机会也就随之增加，所以建议父母最好在孩子上幼儿园之前，给儿童接种预防水痘、甲肝等疾病的疫苗。

（二）接种疫苗注意事项及禁忌症

有以下情况的儿童一般应禁忌或暂缓接种疫苗：

一是患有皮炎、化脓性皮肤病、严重湿疹的小儿不宜接种，等待病愈后方可进行接种；

二是体温超过37.5℃，有腋下或淋巴结肿大的小儿不宜接种，应查明病因治愈后再接种；

三是患有严重心、肝、肾疾病和活动型结核病的小儿不宜接种；

四是神经系统包括脑发育不正常，有脑炎后遗症、癫痫病的小儿不宜接种；

五是严重营养不良、严重佝偻病、先天性免疫缺陷的小儿不宜接种；

六是有哮喘、荨麻疹等过敏体质的小儿不宜接种；

七是当孩子有腹泻时，尤其是每天大便次数超过4次的患儿，需待恢复2周后，才可服用脊灰疫苗；

八是最近注射过多价免疫球蛋白的小儿，6周内不应该接种麻疹疫苗；

九是感冒、轻度低热等一般性疾病视情况可暂缓接种；

十是空腹饥饿时不宜预防接种。

儿童接种疫苗时，一定要将儿童当时的身体情况详细反映给医生，最好携带相关病史资料，其中有些父母自己难以判断是否适合接种的情况，一定要告诉医生，由医生决定。

一位妈妈就遇到过这样的情况：她带孩子去接种，遇到过一位有责任心的接种医生，一听到父母说婴儿有发烧现象，马上拒绝接种，劝其下次再来。可万一遇到稍微疏忽的医生，为了免去再次通知的麻烦，尽早完成接种任务，而不分情况，草率决定，后果将不堪设想。

合格、有责任心的医生应在接种前和父母尽可能多地沟通。父母需如实回答各种问题,如:患病史、过敏史(食物和药物)、上次接种同种疫苗后的情况、新生儿体重、有无先天畸形、先天性疾患和妈妈健康状况等。医生可根据经验判断是否予以接种。

(三)接种后的不良反应

儿童接种后可能出现以下反应:

1. 如果在接种后出现局部红肿、疼痛、淋巴结肿大、发热等症状,但很快就消退,这属于正常的不适反应。如果这些症状加重,且不见好转,则应尽快去医院诊治。

2. 有些接种的儿童会对一些疫苗产生过敏反应,出现长疹子、过敏性紫癜、血管神经性水肿,甚至休克等症状,今后在接种含有引起过敏成分的疫苗时,一定要慎重,最好不要再接种相同的疫苗。如果一定要注射,必须把该儿童的过敏情况反映给医生,由医生准备好抢救措施后再接种。

3. 接种疫苗一定要选择正规医疗机构,千万不要自己购买自行接种,以免产生不良后果。

第二节　疫苗接种的工作过程

在我国对儿童实行计划免疫,这是每个儿童享有的权利。从孩子一出生,“打预防针”便成为家长的一项重要任务。现在疫苗可谓种类繁多,有的疫苗接种程序繁杂,使得不少家长感到迷惑,甚至不知所措。因此,结合工作实际,了解有关免疫接种的知识和方法,熟悉疫苗接种的工作过程是十分必要的。

一、总体目标

加强疫苗的使用管理,提高人群疫苗接种率,进一步降低传染病发病率,预防传染病暴发与流行。

二、接种对象及方法

1. 接种对象。易感人群,特别是 5 ~ 10 岁的少年儿童,托幼机构和中小学在校学生为重点接种对象。

2. 接种方法。免疫程序、接种剂量、接种部位见第三章第三节附件 1。

三、工作步骤

（一）接种前的准备工作

1. 按实接种对象（包括流动儿童），填发接种通知单，并送到儿童家长手中。

2. 疫苗准备。明确专人负责疫苗、注射器、安全盒的管理、登记和发放工作，并做好相应记录。提前制好冰排、冷藏箱或冷藏包。

3. 接种器材准备。配制配备好75%的酒精和压舌板、温度计、听诊器、血压计等接种检查器材及1∶1000的肾上腺素、葡萄糖等必备应急药品。

4. 乡村医生不参加疫苗接种工作，负责做好接种前的禁忌症筛查、摸底登记工作，认真填发接种通知书。

5. 凡参加本次接种的所有医务人员必须穿戴好工作衣帽，熟悉本次接种工作各项环节和内容，认真履行岗位职责。

（二）接种

1. 工作人员要做好现场宣传和组织工作，维持好接种秩序。

2. 工作人员应核实接种对象的卡、证，询问接种对象的健康情况、既往病史、过敏史等，严格掌握禁忌症。

3. 工作人员应检查疫苗品名，确实无误后，按技术操作规程要求进行接种。

4. 接种医师在接种时要随时观察被接种人员的动态，被接种人员接种后留观30分钟无异常后方能离开。

（三）接种后的工作

1. 工作人员要及时填写接种证、卡，未完成针次的疫苗不得交予家长保存。

2. 认真做好接种情况的统计，及时填报接种报表。

3. 异常反应处置及报告。一旦发生接种异常反应或接种事故，应及时进行现场对症处理，严重者送上级医院诊治，并立即电话上报县级卫生防疫站，配合上级部门对严重的异常反应或接种事故进行个案调查、采样和病例随访。

（四）预防接种工作流程

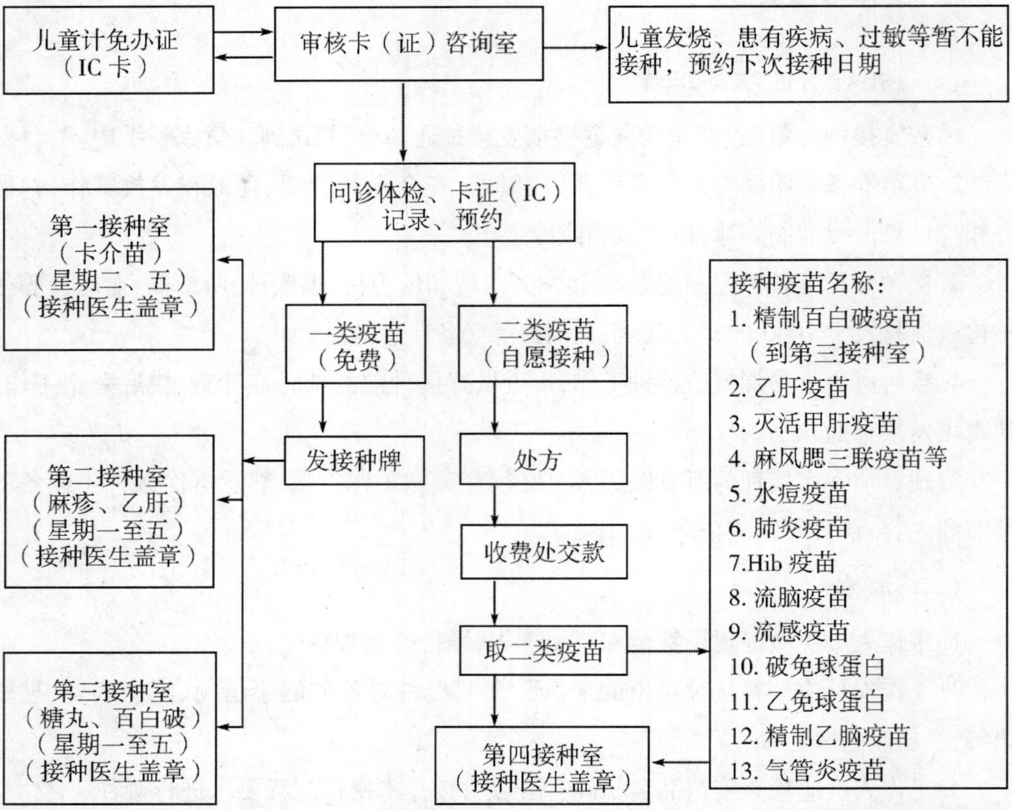

温馨提示:接种注射任何疫苗后,请在观察区休息 15 ~ 30 分钟后方可离开接种现场。

预防接种时间:星期一至星期五

上午 8 时 ~11 时,下午 2 时 30 分 ~5 时 10 分,夏季下午:3 时 ~5 时 40 分

注:饥饿或过度疲劳时,不宜立即注射疫苗,以防引起低血糖反应,故超过此时间,停止注射疫苗,请谅解。

第三节　疫苗接种安全的法律法规文件

一、《疫苗流通和预防接种管理条例》

《疫苗流通和预防接种管理条例》(以下简称《条例》)2005 年 3 月 16 日国务院第

83次常务会议通过,2005年6月1日起施行。

该条例规定的疫苗,是指为了预防、控制传染病的发生、流行,用于人体预防接种的疫苗类预防性生物制品。疫苗分为两类:第一类疫苗,是指政府免费向公民提供,公民应当依照政府的规定受种的疫苗,包括国家免疫规划确定的疫苗,省、自治区、直辖市人民政府在执行国家免疫规划时增加的疫苗,以及县级以上人民政府或者其卫生主管部门组织的应急接种或者群体性预防接种所使用的疫苗。第二类疫苗,是指由公民自费并且自愿受种的其他疫苗。接种第一类疫苗,由政府承担费用。接种第二类疫苗,由受种者或者其监护人承担费用。

该条例规定,医疗卫生人员在实施接种前,应当告知受种者或者其监护人所接种疫苗的品种、作用、禁忌、不良反应和注意事项,询问受种者的健康状况以及是否有接种禁忌等情况,并如实记录告知和询问情况。受种者或者其监护人应当了解预防接种的相关知识,并如实提供受种者的健康状况和接种禁忌等情况。医疗卫生人员应当对符合接种条件的受种者实施接种,并依照国务院卫生主管部门的规定,填写并保存接种记录。对于因有接种禁忌而不能接种的受种者,医疗卫生人员应当对受种者或者其监护人提出医学建议。

该条例规定国家对儿童实行预防接种证制度。在儿童出生后1个月内,其监护人应当到儿童居住地承担预防接种工作的接种单位为其办理预防接种证。接种单位对儿童实施接种时,应当查验预防接种证,并做好记录。儿童离开原居住地期间,由现居住地承担预防接种工作的接种单位负责对其实施接种。儿童入托、入学时,托幼机构、学校应当查验预防接种证,发现未依照国家免疫规划受种的儿童,应当向所在地的县级疾病预防控制机构或者儿童居住地承担预防接种工作的接种单位报告,并配合疾病预防控制机构或者接种单位督促其监护人在儿童入托、入学后及时到接种单位补种。

二、《预防接种异常反应鉴定办法》

《预防接种异常反应鉴定办法》于2008年7月17日经卫生部部务会议讨论通过,2008年12月1日起施行。该办法是为规范预防接种异常反应鉴定工作,根据《疫苗流通和预防接种管理条例》和《医疗事故处理条例》的规定而制定的。

三、《中华人民共和国药品管理法》

《中华人民共和国药品管理法》规定:因疫苗质量不合格给受种者造成损害的,因接种单位或个人违反预防接种工作规范、免疫程序、疫苗使用指导原则、接种方案给受种者造成损害的,依照《医疗事故处理条例》的有关规定处理。

四、《医疗事故处理条例》

《医疗事故处理条例》经2002年2月20日国务院第55次常务会议通过,2002年9月1日起施行。该条例对医疗事故的预防与处置、医疗事故的技术鉴定、医疗事故的行政处理与监督、医疗事故的赔偿作了明确的规定。

第四节　了解预防接种异常反应与补偿政策

为规范预防接种异常反应补偿工作,依据《疫苗流通和预防接种管理条例》、《医疗事故处理条例》和《预防接种异常反应鉴定办法》的规定,江西省卫生厅和江西省财政厅联合制定了《江西省预防接种异常反应补偿办法(试行)》。

一、预防接种异常反应

预防接种异常反应是指合格的疫苗在实施规范接种过程中或者实施规范接种后造成受种者机体组织器官、功能损害,相关各方均无过错的药品不良反应。公民为了公共健康利益接种疫苗发生异常反应,应该得到相应的补偿。

2005年出台的《疫苗流通和预防接种管理条例》明确规定:"因接种第一类疫苗引起预防接种异常反应需要对受种者予以补偿的,补偿费用由省、自治区、直辖市人民政府财政部门在预防接种工作经费中安排。因接种第二类疫苗引起预防接种异常反应需要对受种者予以补偿的,补偿费用由相关的疫苗生产企业承担。"这是从法律层面对补偿经费来源的明确,体现政府对预防接种异常反应事件处理的人性化和伦理道德关怀。

其中"第一类疫苗"包括卡介苗、"百白破"(百日咳、白喉、破伤风)三联疫苗、乙肝疫苗、麻疹疫苗等。"第二类疫苗"即水痘、流感等由市民自费、自愿受种的,接种过程中如果出现异常反应,亦可参照该办法计算补偿金额,不同的是,补偿费用需由相关的疫苗生产企业承担。

为规范预防接种异常反应补偿工作,江西省卫生厅和省财政厅联合制定了《江西省预防接种异常反应补偿办法(试行)》。《办法》于2005年6月1日起实施。

二、预防接种异常反应补偿范围及费用

该办法适用于2005年6月1日以后,受种者在江西省行政区域内所有预防接种资质的医疗卫生单位接种了合格的疫苗发生的异常反应,并由县级以上预防接种异常反

应调查诊断专家组调查诊断,或经设区市级以上医学会鉴定为预防接种异常反应病例所涉及的补偿。

下列情形不属于预防接种异常反应之列:

1. 因疫苗本身特性引起的接种后一般反应。

2. 因疫苗质量不合格给受种者造成的损害。

3. 因接种单位违反预防接种工作规范、免疫程序、疫苗使用指导原则、接种方案给受种者造成的损害。

4. 受种者在接种时正处于某种疾病的潜伏期或者前驱期,接种后偶合发病。

5. 受种者有疫苗说明书规定的接种禁忌,在接种前受种者或者其监护人未如实提供受种者的健康状况和接种禁忌等情况,接种后受种者原有疾病急性复发或者病情加重。

6. 因心理因素发生的个体或者群体的心因性反应。

《办法》规定,对预防接种异常反应造成受种者死亡、严重残疾或者器官组织损伤的,给予一次性补偿。补偿费用参照《江西省脊髓灰质炎疫苗预防接种异常反应补偿办法(试行)》计算。

对经过治疗恢复正常的预防接种异常反应受种者,按照医疗费、陪护误工费、交通费计算补偿费用。

第八章　医疗废物处置管理

医院在医疗活动中产生的各种废弃物、垃圾、污水等含有大量致病性微生物，其中包括细菌、病毒原虫和寄生虫等，还存在有放射性物质以及较多的化学性物质。也就是说，医疗废物具有极强的传染性、生物毒性和腐蚀性，它的危害性是普通生活垃圾的几十、几百倍，具有空间传染、急性传染、交叉传染和潜伏传染等特征，如果疏忽管理或处理不当极易引起医院病人和工作人员的感染，还会造成社会公害如水体、大气、土壤污染，而且能导致传染性疾病的流行。

第一节　医疗废物的概念及分类

一、医疗废物的概念

(一) 医院废物

医院废物是指医院所有需要丢弃、不能再利用的废弃物。它包括生物性和非生物性的，也包括所有生活垃圾。

(二) 医疗废物

医疗废物是指在对病人进行诊断、治疗、护理、免疫等活动的过程中产生的废弃物。

二、医疗废物的分类

医疗废物共分：感染性废物、病理性废物、损伤性废物、药物性废物、化学性废物五类，并列入《国家危险废物名录》。

(一) 感染性废物

特征：携带病原微生物，具有引发感染性疾病、传播危险的医疗废物。

1. 被病人血液、体液、排泄物污染的物品，如：各种敷料，棉球、棉签、引流棉条等，一次性使用卫生用品、医疗用品及医疗器械；废弃的被服；其他被病人血液、体液、排泄物污染的物品。

2．医疗机构收治的隔离传染病病人或者疑似传染病病人产生的生活垃圾。

3．病原体的培养基、标本和菌种、毒种保存液。

4．各种废弃的医学标本（如血液、血清）。

5．使用后的一次性医疗用品及一次性医疗器械。

（二）病理性废物

特征：诊疗过程中产生的人体废弃物和医学实验动物尸体等。

1．手术及其他诊疗过程中产生的废弃的人体组织、器官等。

2．医学实验动物的组织、尸体。

3．病理切片后废弃的人体组织、病理蜡块等。上述废弃物即便来自健康躯体也属感染性废弃物。

（三）损伤性废物

特征：能够刺伤或者割伤人体的废弃医用锐器。

1．医用针头、缝合针。

2．各类医用锐器，包括解剖刀、手术刀、备皮刀、手术锯等。

3．载玻片、玻璃试管、玻璃安瓿。

损伤性废物不论是否污染，均属于高度危险废弃物。

（四）药物性废物

特征：过期、淘汰、变质或者被污染的废弃药品。

1．废弃的一般性药品，如抗生素、非处方类药品等。

2．废弃的细胞毒性药物和遗传毒性药物，包括致癌性药物，可疑致癌性药物，免疫抑制剂废弃的疫苗、血液制品等。

3．废弃的细胞毒性药物和遗传毒性药物。致癌性药物，如硫唑嘌呤、苯丁酸氮芥、萘氮芥、环孢霉素、环磷酰胺、苯丙胺酸氮芥、司莫司汀、三苯氧氨、硫替派等。

4．可疑致癌性药物，如顺铂、丝裂霉素、阿霉素、苯巴比妥等。

5．化学或放射治疗病人的呕吐物、尿或粪便。

（五）化学性废物

特征：具有毒性、腐蚀性、易燃易爆性的废弃化学物品。

1．医学影像室、实验室废弃的化学试剂。

2．废弃的过氧乙酸、戊二醛等化学消毒剂。

3．废弃的汞血压计、汞温度计。

三、医疗废物的危害

医疗废物处置不当,会造成社会危害性、环境危害性、人群危害性。

(一)物理危害

物理危害主要指来自锐利的物品,如碎玻璃、注射器、一次性手术刀和刀片等。物理危害的问题不在于其本身造成的伤害,而是侵入了人体的防护屏障,从而使各类病菌侵入人体。

(二)微生物危害

医疗废物的微生物危害来自于被病菌污染的物质。最典型的例子是传染源的培养基和传染病病人的废物。

(三)化学性危害

包括可燃性、反应性和毒性。

(四)相关疾病的感染

1. 含感染性微生物造成的危害,可导致如病毒性肝炎、HIV 感染等。

2. 如被抗肿瘤药物及污染的注射器、针头、药瓶和接受细胞毒(或抗肿瘤)药物治疗病人的排泄物,都可导致诱导突变。产妇接触相关毒性物质,易使胎儿产生畸形;

3. 如医院常用的甲醛、对苯二酚、二甲苯、重金属盐和氰化物等有毒或危险性化学制品或药物造成中毒。

第二节　医疗废物分类处置与管理

根据卫生部“医疗废物管理条例”、《医疗卫生机构医疗废物管理办法》等法规要求,建立健全医院医疗废物处置管理体系,制定管理制度及各级人员相关职责。

一、管理职责

1. 院长为第一责任人,切实履行职责,防止因医疗废物导致传染病传播和环境污染事故。

2. 主管科(院感科)主要工作职责:

(1) 拟定医疗废物处理管理制度,组织实施、监督检查和评价。

(2) 对医院职工进行相关法律、法规和专业技术、安全防护、紧急处理等知识培训。

(3) 发现问题,及时制定控制措施,并督导实施。

3. 医务科、护理部主要工作职责:

(1) 落实对医疗废物收集、运送措施,并监督管理。

(2) 对从事收集、运送工作人员岗前培训、指导。

4. 总务科(后勤部门)主要工作职责:

(1) 建立医疗废物暂时贮存点的设施。

(2)履行医疗废物贮存、转运的各项措施。

(3) 污水处理管理。

(4) 采购盛装医疗废物用品质量合格。

(5) 对从事暂贮存点工作人员培训。

5. 医疗废物发生流失、泄漏、扩散时,相关科室履行向主管部门及院感科报告。

二、医疗废物分类收集、运送与暂时贮存工作要求

(一)医疗废物分类收集

1. 根据医疗废物类别,分类收集医疗废物分别放置符合的包装物或容器内。

2. 在盛装医疗废物前应当对包装袋或容器认真进行检查,确保无破损、渗漏和其他缺陷。

3. 感染性废物、病理性废物、损伤性废物、药物性废物及化学性废物不能混合收集。少量的药物废物可以混入感染性废物,并在标签上注明。

4. 废弃的麻醉、精神、放射性、毒性等药品及其相关废物的管理,依照有关法律、行政法规和国家有关规定、标准执行。

5. 含汞的体温计、血压计等医疗器具报废交器械科处理。

6. 医疗废物中病原体的培养基、标本和菌种、毒种保存液等高危险废物,应当首先在产生地点进行压力蒸汽灭菌或者化学消毒处理,然后按感染性废物收集处理。

7. 隔离的传染病病人或者疑似传染病病人产生的具有传染性的排泄物,应当按照国家规定严格消毒,达到国家规定的排放标准后方可排入污水处理系统。

8. 甲类传染病病人、按甲类管理的乙类传染病病人和突发原因不明的传染病病人产生的生活垃圾及防护用品,按感染性废物处理,应当使用双层包装物,并及时密封。

9. 放入包装物或者容器内的感染性废物、病理性废物、损伤性废物不得取出。

10. 损伤性废物必须用防穿透锐器盒收集。

(二)运送与暂时贮存工作要求

1. 盛装的医疗废物达到包装物或者容器的3/4时,应当使用有效的封口方式,使包装物或者容器的封口紧实、严密。

2. 包装物或者容器的外表面被感染性废物污染时，应当对被污染处进行消毒处理或者增加一层包装。

3. 盛装感染性废物的每个包装物、容器外表面应当有警示标识，在每个包装物、容器上应当系中文标签。中文标签的内容应当包括：医疗废物产生单位、产生日期、类别及需要的特别说明等。

4. 运送人员在运送医疗废物前，应当检查包装物或者容器的标识、标签及封口是否符合要求，不得将不符合要求的医疗废物运送至暂时贮存地点。

5. 运送人员在运送医疗废物时，应当防止造成包装物或容器破损和医疗废物的流失、泄漏和扩散，并防止感染性废物直接接触身体。

6. 运送医疗废物应当使用防渗漏、防遗撒、无锐利边角、易于装卸和清洁的专用运送工具。每天运送工作结束后，应当对运送工具及时进行清洁和消毒。

7. 暂时贮存病理性废物，应当具备低温贮存或者防腐处理。

8. 医疗废物交由取得县级以上人民政府环境保护行政主管部门许可证的医疗废物集中处置单位处置，依照危险废物转移联单制度填写和保存转移联单。

9. 医疗废物管理专职人员应当对医疗废物进行登记。登记内容应当包括医疗废物的来源、种类、重量或者数量、交接时间、最终去向以及经办人签名等项目。登记资料至少保存 3 年。

10. 医疗废物转交出去后，应当对暂时贮存地点、设施及时进行清洁和消毒处理。

11. 可回收的医疗废物主管科室应做好登记及统计工作，禁止将可回收的医疗废物卖给未取得经营许可证的单位或个人。

12. 禁止转卖感染性医疗废物，如违反医疗废物管理制度，发现医疗废物扩散、污染环境或医疗废物处理不当，造成医院内交叉感染或流入社会等事件，职工有责任及时报告，相关部门应及时采取紧急措施。造成不良影响或形成不良后果者，追究当事人的法律责任。

13. 禁止在非收集、非暂时贮存地点倾倒、堆放医疗废物，禁止将感染性废物混入其他废物和生活垃圾。

14. 临时贮存室的医疗废物，由专职人员交由县卫生局、县环保局指定的专门人员处置，贮存时间不得超过 2 天，并填写危险废物转移联单。

15. 医疗废物转交出去以后，专职人员应当对临时贮存地点、设施及时进行清洁和消毒处理，并做好记录。

16. 不具备条件的农村医疗机构，可以毁形、深埋、焚烧处理。

（三）医疗废物流失、泄漏、扩散和意外事故应当采取的紧急措施

1. 确定流失、泄漏、扩散的医疗废物类别、数量、发生时间、影响范围及严重程度，

主管科室有责任进行调查，当事者有责任协助调查，如实汇报情况。

2. 主管科室组织有关人员进行现场处理。

3. 对被医疗废物污染的区域进行处理时，应当尽可能减少对病人、医务人员、其他现场人员及环境的影响。

4. 采取适当的安全处置措施，对泄漏物及受污染的区域、物品进行消毒或者其他无害化处置，必要时封锁污染区域，以防扩大污染。

5. 对感染性废物污染区域进行消毒时，消毒工作从污染最轻区域向污染最严重区域进行，对可能被污染的所有使用过的工具也应当进行消毒。

6. 工作人员应当做好卫生安全防护后的现场处理工作。

7. 处理工作结束后，主管科室应当对事件的起因进行调查，并采取有效的防范措施预防类似事件的发生。

（四）个人防护措施

1. 防护用品配备：手套、高筒胶鞋、皮围裙等。

2. 上岗前进行体检。

3. 免疫接种乙肝疫苗等。

4. 发生艾滋病、乙肝等职业暴露的处置：对乙肝病毒职业暴露人员必要时注射高价免疫蛋白等。

（五）废物处置相关工作人员和管理人员培训要求：

1. 掌握国家相关法律、法规、规章和有关规范性文件的规定，熟悉本机构制定的医疗废物管理的规章制度、工作流程和各项工作要求。

2. 掌握医疗废物分类收集、运送、暂时贮存的正确方法和操作程序。

3. 掌握医疗废物分类中的安全知识、专业技术、职业卫生安全防护等知识。

4. 掌握在医疗废物分类收集、运送、暂时贮存及处置过程中预防被医疗废物刺伤、擦伤等伤害的措施及发生后的处理措施。

5. 掌握发生医疗废物流失、泄漏、扩散和意外事故情况时的紧急处理措施。

6. 培训对象：全院职工、管理人员、从事医疗废物分类收集、运送、暂时贮存、处置的工作人员岗前培训。

（六）监督管理

1. 主管部门对所辖的科室进行定期监督检查并考核。

2. 监督检查的主要内容：

（1）医疗废物管理的规章制度及落实情况。

（2）医疗废物分类收集、运送、暂时贮存及机构内处置的工作状况。

（3）有关医疗废物的转运、交接登记记录资料保存三年。

(4) 医疗废物管理工作中,相关人员的安全防护工作。

(5) 发生医疗废物流失、泄漏、扩散和意外事故的上报及调查处理情况。

第三节　医疗废物处置管理相关法律法规

一、制定《医疗废物管理条例》的过程和背景

1. 2002 年 2 月,多家媒体报道了在河北省位于 107 国道附近的塑料交易市场上,发现利用使用后的塑料医疗器械、器具制作塑料饭盒、饮水桶等生活用品。

2. 2000 年曾有报道,儿童因捡拾废弃针头玩耍而被刺伤眼球的事故。2002 年我国吉林市江北地区水源污染,引起伤寒流行,400 多人发病,5 人死亡。

3. 抚顺结核病院污水污染水源,使附近居民中 300 多人患结核病。

4. 2001 年 3 月,浙江省某村将大量用后的一次性注射器、输液器简单加工清洗后售出,导致多名病人因使用该注射器发生感染、死亡。

5. 2002 年,我国某省调查显示,40 家医院中 90% 的医院医疗废物露天存放、生活垃圾与医疗垃圾混放。某市 17 家医院中有 16 家医疗废物未做初步处理,也无专人管理,一方面严重污染环境;另一方面使大量废弃的医疗用品被不法商贩利用,回流社会造成恶劣影响。

6. 世界卫生组织估计,全球每年有 120 亿次注射,并不是所有注射器和针头都得到了安全处置。估计每年有 800 万~1600 万例乙肝、230 万~470 万例丙肝、8 万~16 万例艾滋病毒感染是由于重复使用未灭菌的注射器造成的。

党中央、国务院领导对上述事件非常重视并多次批示。于 2002 年,国务院召开常务会议专门讨论研究医疗废物管理问题,会议决定由卫生部会同国家环保总局制定专门的行政法规。《医疗废物管理条例》于 2003 年 6 月 4 日经国务院第十次常务会议讨论通过,于 6 月 16 日以 380 号国务院令颁布实施,标志着我国医疗废物的管理步入法制化管理轨道。

二、根据《医疗废物管理条例》,卫生部和国家环保局分别或者联合制定配套文件

1.《医疗卫生机构医疗废物管理办法》

2.《医疗废物分类目录》

3.《医疗废物包装物、容器标准和标识》

4.《医疗废物集中处置技术规范》

5.《医疗废物管理行政处罚办法》

三、卫生部《医疗废物管理条例》的宗旨

防止疾病传播、保护环境和自然资源、保障人体健康和安全。

四、医疗废物的处置原则

1. 全过程管理原则(集中控制,全过程监督)
2. 产生者付费原则
3. 废物最小量原则(减量化)
4. 主要实行减少危险废物产生和减少危险废物容积源头分类收集原则
5. 就近处置原则
6. 存储警示原则
7. 密闭运输原则
8. 集中处理处置原则(无害化、资源化),采用填埋、焚烧和综合利用等最优化的方式处置

五、医疗卫生机构承担的责任

(一)管理方面

1. 医疗卫生机构应当建立、健全医疗废物管理责任制,其法定代表人为第一责任人,切实履行职责,防止因医疗废物导致传染病传播和环境污染事故。

2. 医疗卫生机构应当制定与医疗废物安全处置有关的规章制度和在发生意外事故时的应急方案;设置监控部门或者专(兼)职人员,负责检查、督促、落实本单位医疗废物的管理工作,防止违反本条例的行为发生。

3. 医疗卫生机构应当对本单位从事医疗废物收集、运送、贮存、处置等工作的人员和管理人员,进行相关法律和专业技术、安全防护以及紧急处理等知识的培训。

4. 医疗卫生机构应当采取有效的职业卫生防护措施,为从事医疗废物收集、运送、贮存、处置等工作的人员和管理人员,配备必要的防护用品,定期进行健康检查;必要时,对有关人员进行免疫接种,防止其受到健康损害。

5. 医疗卫生机构应当依照《中华人民共和国固体废物污染环境防治法》的规定,执行危险废物转移联单管理制度。

6. 医疗卫生机构应当对医疗废物进行登记,登记内容应当包括医疗废物的来源、种类、重量或者数量、交接时间、处置方法、最终去向以及经办人签名等项目。登记资

料至少保存3年。

7. 医疗卫生机构应当采取有效措施，防止医疗废物流失、泄漏、扩散。

8. 禁止任何单位和个人转让、买卖医疗废物。

9. 禁止在运送过程中丢弃医疗废物；禁止在非贮存地点倾倒、堆放医疗废物，或者将医疗废物混入其他废物和生活垃圾。

10. 禁止邮寄医疗废物。

11. 禁止通过铁路、航空运输医疗废物。

（二）技术方面

1. 医疗卫生机构应当及时收集本单位产生的医疗废物，并按照类别分置于防渗漏、防锐器穿透的专用包装物或者密闭的容器内。

2. 医疗卫生机构应当建立医疗废物的暂时贮存设施、设备，不得露天存放医疗废物；医疗废物暂时贮存的时间不得超过2天。

3. 医疗废物的暂时贮存设施、设备，应当远离医疗区、食品加工区和人员活动区以及生活垃圾存放场所，并设置明显的警示标识和防渗漏、防鼠、防蚊蝇、防蟑螂、防盗以及预防儿童接触等安全措施。

4. 医疗废物的暂时贮存设施、设备应当定期消毒和清洁。

5. 医疗卫生机构应当使用防渗漏、防遗撒的专用运送工具，按照本单位确定的内部医疗废物运送时间、路线，将医疗废物收集、运送至暂时贮存地点。

6. 运送工具使用后应当在医疗卫生机构内指定的地点及时消毒和清洁。

7. 医疗卫生机构应当根据就近集中处置的原则，及时将医疗废物交由医疗废物集中处置单位处置。

8. 医疗废物中病原体的培养基、标本和菌种、毒种保存液等高危险废物，在交医疗废物集中处置单位处置前应当就地消毒。

9. 医疗卫生机构产生的污水、传染病病人或者疑似传染病病人的排泄物，应当按照国家规定严格消毒；达到国家规定的排放标准后，方可排入污水处理系统。

10. 不具备集中处置医疗废物条件的农村，医疗卫生机构应当按照县级人民政府卫生行政主管部门、环境保护行政主管部门的要求，自行就地处置其产生的医疗废物。自行处置医疗废物的，应当符合下列基本要求：

（1）使用后的一次性医疗器具和容易致人损伤的医疗废物，应当消毒并做毁形处理。

（2）能够焚烧的，应当及时焚烧。

（3）不能焚烧的，消毒后集中填埋。

（三）落实《医疗废物管理条例》

为了落实《医疗废物管理条例》，卫生部制定了《医疗卫生机构医疗废物管理办法》，对医疗卫生机构相应的管理制度、医疗废物分类收集、内部转运、暂存等环节提出具体要求。

1. 管理制度方面：

（1）分类收集、转运、暂时贮存、交接登记、意外事故处理以及相关工作人员职业卫生安全防护等工作制度、要求。

（2）设置负责部门或者专（兼）职人员并履行其职责。

（3）意外事故处理及报告。

2. 技术要求方面：

（1）容器、特殊医疗废物的分类收集和处理。

（2）收集、运送、暂时贮存的要点，目的是保证医疗废物的不泄漏、不扩散、不污染环境。

（3）如何处理医疗废物的泄漏和扩散事故。

3. 培训与职业安全：

（1）全员培训和相关工作人员培训。

（2）适宜、有效的职业安全防护。

（3）发生伤害后的处理措施。

图书在版编目(CIP)数据

乡村医生在岗培训教材/江西省乡村医生培训教材编写组编写.—南昌:江西科学技术出版社,2012.4
ISBN 978-7-5390-4531-3
Ⅰ.①乡… Ⅱ.①江… Ⅲ.①乡村医生-技术培训-教材 Ⅳ.①R
中国版本图书馆CIP数据核字(2012)第053949号

国际互联网(Internet)地址:
http://www.jxkjcbs.com
选题序号:**ZK**2012003
图书代码:**X**12001-904

乡村医生在岗培训教材 江西省乡村医生培训教材编写组编写

出版发行 江西科学技术出版社
社址 南昌市蓼洲街2号附1号
邮编:330009 电话:(0791)86623491 86639342(传真)
印刷 江西千叶彩印有限公司
经销 各地新华书店
开本 787mm×1092mm 1/16
字数 400千字
印张 16.25
版次 2012年4月第9版 2012年10月第4次印刷
书号 ISBN 978-7-5390-4531-3
定价 30.00元

赣版权登字-03-2012-10